名家对药荟萃举隅

主　编　崔德成　王　巍　崔丽平

副主编　郭宏杰　柴　政　李　超

　　　　袁　杰　祝　勇　李　霞

编　委　（按姓名汉语拼音排序）

　　　　崔大中　高　原　杭　颖　黄熙曼　刘宝菲

　　　　刘文广　刘晓娟　牛晓暐　彭杰朗　朴仁善

　　　　邱新萍　孙颂歌　王继东　王　颖　武志明

　　　　杨　明　杨　洋　张　勇

总审校　陈立柱

北京大学医学出版社

MINGJIA DUIYAO HUICUI JUYU

图书在版编目（CIP）数据

名家对药荟萃举隅 / 崔德成，王巍，崔丽平主编. 北京 ：北京大学医学出版社，2025. 5. -- ISBN 978-7-5659-3386-8

Ⅰ. R289.1

中国国家版本馆CIP数据核字第2025FX3086号

名家对药荟萃举隅

主　　编：崔德成　王　巍　崔丽平

出版发行：北京大学医学出版社

地　　址：（100191）北京市海淀区学院路 38 号　北京大学医学部院内

电　　话：发行部 010-82802230；图书邮购 010-82802495

网　　址：http://www.pumpress.com.cn

E-mail：booksale@bjmu.edu.cn

印　　刷：北京信彩瑞禾印刷厂

经　　销：新华书店

策划编辑：法振鹏　金　岩

责任编辑：法振鹏　高　翔　　责任校对：靳新强　　责任印制：李　啸

开　　本：787 mm × 1092 mm　1/16　　印张：18.25　　字数：460 千字

版　　次：2025 年 5 月第 1 版　2025 年 5 月第 1 次印刷

书　　号：ISBN 978-7-5659-3386-8

定　　价：98.00 元

序

在中医药学的广袤天地里，药物的配伍应用犹如精巧的艺术，蕴含着无尽的智慧与奥秘。而《名家对药荟萃举隅》这本书，恰似一把珍贵的钥匙，开启了一扇深入了解名家对药经验的大门。

中医药历经数千年的传承与发展，历代名家在临床实践中积累了丰富且独到的用药心得。对药，作为其中一种重要的用药形式，是将两味药物有机组合，发挥协同增效或相互制约等作用，以更精准地应对各类病症。这些对药组合往往凝聚着名家们对疾病病机的深刻洞察、对药物性能的精准把握。

本书精心荟萃了诸多名家的对药经验，一一举隅呈现。它像一座桥梁，连接着古代智慧与现代临床应用。读者通过阅读此书，能够领略到不同名家在辨证论治基础上巧妙运用对药的风采。无论是初学者渴望踏入中医药配伍的奇妙世界，还是经验丰富的医者想寻求更多的用药灵感，这本书无疑是一本极具价值的参考资料。

本书以清晰的条理、翔实的案例，将名家对药的精粹展现在我们面前。让我们在感受中医药博大精深的同时，也能汲取其中实用的临床经验，更好地运用到为患者解除病痛的实践中去。相信《名家对药荟萃举隅》的问世，必将为中医药学术的传承与发展添上浓墨重彩的一笔，为推动中医药临床疗效提升发挥重要作用。

前言

我国中草药资源极为丰富，有的同名异物，有的异名同物，因此各地所用药物往往有所差异，同时由于中草药的炮制加工方法不同，临床应用往往有所区别。另外，各种药物临床应用的经验上亦有所不同，这些问题本着“百花齐放、百家争鸣”的原则，求同存异。

本人从医60年，年轻时拜师学习中医，习诵古文、研习经典，熟背《黄帝内经》《难经》《金匮要略》《伤寒论》《神农本草经》《本草纲目》《本草备要》，总结学习经典方书中对药的应用，用于临床，效如桴鼓。

本书汇集应用对药的经验，总结研习《黄帝内经》《伤寒论》《金匮要略》应用，博览群书，搜罗古今名录，编撰对药，按中药分类以解表、清热、泻下等十几大类，具体以对药为条目，分别介绍对药的四气五味、归经、升降浮沉、配伍、用量、服用方法、用药禁忌、现代药理学研究，以浅之词发深奥之理，是医者用心之良苦也。

此书以本人经验为主体，汇总古今名医运用对药之精华编写而成，是主编与编者集体智慧之结晶。本书得到朴仁善（博士后）、柴政博士鼎力相助，承蒙北京中医医院顺义医院领导、传承弟子和出版社编审人员对我们的支持和帮助，才能与广大读者见面，在此一并致谢。

“崔德成全国名老中医传承工作室”传承人

国家级名老中医　崔德成

前言

「对药」的概念和重要意义

对药亦称为药对，其名虽迟见于北齐·徐之才所著的《药对》一书，但“对药”之方早在《黄帝内经》中已有记载。《神农本草经》指出“药有阴阳配伍”，即是“对药”的概念。对药学是介于中药学和方剂学之间的一门学科，它包含对药配伍、药对成方、药对组拆三方面及三味药组内容。

早在春秋战国《黄帝内经》中已有记载“对药”之方，四乌鲗骨一芦茹丸，名乌鲗骨丸、乌鲗丸。《素问·腹中论》方，乌鲗骨四份、芦茹（茜草）一份研末，以雀卵为丸、小蜜丸如小豆大，每服五丸，饮前鲍鱼汁送服治胸胁胀满，不思饮食，发病可闻腥臊气味，鼻流清涕，四肢清冷，视物眩晕，唾血，时时大小便出血，以及精血亏虚气伤而致的血枯经闭。现代认为乌贼骨味咸涩，性微温，咸以入血涩以收敛，能止血、止带，并能制酸止痛。《本草纲目》云：“血枯、血痕、经闭、崩带”诸病，还有软坚消癥之功；茜草根，味苦、辛，性寒，清热凉血祛瘀，炒炭止血。两药相伍，一涩一散，一行一止，止血而不留瘀，化瘀而不伤正，用于治疗妇人崩漏，带下久而不愈者。根据病机提出中医的辨证分型，从中提炼出常用的对药，使理论与实践可紧密地结合在一起指导临床。

褚澄《褚氏遗书·除疾》云：“制剂独味为上，二味次之，多品为下。”说明古人以单行治病为上策，以对药治病为中策，以复方治病为下策。对药无论对中医临床处方的指导，还是对中医“方证相应”理论的研究，都具有重要意义。它开拓了中医学的研究思路，拓宽了中药学的研究领域，奠定了方剂学的研究基础。

对药是古代先贤、现代医家长期临证的经验总结，它遵循中药配方原则，药有个性之长，方有合作之妙。所谓个性之长，即每味药都有性味、归经、功能主治特定病证；掌握合作之妙，即不仅有单方、复方之分，还有“君、臣、佐、使”的功能区别，亦有方剂中“单行、相须、相使、相畏、相杀、相恶、相反”七情组方原则，其中“相须、相使”为两药合力，“相恶、相反”警示组方禁忌。配方之妙，尽在其中。

很多常用三味药组来源于临床实践，经统计《伤寒论》112首方剂中17首由三味药组组成，占全书所有方剂的约15.2%。《金匮要略》205首方剂中有34首由三味药组组成，占全书所有方剂的约16.6%。如《伤寒论》中“麻黄附子细辛汤”“调胃承气汤”，《金匮要略》中“瓜蒌薤白白酒汤”，后代的许多名方亦在临床实践中产生，如“生脉饮”“丹参饮”。也有三味药组来源于治疗常见病偏方验方，如白附子、白芷、川芎治疗偏头痛，瓜蒌、知母、贝母治疗痰热咳嗽。

《素问·至真要大论》曰：“君一臣二，奇之制也。”即使是药味多的，如“君一臣三佐五，制之中也”及“君一臣三佐九，制之大也”。“君二臣四，偶之制也”的方剂，也可以从方剂中找出起主要作用的三味药组，亦称“角药”。

“道生一，一生二，二生三，三生万物”是老子在《道德经》中提出的宇宙生成论，阐释了道生万物，从少到多，从简单到复杂的过程。其理论亦适用于中医方剂学的发展历程。方剂最初以单药立方，随后以两药为对，三药成组，最后形成诸多结构精妙的复方。“药对”“药组”可认为是方剂学发展的过渡阶段，由于其结构灵活、易于变通的特点被后世医家广泛应用。“三味药组”是指在处方时针对一定的病因、病机及病证，采用相互为用、相互协调或相辅相成等方式将具有特殊配伍关系的三味中药组合在一起，以达到增效减毒、安全获益等目的的一种配伍方法，其与“对药”相近而更具圆机灵活之思，其与“角药”相类而更寓立体灵活之意。

在辨证施治临床实践中，在“君、臣、佐、使”和“七情配伍”原则指导之下，掌握对药的概念内涵，外延广阔。先贤大家张锡纯、施今墨、朱良春，当代名家王庆国、花金方、孙桂芝、唐远山、辛智科、邓沂、毛德西及崔德成老中医经验心得荟萃，用好对药灵活之下有法变，稳妥之下寓变化，轻灵有法而不失之轻泛，纯正无瑕而不失于呆板，审证入微，起沉疴妙，用小剂量，救危难于精析夹杂之间。开方用药务求药证相投，审证入微，精析病因病机，用药精当，计较一分一厘，能做到大小剂量相宜。对诸位大家代表对药进行归纳分析，研究对药的学术价值、实用价值，挖掘构建起基点，面对对药含义的深入挖掘可能是中医药现代化的思路之一。

目录

第一章　解表药

第一节　发散风寒药 • 1
一、麻黄配伍药对 • 2
二、桂枝配伍药对 • 4
三、荆芥/荆芥穗配伍药对 • 7
四、防风配伍药对 • 9
五、羌活配伍药对 • 10
六、细辛配伍药对 • 11
七、白芷配伍药对 • 14
八、生姜配伍药对 • 16
九、辛夷配伍药对 • 16
第二节　发散风热药 • 18
一、薄荷配伍药对 • 18
二、牛蒡子配伍药对 • 19
三、蝉蜕配伍药对 • 24
四、桑叶配伍药对 • 27
五、菊花配伍药对 • 29
六、葛根配伍药对 • 30
七、柴胡配伍药对 • 32
八、升麻配伍药对 • 36
九、豆豉配伍药对 • 36

第二章　泻下药 · 38

第一节　攻下药 • 38

大黄配伍药对 • 39

第二节　润下药 • 45

第三节　峻下逐水药 • 45

巴豆配伍药对 • 46

第三章　清热药

第一节　清热泻火药 • 47

一、石膏配伍药对 • 48

二、知母配伍药对 • 50

三、天花粉配伍药对 • 52

四、栀子配伍药对 • 53

五、夏枯草配伍药对 • 54

第二节　清热凉血药 • 58

一、生地黄配伍药对 • 58

二、紫草配伍药对 • 64

三、牡丹皮配伍药对 • 66

四、赤芍配伍药对 • 68

五、大青叶配伍药对 • 69

六、白茅根配伍药对 • 70

七、玄参配伍药对 • 72

第三节　清热解毒药 • 74

一、金银花配伍药对 • 74

二、连翘配伍药对 • 75

三、蒲公英配伍药对 • 77

四、红藤配伍药对 • 78
五、土茯苓配伍药对 • 78
六、白花蛇舌草配伍药对 • 79
第四节　清热燥湿药 • 80
一、黄连配伍药对 • 80
二、黄芩配伍药对 • 86
三、黄柏配伍药对 • 87
四、龙胆草配伍药对 • 88
第五节　清虚热药 • 88
地骨皮配伍药对 • 88

第四章　芳香化湿药

一、藿香配伍药对 • 91
二、佩兰配伍药对 • 91
三、苍术配伍药对 • 92
四、砂仁配伍药对 • 95

第五章　利水渗湿药

一、茯苓配伍药对 • 98
二、薏苡仁配伍药对 • 100
三、车前子配伍药对 • 101
四、茵陈配伍药对 • 102
五、赤小豆配伍药对 • 103

第六章　祛风湿药

一、秦艽配伍药对 • 104
二、豨莶草配伍药对 • 105

第七章　温里药

一、附子配伍药对 • 107

二、丁香配伍药对 • 110

第八章　开窍药

石菖蒲配伍药对 • 111

第九章　安神药

第一节　重镇安神药 • 115

一、磁石配伍药对 • 115

二、龙骨配伍药对 • 116

三、牡蛎配伍药对 • 118

第二节　养心安神药 • 119

一、酸枣仁配伍药对 • 119

二、夜交藤配伍药对 • 121

三、茯神配伍药对 • 122

第十章　平肝熄风药

一、天麻配伍药对 • 124

二、白蒺藜配伍药对 • 125

三、代赭石配伍药对 • 126

四、僵蚕配伍药对 • 128

五、全蝎配伍药对 • 130

六、蜈蚣配伍药对 • 138

七、紫石英配伍药对 • 144

第十一章　理气药 · 145

一、橘皮配伍药对 • 145
二、枳实配伍药对 • 147
三、乌药配伍药对 • 151
四、川楝子配伍药对 • 153
五、薤白配伍药对 • 155
六、香附配伍药对 • 156
七、香橼配伍药对 • 163
八、玫瑰花配伍药对 • 164
九、路路通配伍药对 • 165
十、甘松配伍药对 • 165
十一、沉香配伍药对 • 165

第十二章　理血药

第一节　活血祛瘀药 • 167
一、川芎配伍药对 • 167
二、丹参配伍药对 • 170
三、桃仁配伍药对 • 172
四、泽兰配伍药对 • 172
五、益母草配伍药对 • 174
六、鸡血藤配伍药对 • 175
七、牛膝配伍药对 • 175
八、莪术配伍药对 • 176
九、水蛭配伍药对 • 178
十、乳香配伍药对 • 179
十一、郁金配伍药对 • 181

十二、姜黄配伍药对 • 182
十三、五灵脂配伍药对 • 184
第二节 止血药 • 184
一、仙鹤草配伍药对 • 185
二、地榆配伍药对 • 186
三、茜草配伍药对 • 188
四、蒲黄配伍药对 • 190
五、血余炭配伍药对 • 191
六、白及配伍药对 • 193
七、三七配伍药对 • 193

第十三章 消导药

一、山楂配伍药对 • 194
二、鸡内金配伍药对 • 195
三、麦芽配伍药对 • 196

第十四章 化痰止咳药

第一节 温化寒痰药 • 197
一、半夏配伍药对 • 198
二、胆南星配伍药对 • 203
三、旋覆花配伍药对 • 204
四、白前配伍药对 • 205
五、桔梗配伍药对 • 205
六、白芥子配伍药对 • 209
第二节 清化热痰药 • 209
一、贝母配伍药对 • 209
二、竹茹配伍药对 • 210

三、海浮石配伍药对 • 211
四、瓦楞子配伍药对 • 211
五、海藻配伍药对 • 212
第三节　止咳平喘药 • 213
一、紫菀配伍药对 • 213
二、桑白皮配伍药对 • 214

第十五章　补益药

第一节　补气药 • 217
一、人参配伍药对 • 217
二、党参配伍药对 • 223
三、黄芪配伍药对 • 225
四、甘草配伍药对 • 229
五、白术配伍药对 • 232
六、山药配伍药对 • 233
七、黄精配伍药对 • 234
八、紫河车配伍药对 • 234
第二节　助阳药 • 235
一、仙茅配伍药对 • 235
二、巴戟天配伍药对 • 236
三、菟丝子配伍药对 • 237
四、益智仁配伍药对 • 240
五、鹿角配伍药对 • 240
第三节　养血药 • 242
一、熟地配伍药对 • 242
二、何首乌配伍药对 • 243
三、当归配伍药对 • 244

第四节 滋阴药 • 245
一、麦冬配伍药对 • 245
二、女贞子配伍药对 • 246
三、鳖甲配伍药对 • 249
四、桑寄生配伍药对 • 250

第十六章 收敛药

一、五味子配伍药对 • 251
二、诃子配伍对药 • 252
三、金樱子配伍对药 • 252

第十七章 驱虫药

附录一 脏腑辨证用药简表 • 255

一、心 • 255
二、肝 • 256
三、脾 • 257
四、肾 • 257
五、小肠 • 258
六、肺 • 258
七、胃 • 259
八、大肠 • 259
九、膀胱 • 259

附录二 中药相互换用参考表 • 260

附录三　服药相关知识须知 · 262

一、中药煎煮注意事项 • 263

二、服药时间 • 265

三、服用频次 • 267

四、服用剂量 • 268

五、服药温度 • 269

六、服药禁忌 • 270

主要参考文献 · 271

第一章 解表药

凡能疏解肌表、促使发汗，用以发散表邪、解除表证的药物，称为解表药。

解表药多属辛散之品，辛能发散，可使外邪从汗而解，故适用于邪在肌表的病证，也即《黄帝内经》所说的“其在皮者，汗而发之”的意义。解表药的临床应用有以下几个方面：

1. 感受外邪，具有恶寒、发热、头痛、身痛、无汗、脉浮等表证者。

2. 表邪郁闭，麻疹透发不畅者；水肿初期或疮疡初期兼有表证者，以及其他疾病具有表证需要发汗解表者。

解表药虽能通过发汗以解除表证，但汗出过多会耗散阳气，损伤津液。因此，凡自汗、盗汗、热病伤津以及阴虚发热等证，均应慎用。

根据解表药的性能，可以分为发散风寒药、发散风热药两类。

第一节 发散风寒药

发散风寒药多味辛性温，发汗作用较强，适用于感受风寒，呈现恶寒发热、无汗、鼻塞或流清涕、舌苔薄白、口不渴、脉浮或浮紧等寒象比较突出的表证。对于咳嗽气喘、脚气水肿及风湿痛等初起具有上述表证的，也可应用。

一、麻黄配伍药对

麻黄：辛、微苦，温，入肺、膀胱经。

现代药理：麻黄内不仅含麻黄碱、伪麻黄碱等多种生物碱，还含有挥发油，油中含有 1α- 萜松醇。麻黄碱有松弛支气管平滑肌、收缩血管、升高血压及兴奋中枢的作用。它的作用与肾上腺素相似，但较温和持久，可用于支气管哮喘、过敏性反应、鼻黏膜肿胀、低血压等，长期服用可产生耐药性。伪麻黄碱有利尿作用，挥发油有发汗作用，并能抑制流感病毒。

【麻黄、石膏】

麻黄辛温，中空而浮，凡人身之营卫之气，开腠理以发汗，宣肺定喘。石膏辛寒，入胃、肺、三焦经，质重而降，寒凉而能散，辛能透表解肌。麻黄与石膏是麻杏石甘汤的核心药物，麻黄辛温，入足太阳膀胱经，亦走手少阴心经、阳明大肠经，为肺家专药。石膏甘辛寒，入足阳明胃经，兼入三焦经，善清热降火，辛能发汗解肌。麻黄配石膏是专治内热外寒引起的肺热咳喘。麻黄具有很强的辛散作用，可以驱散肺中的病邪，又是平喘的良药，因其性温，在治肺热咳喘时要注意量不要过大，一定要配伍石膏，石膏寒能清热，辛能散热，所以配伍石膏可透热外出。在治疗肺热咳喘中，一为平喘，二为清热。故麻黄、石膏相伍，一温一寒，一降一升，相互制约，相互为用，外散表邪，内清里热，宣肺平喘力量增强。张锡纯将两药伍用，用于治疗胸中先有蕴热，后又受外感，外感引动内热致胸中烦闷异常，喘息迫促，其脉浮洪有力，按之未实，舌苔白而未黄者，或素患劳嗽，因外感袭肺，而劳嗽益甚。麻黄配伍石膏可以佐制其寒性，可防冰伏寒遏之性，辛温之剂的麻黄配伍数倍之石膏，使麻黄由辛温之剂变成辛凉清解之剂，麻黄配伍石膏使宣肺平喘、透达肺热之力益彰。

【麻黄、葶苈子】

麻黄、葶苈子是临床常用治疗肺系疾病的对药。此对药配伍精炼，用量考究，可师可法，兹结合读书所悟及临床感触论述如下，以冀从药窥理，抉奥发微。

麻黄味辛、微苦，性温，归肺、膀胱经。功效为发汗散寒，宣肺平喘，利水消肿，多用于风寒感冒，胸闷喘咳，风水浮肿等病证。蜜麻黄功效为润肺止咳，多用于表证已解，气喘咳嗽。《本草备要》载："蜜炒煮，庶免太发"。蜜麻黄止咳作用较生者强，发表之力弱。《中华人民共和国药典》[以下简称《中国药典》(2020年版)]规定其用量为2～10克。很多本草书籍均有麻黄去节使用的记载，节类麻黄根，有敛汗之功。临证运用不去节麻黄，发现其发汗之力较去节者缓和。

葶苈子味辛、苦，性大寒，归肺、膀胱经。功效为泻肺平喘，行水消肿，用于痰涎壅肺，喘咳痰多，胸胁胀满，不得平卧，胸腹水肿，小便不利。《中国药典》(2020年版)规定其用量为3～10克，临床多包煎。针对喘家日久，痰饮内伏，邪满于中，上逆迫肺，喘逆难平者，喜用泻、逐、利等法开通肺脏，祛除邪气。用葶苈子泻肺降气定喘，用量多为9～15克，甚至可达30克。临证每惧葶苈子性开泻攻逐，以小剂3～5克为用。观《颜德馨临证实录》所载肺源性心脏病案，葶苈子用量为30克，此即有是证用是药，药对病证，可放心用之。

麻黄辛温发散，质轻上浮，清扬宣泄，开腠理以达表，宣肺气以止咳；葶苈子辛寒开泄，性滑下达，苦寒沉降，泻肺气壅以平喘，降肺气逆以行水，两药一温一寒，一宣一降，相辅相成。麻黄、葶苈子对药治疗咳嗽、哮喘、水肿等肺气壅滞所致病证疗效显著。然两药皆为攻逐之药，长于祛实攻邪，多用于实证。

《颜亦鲁诊余集》载咳喘案一则："胡某，面浮足肿，胸胀咳嗽气粗，右脉滑大，服麻黄、甜葶苈开之泻之，两剂即平"。观其立案简洁，用方简练，取效迅疾。头面浮肿，咳嗽胸胀，可知肺气壅实，右脉滑大，可明痰饮为患，脉证相参，病属喘病，辨证为痰饮壅肺，以麻黄、甜葶苈对药组方，宣肺理气，降逆化痰。“开”“泻”二字最能体现此对药功效特点。

临证凡见痰热所致咳嗽上气，辄加葶苈子一味。肺居高位，其气下行为顺。《素灵微蕴·齁喘解》言：“肺旺于秋，主皮毛而司收敛，肺气清降。”肺为娇脏，风寒痰热诸邪皆能致肺气不利，治节失司，气逆上行，肺失其用，如火动痰升、风痰上壅，以肃肺祛痰为要，常用麻杏石甘汤加葶苈子化裁。

炙麻黄、葶苈子各9克，用于咳嗽、哮喘、痰浊壅滞，痞寒僭踞，清阳不得舒展之胸痹等病证者；炙麻黄6克、葶苈子9克用于治疗咳喘延绵日久，屡用宣肺止咳不效者。麻黄、葶苈子对药祛痰实、理气机、复宣降，久病勿峻，实证勿轻，是其用法特点。

运用麻黄、葶苈子对药，合肺脏宣降之性，着眼肺气壅实之机，精于效量之变，把握缓急虚实，颇具特色，可师可法。

【麻黄、附子、细辛（麻黄附子细辛汤）】

麻黄辛温，归膀胱、肺经，散寒解表，宣肺平喘。附子辛，大热，归心、肾、脾经，温经固阳。细辛味辛，性温，归心、肺、肾经，治诸风痹痛，咳嗽上气。麻黄、附子、细辛三药合方，麻黄散寒宣肺解表；附子温经散寒助阳；细辛通彻表里，既能助麻黄解表，又能助附子温经散寒，使外感寒邪得以表散，阳气受到固护，里寒亦为之散逐，此为补散兼施之剂。

二、桂枝配伍药对

桂枝辛、甘，温，入心、肺、膀胱经。

现代药理：桂枝含挥发油，油中主要成分为桂皮醛和桂皮油。桂枝能刺激汗腺分泌，扩张皮肤血管，有发汗解热作用；又能促进唾液及胃液分泌，帮助消化，故有健胃作用；尚有强心作用。此外，还能解除内脏平滑肌痉挛，故能缓解腹痛。

桂枝的乙醇浸出液在体外可抑制炭疽杆菌、金黄色葡萄球菌、霍乱弧菌、沙门氏菌属。桂枝煎剂在试管内对金黄色葡萄球菌、伤寒杆菌及人型结核分枝杆菌等有显著的抗菌作用。

【桂枝、牡丹皮】

桂枝性味辛、甘，温，归心、肺、膀胱经，可发汗解肌，温通经脉，助阳化气，调经止痛，治血脉闭阻之闭经、痛经、肢体疼痛。常用剂量为 3 ~ 10 克。牡丹皮性味苦、辛，微寒，归心、肝、肾经，凉血清热，行瘀调经，善治热结血滞之斑疹、吐衄、经闭和水肿。常用剂量为 6 ~ 12 克。两药相伍，一寒一温，寒得温则化，入血分而通经散瘀，治疗血瘀经闭、痛经以及下肢血管阻塞之肿痛，代表方剂如温经汤。

【桂枝、茯苓】

桂枝辛、甘，温，入心、肺、膀胱经，温阳化气利水，平冲降逆。茯苓甘、淡，入心、肺、脾、肾经，渗利水湿，补益心脾，“桂枝得茯苓则不发表而反行水”，温阳化气助淡渗利水除饮之功益增。两药配伍实自五苓散而来，临床取其治水之功，将其用于水饮内结不化之卵巢囊肿、子宫肌瘤、水饮内停之眩晕症等。

【桂枝、附子】

桂枝辛、甘，温，气薄而升，入心、肺、膀胱经，温经通脉，发汗解肌，调和营卫，温阳散寒。桂枝配附子温阳固表、温阳化气，《伤寒论》第 174 条，适用于风湿表虚证、肾阳不足之腰痛。附子配桂枝能减少附子总生物碱、酯型生物碱，从而降低附子毒性，可引导附子较好地发挥散寒止痛、温经通脉以及治表寒证的作用。《伤寒论》《金匮要略》393 方中有附子 36 方。

【桂枝、白芥子】

桂枝辛甘而温，气薄升浮，归心、肺、膀胱经，温经通脉，发汗解肌，治伤风头痛、中风自汗，调和营卫。白芥子辛温，入肺经，通行经络，温中开胃，发汗散寒，利气豁痰，消肿止痛，治咳嗽反胃。桂枝、白芥子合用治疗瘀血痰核阻络，桂枝有横行肢节、通达营卫、温通经脉之功；白芥辛温，利气豁痰、消肿散结，用于痰浊凝结经络，有温通祛痰之功。

【桂枝、黄芪】

桂枝辛温，力善宣通，益卫气，降逆气，和营卫，暖肌肉，活血脉，散风寒；黄芪甘温，补益元气，补脾疏肝，益卫固表，温补肌肉，补诸虚不足，利水消肿。黄芪为补气圣药，桂枝乃疏肝妙品，黄芪虽有温补肌肉之功，但无通畅调血脉之力，桂枝具温通经络之能，黄芪得桂枝温通经脉助营卫，桂枝协黄芪祛风散寒邪。两药并伍，升补宣通并用，升降两擅其功，相互为用，相互促进，相得益彰，益气解表，补脾疏肝，温通经脉，回阳升陷。主治：伤寒有汗或肾脏经络虚而不固，风邪乘虚而入之证；肝郁脾弱或肝气不舒，木郁克土等证；经络受寒，四肢发搐；心肺宗气亏虚，大气又下陷者，其人胸中冷，背紧恶寒，常觉短气等，亦保元汤与人参汤调治为佳。

【桂枝、桑枝、伸筋草】

桂枝在《神农本草经》中被列为上品，言有“利关节”作用，现作为温经散寒、通脉和营常用药物；桑枝能祛风湿、利关节；伸筋草祛风散寒、舒筋活络。三药配伍能通关节之血脉、散瘤结之寒凝、伸不展之经络，且枝类药物升散向上，善治上肢关节疼痛等疾患。

【桂枝、黄芪、当归】

本方由黄芪桂枝五物汤化裁而来。原方益气温经、和血通痹，主治肌肤麻木不仁，手足不温等。但养血活血之力不足，今以当归代白芍配伍黄芪，有当归补血汤之意，并增补血、活血、通络之效。三药配伍养血活血作用增强，对气血不足、血脉不和之手足寒凉更为适宜。

【桂枝、鹿角胶、红参（温养督脉方）】

督脉行于背部正中，上达颠顶，主一身阳气，为“阳脉之海”，督脉阳虚可见畏寒怕冷、腰膝冷痛。桂枝温经通脉，能通达阳气于诸脉；鹿角胶温肾助阳、养血填精，通督脉补命火；红参大补元气，能固脱回阳，通十二经脉。三药配伍能生元阳、贯督脉而达全身，对命门火衰、阳气不足所致的各种虚寒症状能起到很好的改善作用。

三、荆芥/荆芥穗配伍药对

荆芥/荆芥穗味辛而温，芳香而散，入肺、肝经。入肝经气分，兼行血分。功用：疏风解表，退热，止血。

现代药理：荆芥主要含挥发油，油中含右旋薄荷酮、消旋薄荷酮及少量的右旋柠檬烯。荆芥煎剂及浸剂，对实验性发热有解热作用，在试管内能抑制结核分枝杆菌生长。荆芥还有旺盛皮肤血行，增强汗腺分泌等作用，能促进疮癣病变组织的破坏和吸收。

【荆芥、防风】

疏风解毒，用于治外感表证，无汗或有汗，脉浮者。或合桑叶、菊花，或配羌活、独活。病轻药轻，较麻黄、桂枝平稳。

荆芥与防风常同用以祛风解表，有如麻黄配桂枝以发汗解表，也是取它相须的作用。但荆芥、防发散之力不如麻黄、桂枝，作用较为缓和。至于荆芥、防风两药相比，则荆芥发汗之力较强，而防风祛风止痛之功较好。

【荆芥、薄荷】

荆芥味辛而温，芳香而散，入肝经气分，兼行血分。功用：疏风解表，退热，止血。薄荷味辛凉，辛能散，凉能清，升浮能发汗，消散风热，清利头目，治头痛，中风、中风失音，痰嗽口气，治眼目咽喉口齿诸病，皮肤隐疹，瘰疬疮疥，小儿惊热，骨蒸破血止痢。

外感高热是邪热内郁或郁于卫阳，或郁于气分，不可过于寒凉和妄用冷敷冰袋，寒凉过甚或冷敷易使汗孔闭塞而闭门留寇，邪气入内，导致发热过甚，变生他病。临床以薄荷、荆芥各30克煎水，热擦洗皮肤以宣发透邪，濈然汗出而解。

【荆芥、蝉蜕】

退热透疹，配浮萍、薄荷治猩红热、麻疹、风疹初起，疹出后则合凉血解毒药。此组对药尚可用于治疗过敏性紫癜、皮肤毒血症，有疏风凉血止痒之效。

【荆芥、升麻】

两药均炒黑用，治尿血、便血、紫癜、子宫出血、月经过多等，是为升阳摄阴，凉血止血。

清代汪昂在《本草备要》中云："荆芥辛苦而温，芳香而散，入肝经气分，兼行血分，其味升浮能发汗，散风湿，清利头目，利咽喉，气味俱薄、浮而升，阳也。"李时珍曰："其功长于祛风邪，散瘀血，破结气，消疮毒……故风病、血病、疮病为要药。"荆芥穗善升发，治血炒黑用。古人用荆芥穗治产后中风、血晕、下痢、鼻出血，施今墨用之治产褥热。古人用之治九窍出血、结石、尿血、便血和崩漏等，施今墨用之治肾结核尿血、过敏性紫癜、溃疡病黑便、久痢便血、子宫阴道出血、月经过多，又治各种痒疹及小儿风疹、麻疹。治风先治血，血行风自灭，荆芥兼治风病、血病，故临床多用以祛风、凉血、止血、透疹。荆芥穗治急性风湿热，亦取其治风、治血而有退热止痛功效者。

【黑荆芥、豆豉】

退热疏风。用于治产褥热，配泽兰、桃仁、四物汤；治疗外感风热，如流感、白喉初起不宜发散，发热，可加连翘、牛蒡子、桑叶等。其中，牛蒡子有抗肿瘤及减毒作用——随着时间推移，红细胞逐渐增加，对肝癌细胞呈明显抑制作用，对正常细胞影响微弱。

【荆芥、紫草】

荆芥入血分，引邪外出；紫草甘、寒，入厥阴肝经，为祛邪之君药，解毒凉血，清热于里，透邪外出，5 ~ 9 克治疗上呼吸道感染，有凉血、清热功用，中剂量有利小便、通大便作用，即"泻热通利"。用于治疗急性风湿热、结节性红斑。

【荆芥炭、白蒺藜】

祛风止痛，清热凉血。用于治荨麻疹、皮肤瘙痒、外阴痒症等，酌情配以防风、柴胡、升麻，作引经报使。若加蝉蜕，则有抗过敏作用。

【荆芥、羌活、独活】

祛风止痛，治外感头痛、三叉神经痛等，可合川芎茶调散或柴胡四物汤等。

四、防风配伍药对

防风辛、甘，微温，入膀胱、肝、脾经。祛风解表，胜湿解痉，止泻止血。前人认为，防风能升脾阳，可用于脾虚泄泻。根据临床体会，防风炒用可减弱其祛风的力量，确有止泻的功效。防风炒炭，又可用于崩漏而见血色清淡者，与温经止血的炮姜相比，则功用相似而力稍逊。

现代药理：防风含挥发油、甘露醇、有机酸等。防风煎剂对多种痢疾杆菌及枯草杆菌有强烈的抗菌作用，对某些皮肤癣菌也有抑制作用。防风煎剂有中度解热作用；对关节有镇痛作用。

【防风、荆芥】 详见“荆芥 / 荆芥穗配伍药对”内容。

【防风、生黄芪】

防风味辛、甘，性微温，归膀胱、肝、脾经。黄芪味甘，性微温，归肺、脾经。黄芪首载于《神农本草经》，素有“补气之长”“疮痈圣药”之美称。防风与生黄芪相伍有相反相成之功，正如《成方便读》所云：“黄芪固表益卫，得防风之善行善走者，相畏相使，其功益彰，则黄芪自不虑其固邪，防风亦不虑其散表，此散中寓补，补内兼疏。”《医方发挥》则谓“防风配黄芪，一散表，一固表，两药合用，黄芪得防风则固表而不留邪，防风得黄芪则祛邪而不伤正”。临证时，孙桂芝多用黄芪生品，与防风相配，治疗气虚导致的癌性发热，疗效颇佳，且退热作用持久。临证常用剂量为：生黄芪 30 克，防风 10 克。邓铁涛先生治气虚感冒用玉屏风散，防风 12 克、黄芪 9 克、白术 3 克，也就是扶正兼解表。两名家对生黄芪、防风使用剂量不同，辨证施用，取得良效，各有千秋，值得临床思考。

五、羌活配伍药对

羌活辛、苦，温，入膀胱、肾经，祛风解表散寒，祛风胜湿，止痛。

现代药理：羌活具有抑菌作用，如金黄色葡萄球菌、伤寒杆菌、大肠埃希菌等。羌活含挥发油，既对皮肤真菌有抑制作用，又对布鲁氏杆菌有抑制作用。

【羌活、细辛、白芷】

羌活辛、苦，温，入膀胱经、肾经，解表散寒，祛风胜湿，治疗外感风寒，恶寒发热，头痛身痛。细辛味辛而厚，气温而烈，上行入肺，下行入肾；功效：发散在表之风寒，去骨内陈寒痼冷，得以外透达于肌表，蠲饮化痰，有通络止痛之功。白芷辛温，入肺、胃经，祛风，解表，化湿，止痛，通窍，止带。三药合方，治疗风寒头痛。

【羌活、细辛、川芎】

羌活辛、苦，温，入膀胱、肾经，解表散寒，祛风胜湿，用于外感风寒，恶寒发热，头痛身痛。细辛味辛而厚，气温而烈，上行入肺，下行入肾，发散在表之风寒，气味香窜，去骨内陈寒痼冷，得以外透达于肌表，蠲饮化痰，有通络止痛之功。川芎辛，温，入肝、胆、心包经，乃血中气药，助清阳而散诸邪，搜风散瘀，治风邪在头，血虚头痛。三药合治体湿外感，血虚头痛在左侧，隐隐不休，头重着。

【羌活、薄荷、天麻】

羌活辛、苦，温，入膀胱、肾经，解表散寒，祛风胜湿，止痛。用于外感风寒，恶寒发热，头痛身痛等。用于风寒湿邪侵袭所致的肢节疼痛、肩背酸痛，尤以上半身疼痛更为适用。常用剂量为 3 ~ 6 克。

薄荷辛，凉，归肝、肺经。疏散风热，清利头目，利咽，透疹。用于外感风热及温病初起，头痛、发热、微恶寒者。用于风热上攻所致的头痛、目赤诸症。用于麻疹初期，或风热外束肌表而疹发不畅。用于肝气郁滞、胸闷、胁肋胀痛。常用剂量为 3 ~ 6 克。入汤剂宜后下。

天麻甘，平，归肝经，熄风止痉，平肝潜阳。用于肝风内动、惊痫抽搐等，为治肝风内动常用之药。用于治惊风抽搐，不论寒证、热证，皆可配用。用于肝阳上亢所致的眩晕、头痛等。此外，又能祛风湿，止痹痛，可用于风湿痹痛及肢体麻木、手足不遂等。常用剂量为 10 克。

三药同用取羌活胜湿、辛散祛风之功，味苦燥湿，性温散寒，故可祛风除湿、通利关节，且羌活尤善祛身体上部之风，吴鹤皋云："无窍不入，惟风药为能，故凡关节之病，非羌活、独活等不能治也。"冉先德之《历代名医良方注释》："诸风掉眩，皆属于肝。肝风内动，痰浊上扰，故眩晕头痛；痰阻气滞，故胸膈痞闷。痰厥头痛，非半夏不能疗；眼黑头晕，风虚内作，非天麻不能除。"天麻亦兼祛风湿，止痹痛之功，在取其半夏白术天麻汤中天麻熄风止痉，平肝潜阳之作用，取薄荷疏肝解郁之功。三药合用致外风、内风无藏身之处。因羌活和薄荷入汤剂久煎易挥发，故嘱咐患者，武火烧开后改文火煎 5 ~ 6 分钟即可。

【羌活、独活、荆芥】 详见"荆芥 / 荆芥穗配伍药对"内容。

【羌活、独活、牛膝】

羌活、独活均辛温，归肾、膀胱经，具有散风寒、祛风湿、止痹痛作用，两药常配伍使用，治疗风寒湿痹，腰脚疼痛、四肢不仁等症。而牛膝功能逐瘀通经，补肝肾，强筋骨，通利关节，引血下行。《医学衷中参西录》言牛膝"善引气血下注，是以用药欲其下行者，恒以之为引经。故善治肾虚腰疼腿疼，或膝疼不能屈伸，或腿痿不能任地"。三味配伍，善治下肢诸肢节疼痛者。

六、细辛配伍药对

细辛味辛，性温，入心、肺、肾经，发散风寒，祛风止痛，温肺化饮。

细辛之细指形言，辛指味言，辛味能散，温性逐寒，阳虚感寒用细辛，阳气不虚亦可用桂枝。温散能散表邪，还能温运水饮，也有止咳平喘作用，尚能温经通阳，故能散寒止痛，通阳除痹，“深入骨髓之寒，非细辛不得外解”。辛味能通窍，芳香散烈，故善开结气，宣泄郁滞，而能上达巅顶，通利耳目，旁达百骸，无微不至，内之宣络而流通百节，外之行九窍而直透肌肤，细辛的辛味浓烈，辛香走窍，可治窍闭神昏，擅治少阴头痛。细辛根部入药，茎叶不入药，其中茎叶含马兜铃酸类物质，服用易患肾衰竭或肾癌。细辛的量，今人将最大定量为不得超过3克，宋以前本草著作中细辛用量并无任何限制，特别是汤剂更无此限制。在《伤寒杂病论》中含细辛的药方共16个，其中乌梅丸方为6两，细辛用量3两者有8方：小青龙汤、小青龙加石膏汤、当归四逆汤及当归四逆加吴茱萸生姜汤、射干麻黄汤、苓甘五味姜辛汤、苓甘五味加姜辛半夏杏仁汤、苓甘五味加姜辛半杏大黄汤；细辛用量2两者有4方：麻黄附子细辛汤、厚朴麻黄汤、大黄附子汤、桂枝去芍加麻黄细辛附子汤；细辛1两有2方：真武汤、赤丸方；细辛用量为3分者1方，即侯氏黑散。东汉一两相当于现代的13.75 ~ 15.625克，无论怎样折算，《伤寒杂病论》中细辛用量都超过3克极限。

中医界中“细辛不过钱，过钱命相连”，“一钱”小于3克成了细辛不可逾越的日用量极限。现代研究证实，细辛的主要毒性成分的挥发油——黄樟醚，其挥发性远大于细辛的有效成分——甲基丁香酚，经煎煮20 ~ 30分钟后，煎汁中保留一定量的有效成分甲基丁香酚，而有毒成分黄樟醚在煎煮过程中被大量蒸发，毒性减低，甚至消失。古人没有弄清细辛的有效成分，即知道细辛经久煎后有毒成分降低是难能可贵的。

细辛治疗寒证，尤其久病入里治沉寒痼冷非此不能治，但应与其他药物配伍一起煎煮，延长煎煮时间，以减轻和降低不良反应，用药时牢记“用末不可大剂量，大剂量必须入汤药久煎”。明辨此药物后，细辛日用量可以超过3克，甚至可达15 ~ 20克，从小剂量4 ~ 5克开始，循序渐进应用。个人经验，最高可达30克，煎煮入汤剂中。

禁忌：凡病内热及火升炎上，上盛下虚，气虚有汗，血虚头痛，阴虚咳嗽，皆禁用。

细辛中挥发油约占3%，其中主要成分为蒎烯、甲基丁香酚、细辛酮等。细辛所含的挥发油有镇静作用，又能使麻醉猫血压下降，而煎剂则使血压上升。细辛所含的挥发油大剂量应用于动物，初时引起兴奋反应，继则出现麻痹，随后运动及呼吸运动逐渐减弱，反射消失，终因呼吸麻痹而死亡。细辛具有解热作用；有局部麻醉作用，对传导、浸润麻醉及黏膜麻醉均有效；水煎剂有镇痛、镇咳作用；对子宫收缩有抑制作用。本品在体外对革兰氏阳性菌、痢疾杆菌及伤寒杆菌等有显著抗菌作用。

【细辛、生地黄】

细辛宣散风湿，补肝滋肾，疗诸风痹痛，咳嗽上气，头痛脊痉。生地黄甘，寒，归心、肾经，滋阴退阳，凉血生血，通血脉。现代科研报道，生地黄通血脉，能使回心血流量增加，从而减轻下肢静脉曲张的瘀血。地黄还能增加红细胞通过脾网状内皮系统时的变形能力，延长、激活红细胞的生存能力。细辛辛，温，通络止痛，为少阴引经药；生地黄甘，寒，养阴清热。两味配对，寒温相须，无燥热滋腻之弊。施今墨处方两药同捣，寓有此理。治各种口腔炎、牙龈炎、咽炎、腮腺炎，有清热消炎作用。治头痛、偏头痛、三叉神经痛、坐骨神经痛、腰痛、睾丸肿痛，且用于治疗关节痛非热证者。地黄用法有三，即鲜地黄、干地黄、熟地黄。用以清热凉血，常鲜生地黄、干地黄同用；若用以补肾养阴，通血脉，则生、熟地黄同用；除生地黄、细辛相配之外，尚有熟地黄、砂仁同炒，以免甘温滋腻。

【细辛、山奈】

细辛味辛而厚，气温而烈，上行入肺，下行入肾，发散在表之风寒，气味香窜，去骨内陈寒痼冷得以外透达于肌表，蠲饮化痰，有通络止痛之功；山奈味辛，性温，行气止痛，温中消食，治疗虚寒型胃及十二指肠溃疡，有灭杀胃内幽门螺杆菌作用。细辛芳香走窜，气盛味烈，散风寒，化寒饮，通鼻窍，具有较好疗效（各类肺系、鼻系、关节痹证）。多数医家宗“细辛不过钱”或“辛不过三分”，然临床依据症状、病因、病性决定用量，小剂量（2～5克）治疗头痛、齿痛、风湿痹痛，均有显著疗效；中等剂量（10克）治风寒束肺所致咳喘，如小青龙汤方中用细辛三两配干姜、桂枝、五味子、半夏（备注：《伤寒论》《金匮要略》古方剂量折算1两≈3克）；当归四逆汤、麻黄附子细辛汤以三两祛散直中少阴之寒邪。细辛用20～30克可治寒湿久蕴，脉络痹阻之腰腿痛。两药合用具有通络行气止痛的作用。

【细辛、羌活、白芷】 详见“羌活配伍药对”内容。

【细辛、羌活、川芎】 详见“羌活配伍药对”内容。

七、白芷配伍药对

白芷辛，温，入肺、胃经，祛风解表，止痛，消肿排脓，燥湿止带。

白芷含白芷素、白芷醚及白芷毒素等，全株含挥发油。少量白芷毒素可兴奋呼吸中枢、血管运动中枢、迷走中枢及脊髓，出现呼吸增强，血压上升，脉搏徐缓与反射亢进，并见唾液分泌增加，甚或发生呕吐。用大量则发生惊厥、麻痹。因此，少量可作为中枢兴奋剂。白芷在体外对大肠埃希菌、痢疾杆菌、伤寒杆菌、副伤寒杆菌、绿脓杆菌、霍乱弧菌等有抑制作用。白芷浸液对皮肤真菌有抑制作用。

【白芷、香附】

白芷辛温，归肺、胃经，除湿，祛风止痛，排脓通窍。香附味辛，血中气药，妇人调经必用，通行十二经脉，八脉气分交一切气，内科气郁诸病必备。香附与白芷相配，见于《医醇賸义》香芷汤（香附、白芷、桑叶、菊花、防风、蔓荆子、蝉蜕、川芎、当归、桔梗、黑芝麻），治太阳受风，巅顶作痛，鼻窍微塞，时流清涕等症。两药均气味芳香而具通窍之功，既疏表又兼和里，与香附、苏叶相配同法。《传信适用方》香芎散（香附、白芷、川芎、藿香、石膏、甘草）亦有运用。

【白芷、羌活、细辛】 详见“羌活配伍药对”内容。

【白芷、升麻、石膏】

白芷辛，温，入胃、肺经，芳香透窍而表汗。升麻甘、辛，微寒，入胃、肺经，升发火郁，能升阳气于至阴之下，引甘温之药上行以补卫气之散而实其表。石膏辛，大寒，足阳明胃经大寒之药，色白入肺，兼入三焦，专达肌表之清热重剂，治伤寒郁结大汗，阳明头痛……。三药俱入足阳明胃经，牙为足阳明胃经循行所络，故治牙痛偏热型。

【白芷、茵陈、桑白皮】

茵陈苦寒，燥湿胜热，为治黄疸之君药。桑白皮味甘而性寒，泻肺中火邪，治唾血热渴。本品善走肺中气分，能清肺热、泻肺中火邪、散瘀血，清热不伤阴。茵陈苦能燥湿，寒能清热，其气芬芳，芬芳透达又清气分湿热。两药清热利湿而不伤正，为治黄疸之君药。白芷芳香通窍而发汗，专入阳明胃经，可治眉棱骨痛、鼻渊、目痒泪出，还可以行气止痛。三药可奏降胃祛湿止痛之功效，直接针对病因而治本，是治疗口疮的必用药对。复发性口疮多由饮食不节，损伤脾胃，或情志不畅、肝郁化火，或劳役过度、脾气受损。中州不足，运化无力，饮食停滞，水湿停运，日久蕴而化热，上冲上焦。所以复发性口疮多属脾虚胃实，虚火上浮。三药合用，其功益彰，治疗复发性口疮能取得非常好的疗效。茵陈味淡利水，治足胫跗肿，对钙拮抗剂降压药扩张血管降压引起的足跗水肿副作用有效。

【白芷、川芎、白附子】

白芷辛，温，色白味辛，入足阳明胃经、手太阴肺经，芳香通窍而表汗。白附子辛、甘，有毒，阳明经药，能引药上行，治面上百病，补肝虚，祛风痰，治心痛血痹、诸风冷气……阴下湿痒。川芎辛温升浮，为少阳胆经引经药，乃血中气药，助清阳而开诸郁，润肝燥而补肝虚，上行头目，下行血海，散风消瘀，止痛调经……血虚头痛……令人暴亡。

三药合用，治血虚外感湿邪偏头痛。

八、生姜配伍药对

【生姜、大枣】

生姜、大枣调和营卫。生姜辛，微温，归肺、脾经，可行阳气而祛寒发表，畅胃口而开痰下食，宣肺气解郁调中止咳。用于外感风寒，恶寒发热、头痛、鼻塞，能温胃和中，降逆止呕。兼有温肺除痰止咳之效，还可解半夏、南星、鱼蟹之毒。常用剂量为 3 ~ 10 克。大枣甘，温，归脾、胃经，有补中益气，养血安神，缓和药性作用。用于中气不足，脾胃虚弱，体倦乏力，食少便溏，血虚萎黄，妇女脏躁，还有养血安神功效。此外，常配伍峻烈药同用以缓和药性。常用剂量为 3 ~ 5 枚，10 ~ 30 克。炙甘草汤大枣 30 枚、葶苈大枣汤大枣 12 枚用量较大，10 枚以上，为 80 ~ 100 克。两药配伍，生姜可以助卫气发汗，大枣又可滋脾土补益营血，调营卫、缓阴血、生津液，防止汗多伤营，能共奏调和营卫之功。与补益药同用，生姜能和胃调中，与大枣合用，补脾益气，益脾之元，化脾之湿，两药合用能调补脾胃，增加食欲，促进药力吸收，可提高滋补效能。

九、辛夷配伍药对

【辛夷花、合欢花、月季花、玫瑰花、鸡冠花、红花】

辛夷花味辛性温，走足阳明胃经、手太阴肺经，引阳明之气上行头面，辛温宣散，芳香走窜，引药上行。

合欢花甘凉性平，入心、肝、大肠经，花色艳丽，甘味入脾而养血，色艳入心而悦情，意安则虑定，情慰则忿蠲，心定则神静，主明则下安，故心血足、脾健运、肝血旺则五志各有归处，而藏神、魂、魄、意、志，五神各司其属，身轻体健，耳目聪明，齿固发乌，容颜年轻。嵇康《养生篇》:"合欢蠲忿，萱草忘忧"，合欢花功效在于解郁蠲忿，使情志郁结得解，忿怨得消，自然心旷神怡，五脏安和，"安五脏"是其解郁蠲忿的结果。

月季花味甘淡微苦，入肝经，偏走血分，活血作用稍强，血瘀偏热瘀引起月经病变用之，月季花重活血。

玫瑰花气味芬芳，具有理气解郁、活血散瘀止痛之功。玫瑰和而不猛，具有镇静、松弛的特征，宣通郁滞而无辛温刚燥之弊，因此多用于经前期紧张综合征及围产期、绝经期综合征。

月季花重活血行气，玫瑰花理气解郁、散瘀止痛，在月经后期选月季花、玫瑰花两花合用，配合补血调经药补肾（熟地黄、山萸肉、山药、石斛，氤氲汤等），更适合排卵期服，填精护卵，助卵排出，促进卵泡发育，使气血充和，气机畅达而填精补肾。

鸡冠花甘凉，无毒，入肝、大肠经，具有清热利湿，止血通淋，活血化瘀，凉血止血作用，因此瘀热所致妇科出血病配伍治疗相适应证型。可以临床应用于吐血、衄血、崩漏、痔血、赤痢、带下、血淋、砂淋、尿路感染，水煎剂在试管内对人阴道滴虫有杀灭作用。鸡冠花还有收敛止带作用。

红花辛，温，归心、肝经，为通瘀活血养血之要药，朱震亨评价该药"多用破血，少用养血"，故其通利经脉为血中之气药，能泻又能补，各有妙用。若多用（10 ~ 12克）则过于辛温，使血走散……用量不超过5克，与当归、桑椹、黄芪配合起益气养血、养血调经作用，痰瘀所致经闭，成年形体肥胖的多囊卵巢综合征患者用量不超过10克，以活血化瘀，调经为目的；若少用（2 ~ 2.5克），疏肝气以助血海，大补血虚，以其调畅而和血；若只用0.6 ~ 1克入血以配合生新血，以解散心经邪火令血调和，以其滋养而生血，此分量多寡之义，岂浅解哉药品秘妙。

六花合用配合逍遥丸治疗肝郁脾虚引起内分泌失调导致月经前后不定期、月经前后精神紧张而引发的黄褐斑，具有养血柔肝、舒畅情志且美容，治疗黄褐斑之效。

第二节 发散风热药

发散风热药多辛凉，发汗作用比较缓和，适用于外感风热初起，发热恶寒，而以口渴、有汗或无汗、咽喉肿痛、舌苔薄白而干或薄黄、脉浮数等热象比较突出的表证。对于风热所致的咳嗽，以及麻疹不透或疮疡初起具有表证者，也可选用。

一、薄荷配伍药对

薄荷辛凉，入肺、肝经，能疏散风热，清利咽喉，透疹。

薄荷含挥发油（薄荷油），其中主要成分为薄荷脑、薄荷酮，还有醋酸薄荷酯及其他萜烯类化合物。薄荷油作用于感觉神经末梢，能使感觉麻痹，故外用有止痛、止痒作用。薄荷煎剂对人型结核分枝杆菌在试管内有完全抑制作用，对伤寒杆菌体外试验亦有显著的抗菌作用。

【薄荷、蝉蜕】

薄荷辛能发散，凉能清利，升浮能发汗，消散风热，清利头目，治头痛头风、中风失音、痰嗽口气；治眼目咽喉口齿诸病，皮肤隐疹，瘰疬疮疥，小儿惊热骨蒸，破血止痢。疏风清热，合连翘、菊花、桑叶，则清利头目诸窍尤佳，可用于治过敏性鼻炎、鼻窦炎、花粉病、风热面瘫等病。

薄荷性凉味甘，归肺、肝经，发散风热、透疹解毒，主治外感风热、风疹隐疹。《本草纲目》云："薄荷，辛能发散，凉能清利，专于消风散热。"蝉蜕性凉味甘咸，归肺、肝经，发散风热、透疹止痒、祛风止痉。《本草纲目》亦云："蝉，主疗皆一切风热证，古人用身，后人用蜕，大抵治脏腑经络，当用蝉身；治皮肤疮疡风热，当用蝉蜕。”两药宣散，均善疏散风热，透疹止痒，两药配伍则效力增倍。《施今墨对药》：“薄荷、蝉蜕两药参合，相互为用，升散之力倍增，共收散风热、利咽喉、清头目、行肌表、透斑疹、祛风止痒之效。”针对血热妄行型病证，《景岳全书》指出：“血本阴精，不宜动也，而动则为病。”又唐容川云：“火热相搏则气实，气实则迫血妄行，阳明之火灼伤血络，血溢脉外发为斑疹。”故多因外感火热毒邪或嗜食辛热酒食，而致入营动血，迫血妄行，灼伤络脉，血液外渗所致。临床多见瘀点瘀斑鲜红，全身症状明显：高热、烦躁等，出血倾向明显，舌红苔黄燥，脉数有力。治宜清热凉血药与滋阴降火药伍用，代表方是化斑汤、清营汤或犀角地黄汤。

【薄荷、连翘】

薄荷辛凉，手足厥阴经气分药，专于散风清热，治头痛、头风、眼目、咽喉、口齿诸疾，小儿惊热及瘰疬、疮疥为要药。薄荷大量（10克以上）有引起腹痛之弊。连翘味苦，性微寒，入心、肝、心包、三焦、胆、大肠经气分而泻火，散诸经血凝气聚，利水通经，消肿排脓，为十二经疮家圣药/要药。两药合用，清利头面诸窍。治花粉病、过敏性鼻炎、副鼻窦炎，加苍耳子、辛夷等；用于卡他性口腔炎、扁桃体炎、腮腺炎，加银花、蒲公英、桔梗、马勃、青黛；治风热外感咳嗽，加白前、前胡、杏仁、陈皮。

二、牛蒡子配伍药对

牛蒡子辛、苦，寒，入肺、胃经，疏散风热，祛痰止咳，清热解毒。

牛蒡子含牛蒡苷、脂肪酸、少量生物碱及维生素A、维生素B_1等。脂肪酸的主要成分为软脂酸、硬脂酸的甘油酯等。牛蒡子煎剂对金黄色葡萄球菌等有显著抗菌作用；对皮肤真菌也有抑制作用；尚有利尿解热作用。通过利尿作用有助于嘌呤物质的排泄。

【牛蒡子、鱼腥草】

牛蒡子辛、苦，寒，主要透发表热而疏散风热，能清热解毒，能上开肺气，利咽豁痰，中消食积，通腑气而滑肠，使热从上而下泄出。入肺、胃经，疏风透疹，利咽，消肿。润肺清热散结除风，利咽膈、理痰嗽，消斑疹，利二便，行十二经，散诸肿疮疡，利腰膝凝滞之气，治风热感染，风热感冒，风热咳嗽，痰热壅肺，白细胞降低的肺部感染，放化疗后白细胞降低有升高白细胞作用。疹出不透、不畅。咽喉红肿疼痛，血热便秘，水煎服 5 ~ 12 克。本品含牛蒡苷、异牛黄酚等，煎剂对体外金黄色葡萄球菌有抑制作用，水浸剂对多种致病真菌有抑制作用，提取物能降低大鼠血糖。

鱼腥草味辛，微寒，入肺经。清热解毒，排脓消痈，利水通淋；长于外攻内扶，外拢内消，为内外痈疮要药。治肺脓疡、百日咳、尿路感染，煎服 10 ~ 30 克，不宜久煎，热敷治热毒痈肿。本品含挥发油，主要成分为鱼腥草素，对体外金黄色葡萄球菌、肺炎球菌及大肠埃希菌、痢疾杆菌、伤寒杆菌有抑制作用。鱼腥草挥发油外用滴剂治疗鼻窦炎有良效，煎剂对流感病毒某些株有抑制作用，对小鼠有止咳作用。

鱼腥草清热肃肺化痰，疗肺痈消肿毒，牛蒡子轻清宣透，润肺化痰，散结解毒，两药常相联用。

1. 皮肤痈肿肿毒：鱼腥草、牛蒡子共捣，蜂蜜或香油调敷患处，具有良好的消炎止痛作用。

2. 风热感冒：发热重，恶寒轻，咳嗽。温热病初起：发热，微恶风寒，无汗或有汗不多，头痛，口渴，咳嗽，咽痛，舌尖红，苔薄白或薄黄，脉浮数，风热初起用银翘散配合鱼腥草与牛蒡子相伍，有阻断风热病毒向里传变，缩短病程，减缓病势之优。

3. 风热咳嗽：风热初起犯肺证引起咳嗽，身热不甚，口微渴，舌苔薄黄，脉浮滑略数，桑菊饮配鱼腥草、牛蒡子，截断病势使上焦风热得以疏散，肺气得以宣畅，则表证解，咳嗽止。

4. 用于治疗急乳蛾。风热郁表，透营转气，多由肺胃热壅，火毒熏蒸，或气滞血瘀，老痰肺火结成，温病表里三焦俱热，症见单乳蛾，或双侧乳蛾红肿疼痛，乳蛾表面可见黄白色脓性分泌物，口臭便秘，舌苔黄厚腻，汤水难咽，身发高热，予升降散配以鱼腥草、牛蒡子疏风宣肺，清咽消蛾，消肿解毒可缩短病程，减轻病势。

5. 痰热内结，肺失清肃：痰热内结，咳嗽痰黄稠厚胶粘，甚则气急呕恶、胸膈痞满、舌质红苔黄腻、脉滑数，鱼腥草、牛蒡子配清气化痰丸（《医方考》卷二方），瓜蒌、黄芩、茯苓、枳实、杏仁、陈皮、半夏、姜汁，清热化痰，下气止咳，增加清热理气化痰之功，促进气顺、热消、痰清，则诸症可愈。

6. 用于治疗肺闭喘咳。肺闭喘咳为内科、儿科常见病症，临床以发热、咳嗽、痰多黏腻、喘憋等为主要症状，治疗着重疏风宣闭，祛痰平喘，清热解毒，生津止咳，治疗呼吸道感染，予麻黄、葶苈子、远志、丹参、鱼腥草、牛蒡子；治小儿肺炎以清热泻肺通腑，予虎杖、桃仁、苏子、大黄、葶苈子、鱼腥草、牛蒡子等，大黄入血分，泻阴分之血热闭，而葶苈子通阳气之气闭。崔德成老中医用麻杏石甘汤加双花、连翘、黄芩、芦根，配合清热于内，透邪于外的鱼腥草、牛蒡子以阻断本病发病急、变化快、合并症多之弊端。

7. 用于治疗肺痈咳嗽。肺部发生痈疡而咳吐脓血，多由外感风邪热毒，蕴阻于肺，肺壅血瘀，郁结成痈，久则化脓所致，症见发热寒战，咳嗽胸痛，气急，吐出腥臭黏痰，甚则咳吐脓血，治宜清肺化痰，解毒排脓，方用麻杏石甘汤、千金苇茎汤、桔梗甘草汤等，配合透营转气之鱼腥草、牛蒡子以肃肺祛痰解毒防变。

8. 用于治疗肺癌放、化疗后血细胞减少。中医文献记载，鱼腥草可以凉拌、炒而食之，起到消食助运的作用。上述证明其有清热、解毒、利水、祛瘀、止咳、镇痛、化瘀等多种功能，国内外学者从鱼腥草中提取的鱼腥草素和新鱼腥草素能提高体内巨噬细胞吞噬功能，增强机体抗感染和异体性体液免疫力，具有较强的抗病毒、抗衰老、抗癌的功效，对癌症患者接受放射治疗引起的不良反应有缓解和治疗作用，尤其是肺癌放、化疗后严重血小板减少症，血细胞增加随着使用鱼腥草、牛蒡子的时间延长逐渐显效。

9. 鱼腥草、牛蒡子均是既可内服又可外敷的药，均有清热、解毒、止咳、消肿功效。两者合用，具有消肿毒，散风热，清咽喉，肃肺热，消咳喘，疗肺痈，治放射性毒性的作用。

10. 鱼腥草可用于治疗发热，出血，高血压病。

11. 鱼腥草对腹水有明显抑制作用，治疗胃癌，尤其是对癌症患者接受放射性治疗引起的不良反应有缓解和治疗作用，其有效率为 85.2%。严重的血小板减少，其他药物无效时可酌情食用鱼腥草。从本品分离出 N- 四羟基苯乙烯基苯酰胺化合物，认为是治疗血小板减少性紫癜的有效成分。

12. 鱼腥草挥发油有良好的治疗鼻窦炎疗效，尤其对真菌感染的鼻窦炎有良效。

13. 牛蒡子提取物含某些细胞毒性或抗肿瘤活性成分，具有显著的抗肿瘤作用。牛蒡子有抗肿瘤及减毒作用，如消肌散和温清汤对肝癌有明显抑制作用，牛蒡子、黄连作用最强，且随着时间延长而增强，但对正常细胞影响微弱。

14. 牛蒡子可降血糖。牛蒡子提取物有降低血糖作用，其含木脂素成分，其中牛蒡苷、牛蒡苷元、牛蒡酚 C 和牛蒡酚 H 这四种成分的总量占提取物含量的 50% 以上。

15. 肺部感染。鱼腥草、牛蒡子配合千金苇茎汤、桔梗甘草汤治肺痈胸痛，咳吐脓血等；治疗风热引起的头面、颈项疮疡，牙痛，通过清热宣解具有良好疗效。

16. 临床应用。治疗放射治疗引起的白细胞减少，服用鱼腥草、牛蒡子水煎剂，随着服用时间延长，白细胞减少量回升逐渐显效。

【牛蒡子、僵蚕】

牛蒡子辛，寒，清热解毒，散结消肿，清瘟败毒，治乳痈、痄腮极效。僵蚕辛、咸，微温，僵而不腐，得清化之气，故能治风痰，散结行经，气味俱薄，轻浮而升，入肺、肝、胃三经，治中风失音，头风齿痛，喉痹咽肿，瘰疬结核，痰疟血病，崩中带下，小儿疳积惊吓，肤如鳞甲，下乳汁。

治乳痈，《医宗金鉴》：瓜蒌牛蒡汤［瓜蒌、牛蒡子（炒）、花粉、黄芩、栀子为基础方，加金银花、丹皮、赤芍、橘核、生石膏、甘草］治疗乳腺炎；外感风热引起咽喉肿痛，《证治准绳》之牛蒡子汤，其验效高，方用牛蒡子 15 克，防风、荆芥穗各 10 克，大黄、薄荷、甘草各 15 克水煎服，每日 2 次分服，其中荆芥穗、防风、薄荷祛风解毒，牛蒡子、大黄清热解毒，甘草缓急，邪去而热毒清，咽喉肿痛即消。临床治单侧、双侧乳蛾（急、慢性化脓性扁桃体炎）引起的咽喉肿痛，以升降散加鱼腥草、牛蒡子服之有良效。

僵蚕利咽开音，牛蒡子消肿散结。治风热所致之急性咽炎，局部肿痛，声音低哑。若治急性腮腺炎、扁桃体炎，则合加减普济消毒饮。升降散对急性扁桃体炎伴有腺样体肥大引起的鼾症有减轻作用。

【牛蒡子、大青叶、金荞麦】

牛蒡子辛、苦，寒，入肺、胃经，主要透发表热而疏散风热，能清热解毒，上开肺气，利咽豁痰，中消食积，通腑气而滑肠，使热从上而下涌泄而下。大青叶苦，寒，入心、胃经，透发表热而疏散表邪，清热解毒，凉血，治流行性脑脊髓膜炎、流行性感冒、腮腺炎、吐血、衄血。金荞麦微辛、涩，凉，入肺经，长于活血化瘀，清热解毒，祛风湿，治肺脓疡、肺炎、咽喉肿痛、痛经、手足关节不利、筋骨疼痛，用量 10 ~ 30 克，研末醋调，治痈疖肿痛。三药同用，同性相助，上焦表散，里热透达，共疗咽喉肿痛，透表清热相结合，苦寒甘酸相配，清热不伤胃，祛邪不伤正。

三、蝉蜕配伍药对

蝉蜕甘，寒，入肺、肝经。功效：散风热，利咽喉，退目翳，定惊痫。

蝉蜕气清虚而甘寒，疏风清热；其体轻浮，故发痤疹；其衣脱出，故能脱敏；可退热，退风热在表，风热上冲咽喉肿痛，音哑声不出；其昼鸣夜息，故治小儿夜啼；其退为蝉蜕为表，故治皮肤疮疡、隐疹；其鸣声响亮，故治中风失音。

蝉蜕甘寒，轻浮宣散，长于凉散风热，开宣脑窍，清肝热，为治风热外感，温病初起之要药，对发热、咽痛、音哑尤为常用，又为隐疹、皮肤瘙痒常用之品。对破伤风、惊风、小儿夜啼也有较好疗效，并治目赤肿痛，翳膜必配之药，且治咳嗽、哮喘、疮疡、水肿等，临床应用广泛，用量一般为 3 ~ 6 克，祛风定惊可用 15 ~ 30 克，疏散风热时可不去头足，治惊厥时宜去头足。《名医别录》曰：蝉蜕主“妇人生子不下”，《千金要方》有治逆生的方剂，故孕妇应慎用。

经研究，蝉蜕含甲壳质、蝶啶类色素、蛋白质、氨基酸、有机酸、酚类化合物。动物实验证明，蝉蜕有抗惊厥作用，能减少士的宁引起的小鼠惊厥死亡数，并能延长惊厥动物的存活期和惊厥潜伏期，延长破伤风毒素所致惊厥小鼠存活期，与苯巴比妥合用则较单用更佳，还能对抗可卡因、烟碱等中枢兴奋药引起的小鼠惊厥死亡，部分消除烟碱引起的肌肉震颤，其抗惊厥作用以蝉蜕去足头之蝉身为强，头足较弱；其解热作用，以头足为强，全蝉蜕次之，蝉蜕身最差；蝉蜕对被动皮肤过敏反应及迟发型超敏反应都具有明显作用，有抑制变态反应作用，能明显减轻免疫器官胸腺和脾的重量，降低腹腔巨噬细胞的吞噬功能，降低蛋白尿清除度；有抗肿瘤作用，并能明显减慢心率，有阻滞心肌 β 受体的作用；另对红细胞膜有一定保护作用，且能降低毛细血管的通透性。

【蝉蜕、浮萍】

蝉蜕升浮能发汗，消散风热，清利头目，治头痛失眠，中风失音，痰嗽口气，语謇舌强。可治耳眼咽喉口齿诸病，疗皮肤隐疹、瘰疬、疮疖。退热透疹，合荆芥穗、桑叶尤佳。治麻疹、风疹、水痘、白喉、猩红热、丹毒初起，发热，皮肤红赤或隐疹痘疮，参入桑菊、银翘、栀子豉汤方中，或配伍凉血解毒药。

浮萍辛寒凉，其性轻浮，入肺经，《神农本草经》载："主治暴热身痒，下水气，胜酒长须发，止消渴。"其能发汗祛风行水，清热止痒解毒，治风热感冒，风疹，急性风热性荨麻疹，神经性皮炎，寻常痤疮，痱子，蚊虫咬伤，烫伤。张寿颐评价概括为"轻浮最甚，上宣肺气，发达皮毛，发汗泄热，下通水道"。治疗肾炎属阳水证型，用麻黄与浮萍相伍可获良效。

【蝉蜕、连翘】

两药辛凉轻清宣解，消除肿大之腺样体，减轻解除鼻炎轻症。能治疗腺样体肥大，避免小儿腺样体肥大做手术之苦。

【蝉蜕、龙胆草】

龙胆草苦寒，入肝、胆经，清肝胆而泻火，除下焦湿热，清头目风热。

清肝泻火祛风，合桑叶、菊花尤佳。治急性结膜炎、咽喉风热、急性中耳炎、热痢黄疸、寒湿脚气等，加入相应对症药物：如目赤肿痛，用密蒙花、黄连、草决明、石决明、谷精草；耳痛流脓用苍耳子、白芷，加少许麝香放入纸筒内吹入鼻中疗效尤佳。

【蝉蜕、地肤子】

叶橘泉有"地肤子汤"治皮肤性肾炎之论，粤人有创"复方地肤子汤"治急性肾炎者。其皆以地肤子、蝉蜕为主药，认为有抗过敏作用。地肤子，性味辛苦寒。《名医别录》云其"去皮肤热气，散恶疮……使人润泽"。《滇南本草》则谓"利膀胱小便积热，洗皮肤之风"。蝉蜕甘寒，主疏散风热，多用于治风疹瘙痒，亦用于小儿惊痫、破伤风之痉证。地肤子入膀胱经属太阳主表，蝉蜕入肺经合皮毛，两者合用，一去皮肤之热，二散皮肤之风，治诸皮肤过敏性疾病，有相济之妙，然急性发作者多获效，慢性皮肤病者则不效，当以调整脏腑，启用搜剔之品。

【蝉蜕、全蝎】

热极生风之候，惊厥频作，熄风止痉，应视为当务之急；身热炽盛，疏表泄热，不失为治病之本。“急则治标”，痉暂解必将再作；“审因治本”，热邪去则痉自平，必标本并治，始能挽其狂澜。方用蝉蜕、全蝎为散，以熄风止痉。蝉蜕善疏风热，又能平肝定惊，用于外感高热抽搐最为合拍；全蝎“独入厥阴”，为“风家要药”。据《沈氏尊生书》“蝉蝎散”（蝉蜕、全蝎、生南星、甘草）去南星、甘草，用治阳证急惊风甚验，加用银花、连翘、钩藤、碧玉散煎汤为饮，意在表里两清，潜熄并用。

【蝉蜕、片姜黄】

合大黄、僵蚕即杨栗山升降散，祛风泄热。施今墨用治风热面瘫，加瓜蒌、玄明粉、山慈菇、牛蒡子、龙胆草、薄荷等，是取防风通圣、升降散之意。

【蝉蜕、凤凰衣】

开窍启音，伍诃子、桔梗、甘草（亮音丸），治音哑、失音、咽痛。

【蝉蜕、乌梅】

蝉蜕甘寒，宣散风热而能透隐疹止痒，其衣脱体而出，故能脱敏退风热、解表热，详见“蝉蜕配伍药对”。蝉蜕药理研究有抑制变态反应作用。乌梅酸涩平，性善敛肺温肠生津，治久嗽，止痢，生津，具有脱敏之功，是祝谌予创名方过敏煎（乌梅、银柴胡、防风、五味子、甘草）的药物组成之一。

两者一散一敛，共奏祛风脱敏止痒之功。国医大师王琦常用乌梅、蝉蜕药对治疗常见过敏性疾病，如变应性鼻炎、荨麻疹、IgA 肾病。

【蝉蜕、磁朱丸】

通窍益聪，治耳聋、耳鸣，可加石菖蒲。

李时珍云：“蝉蜕其气清虚，故治一切风热之证。古人用身，后人用蜕。大抵其治脏腑经络，当用蝉身；治皮肤疮疡风热，当用蝉蜕。各从其类也。本品上行轻扬，走头面皮毛，透疹，退热，疏表，利咽，启音，通利耳、目、鼻、咽。”治面瘫、头痛，常配僵蚕、蜈蚣、地龙；治各种麻疹、风疹、瘙痒又与荆芥同用。

四、桑叶配伍药对

桑叶味苦、甘，性寒，入肺、肝经。功用：疏风清热，清肝明目。

桑叶含黄酮苷、酚类、氨基酸、有机酸、胡萝卜素及维生素 B_1。桑叶在试管内对伤寒杆菌有明显的抑制作用，且能抑制葡萄球菌生长，具有降压、降脂、降糖、美容作用。

【桑叶、菊花】

桑叶甘寒，入足厥阴肝经，疏风清热，清肝明目。菊花甘平，疏风清热，清利头目，辛凉解表；治头痛、眩晕、目赤肿痛流泪、鼻痒流涕、耳痛流脓、咽喉肿痛、口眼㖞斜，由风热上扰或肝火上炎、肝阳上亢所致者。风热上扰者常合连翘、薄荷、金银花同用，即桑菊饮、翘荷汤；肝火上炎者则加龙胆草、白薇、连翘、蒺藜等，或称龙胆蒺藜汤；如见肝阳上亢，则加天麻、石决明、龙骨、牡蛎；有高热惊厥者，宜参羚羊粉、全蝎、僵蚕同用。

【桑叶、芝麻】

桑叶甘寒，入足厥阴肝经。芝麻甘平，微温，归脾、胃、心、肺经，醒脾开胃，润心肝，养五脏，美颜润肠，治口糜。

两药合用即桑麻丸，治血虚风燥之脱发、眩晕、便秘，可与四物汤、制首乌、鹿角同用。桑叶、羌活、独活疏风解表，临床风寒、风热不明显时可用之解表清热，表里双解。施今墨用于治周围性面神经麻痹，可配蝉蜕、僵蚕等同用。

【桑叶、桑白皮】

桑叶甘寒，入足厥阴肝经。桑白皮甘辛寒，泻肺中火邪，下气行水，止嗽清痰。两药可清肺热，疏风热。治急性支气管炎、支气管扩张或支气管哮喘合并感染，以及肺脓疡等，凡肺热咳嗽而又见表证者，咳嗽痰黏色黄，胸闷不畅，恶风发热等，用之疏风解表，通络止痛。外感风热，恶风发热、头痛、身痛、脉浮数，用之有效。

【桑叶、桑寄生】

桑叶甘寒，入足厥阴肝经。桑寄生苦、甘，平，坚助筋骨而固齿长发，补肝肾，安胎，主崩漏下乳。

两药合用，清热通络止痛，治关节痹证，身痛酸楚，不论风湿、寒湿、湿热、风热兼夹均可。又可用于中风半身不遂，以及外感风热表证后热退邪去之身痛肢楚。亦有用于过敏性紫癜者。

评按：桑叶与同源药品配伍是施今墨方药里常用的。一物分部入药，其功用有异，多载于古代本草中。施今墨用瓜蒌子、瓜蒌皮，桑叶、桑枝，金银花、忍冬藤等相对配伍，亦其例也。

【桑叶、前胡、枇杷叶】

桑叶、前胡、枇杷叶相配，治疗风热咳嗽。桑叶味苦、甘，性寒，入肺、肝经，辛凉解表，疏散风热，清肝明目，代茶饮止消渴。前胡辛以畅肺解风寒，甘以悦脾理胸腹，苦泄厥阴之热，寒散太阳之邪，性阴而降，功专下气，气下火降而痰消。枇杷叶苦，微寒，入肺、胃经，清肺和胃而降气，气下火降而痰消，治热痰、呕逆、口渴。三药合用，辛以散风，寒以清热，甘以润燥，同治燥热咳嗽。

【桑叶、杏仁、枇杷叶、阿胶】

桑叶甘寒，入肺、肝经。杏仁味苦，甘温，入肺经，泻肺解肌，除风散寒，降气，消痰，润燥消积，治外感头痛，上焦风燥，咳逆上气，烦热喘促。枇杷叶苦平，入肺、胃经，除风化痰，润燥定喘。清肺和胃，而除气逆，治热咳呕逆，颜面上疮。阿胶甘平，入肺、肝、肾经，清肺养肝，滋肾益气。清热润燥，宁络止血。治支气管扩张、肺结核之咯血，出自桑杏汤、清燥救肺汤。若用于渗出性胸膜炎，则去阿胶，加冬瓜子、甜瓜子、橘叶、旋覆花等。

五、菊花配伍药对

菊花甘、苦，微寒，入肺、肝经。疏散风热，明目，清热解毒，平肝阳。

菊花含菊苷、腺嘌呤、氨基酸、胆碱、水苏碱、黄酮类及微量的维生素 B_1，全草含挥发油。菊花既有降血压作用，又对葡萄球菌、链球菌、绿脓杆菌、痢疾杆菌、人型结核分枝杆菌、流感病毒及皮肤真菌在体外均有抑制作用。菊花中的黄酮类物质有扩张冠状动脉作用，适用于缺血性冠心病而兼视力减弱患者。

【菊花、桑叶】 详见“桑叶配伍药对”内容。

【菊花、蔓荆子】

菊花质轻味甘苦，为头目眩晕，疏散风热之要药，用于得金水之精居多，能益金水二脏以制火而平木，能养目血去翳膜，风热表证或温病初期发热、头痛，又能清泄肝火，平降肝阳，可用于肝阳上亢所致的头晕头痛、肝火上炎等症。蔓荆子辛、苦，微寒，轻浮升散，搜风凉血，通利九窍，治头痛脑鸣，目赤齿痛，长发泽肌。

《神农本草经》中载：菊花“主诸风头眩、肿痛，目欲脱，泪出。”现代药理研究，菊花具有明显解热、抗炎、降压的作用，能显著扩张冠状动脉、增加冠脉血流和提高心肌耐氧量，对金黄色葡萄球菌、流感病毒等多种病原体有抑制作用。蔓荆子轻浮升散，直奔头面，既能疏散风热，又能祛风止痛。两药合用，相得益彰，可以疏风散热、祛风清热、清利头目、止痛，适用于头面风袭的头痛，如风热头痛、肝阳上亢头痛、外感头痛等病的治疗。

【菊花、连翘】

连翘味苦，性微寒，入肺、心、小肠经。连翘能泻心火，破血结，消肿毒，利小便，为疮家要药。菊花甘、苦，微寒，入肺、肝经，善治外感风热，或温病初起，表证未解，里热亢盛的病症。

菊花与连翘相伍，可以清热安脑止痛，治流行性脑脊髓膜炎、急性脑出血、高血压脑病之头痛项强，且可用于偏头痛见风火上扰者。

【菊花、枸杞】

菊花甘、苦，微寒，归肝、肺经，备受四时之气，饱经霜露，得金水之精，能益金水之脏，以制火而平木，可疏风清热，解毒，明目，用于外感风热及温病初起，发热、头晕头痛及肝经风热或肝火上攻所致的目赤肿痛，亦用于肝风头痛及肝阳上亢头痛、眩晕等证。枸杞性味甘，平，归肝、肾经。可滋补肝肾，明目，润肺，清肝，为滋补肝肾、生精助阳、明目之良药，凡肝肾阴虚、口易干、消渴诸证，均可应用。两者配伍，枸杞滋补肝肾、益精明目而治本，菊花清热平肝而治标，一补一清，标本兼顾。常用于肝肾不足，视物昏花，两目干涩疼痛，或迎风流泪，头晕，腰膝酸痛，或肝阳上亢、肝风上扰而见两目昏暗、视物模糊不清，头晕目眩等证。

六、葛根配伍药对

葛根甘、辛，凉，入脾、胃、肺经。功效：解表、透疹、生津、止泻。

葛根含黄酮苷（葛根素、葛根黄苷、大豆黄酮苷、大豆黄酮等）、多量淀粉。葛根不仅能扩张脑血管及心血管，并有较强的解热作用，略有降低血糖作用，又能缓解肌肉痉挛。以大白鼠实验，葛根对静脉注射垂体后叶素引起的急性心肌缺血反应有保护作用。

【葛根、威灵仙】

葛根味辛、甘，凉，可鼓舞胃气上行，升举清阳，降浊阴，通络祛风、解痉止痛，适用于颈椎病之颈项强痛病症。威灵仙味辛、咸，气温，其性善走，能宣疏五脏，通行十二经络，治中风、头风、痛风顽痹、风湿、一切冷痛，性极快利，积年不愈，用之无不立效，然疏泄真气，弱者慎用。

【葛根、丹参】

葛根味甘、辛，性凉，能轻扬升发舒散，可鼓舞胃气上行，升举清阳止泻，使清阳升发，浊阴降；丹参味苦，性微寒，可以活血祛瘀、凉血清心、养血安神。现代药理研究认为葛根能解痉止痛，可有效缓解颈项部的拘紧疼痛，葛根总黄酮能扩张脑血管，增加脑血流量；丹参能扩张冠状动脉，增加冠脉灌注，改善心肌缺血，抗心律失常，增强机体的抗缺氧能力，且可抑制中枢神经系统而具有镇静、止痛、安定的功效，两者用量一般为 15 克，体质偏热者可酌情加量，最大不超过 30 克，配伍活血舒筋止痛，适宜头痛兼项背拘紧不适且血压不高者，高血压患者中脉压大者慎用。

【葛根、人参】

葛根辛、甘，性凉，入胃、脾经，轻扬升发，能鼓舞胃气上行（升胃气），为治脾胃虚弱泄泻之圣药。葛根升阳明清气，生津止渴，可用于治消渴（糖尿病），该病因对人体长期耗损，患者多呈现气阴两虚症状，故在治疗消渴药方中常配伍补气药，人参常与葛根相伍可以增效减毒。葛根解肌退热，善解酒后烦热。因葛根含黄酮类物质，能增加心脑血流量，有预防治疗心肌缺血、脑缺血作用。

人参生凉、熟微温，归肺、脾、心、肾经，升多于降，有补气固脱，健脾益肺，养血生津之效。主治大病久病、失血、脱液、元气欲脱、神疲、脉微、食少倦怠之心肌缺血；肺气虚弱之气短、喘促，气血虚衰之失眠多梦，惊悸健忘，体虚多汗，津亏口渴，气阴两亏之消渴，血虚之萎黄、眩晕，肾气、肾阳亏之阳痿、尿频。

葛根既可舒缓骨骼之肌，又可松弛脉络之肌，其温可扩血管，散可解肌，发表解肌可治感冒，肢体酸痛，无论风热或风寒表证均可应用，舒缓肌肉可治湿痉，扩张脉络可降压通心脑。

葛根为通脉、通络、通心经药，升阳活血，解表止泻。

葛根与人参配伍可以增效减毒，葛根甘凉可抑制人参的温燥之性；人参的固涩效果则可抑制葛根的发散之力。人参益气与葛根扩张冠状动脉、脑部动脉、颈部动脉增加血流，使血温而不燥、通而不速，起气血相行，互相促进作用。

【葛根、天花粉、麦冬】

葛根味辛、甘，性凉，入脾、胃经，轻扬疏发升散，能鼓舞胃气上行，升举清阳止泻，升清降浊，为治脾虚胃弱之上药。天花粉甘、微苦，微寒，甘不伤胃，降火润燥，生肌排脓，行水通经。麦冬甘、微苦，微寒，入肺、心、胃经，清心润肺，养阴止渴。三药合用，清热润燥，养阴止渴。

【葛根、木瓜、鸡血藤（颈椎方）】

取《伤寒论》中葛根汤治疗“项背强几几”之义。葛根能解外感之颈项强痛，缓解颈项之挛急。鸡血藤苦而不燥、温而不烈，行血散血，调经止痛，性质和缓，同时又兼补血之功，凡妇人血瘀及血虚之月经病证均可应用。鸡血藤活血舒筋，木瓜祛湿舒筋。三药以养血活血、舒筋活络为主，无论外感、津亏、血瘀、湿浊引起的颈项不适，均能起到良好的缓解作用，适合颈椎病、强直性脊柱炎等引起的上述症状。

七、柴胡配伍药对

柴胡辛、苦，微寒，入肺、肝、胆经。功效：解表，退热，疏肝解郁，升举阳气。

柴胡含挥发油（内有柴胡醇）、脂肪酸、植物甾醇；茎中含有芦丁；南柴胡还含皂苷。柴胡有良好的解热作用，还有利胆及抗脂肪肝作用；此外，尚有促进肠蠕动等作用。柴胡在体外对结核分枝杆菌及流感病毒的生长有抑制作用，对抑制疟原虫的发育也有一定作用。

【柴胡、桂枝】

柴胡疏肝解郁，升阳举陷；桂枝力善宣通，升大气、降逆气、散邪气。柴胡疏利与桂枝温通相伍，实为疏肝妙法，升大气、疏肝气，其功益彰。主治：胸中大气下陷（宗气下陷），又兼肝气郁结者；因肝气不舒，木郁克土，致胃不能腐熟水谷、升清降浊，胃不能游溢精气、脾不散精，脾胃之气不能升降，胸阳不充，肝气不舒，导致胸胁满闷，气机不利，宗气失于充畅，常常短气。

对药的配伍规律，或升降相因、升补相使，或升降相合、相互制约，或升降调和、降气疏肝，或温凉并济、相互为用，或升宣并用、相互促进，或升降同伍、表里同配。同时，又有升气降冲、升清降浊、开随顺逆之别。张锡纯升降相因类对药的配伍运用规律匠心独运，颇多新意，实令后学效法。

现代药理研究发现，柴胡、桂枝可激发人体的应激状态及机体对自然界气候变化的适应能力，应用柴胡桂枝汤改善易感冒儿童的症状是由于免疫功能活性化，淋巴细胞的增加以及肠道菌群的改善有一定并行性，表明两者在免疫方面的相互作用。

【柴胡、藁本】

柴胡苦、辛，凉，平少阳、厥阴之邪热，为足少阳表药，擅疏肝解郁；藁本辛，温，入足太阳膀胱经，兼通肾脉，故善达头顶，能祛风散寒、胜湿止痛。现代药理证明柴胡皂苷具有中枢性解热作用，藁本具有镇痛解热抗炎功用，是治疗巅顶痛、强直性脊柱炎的要药。

柴胡（小柴胡汤）辨证治疗更年期综合征、潮热有良好疗效。

【柴胡、葛根】

此对药出自名方“柴葛解肌汤”。柴胡辛苦，微寒，能引清气上行，解少阳郁热。葛根辛甘，凉，轻扬升发，入足阳明胃经，鼓舞胃气上行，生津止渴，开腠发汗，解肌退热。葛根既能解肌表之邪热，又能升发脾胃清阳之气而和胃；柴胡疏散少阳寒热之外邪，疏肝解郁结之气机，升阳举陷，透表疏热。两药合用，增强解肌退热之药力，优势互补。

【柴胡、大黄】

柴胡疏散少阳寒热之邪，疏肝解郁，升阳举陷；大黄降肠胃之热以通燥结，泻火解毒，推陈致新。前者以解少阳在经半表之外邪以枢转升之，以防邪之下陷；后者以下阳明在腑之热以清之，以利驱邪外出；两药并伍，一升一降，一表一里，共奏枢转表邪，通下里实之功。主治：伤寒温病，表证未罢，大便已实者。柴胡宣畅三焦枢转之气机，大黄畅达里实，合用能起宣畅气机，安内攘外作用。

【柴胡、黄芩】

柴胡辛、苦，微寒，入肺、肝、胆经；黄芩苦，寒，入胆、肺、脾经。柴胡、黄芩是临床常用对药，最早出现在《伤寒论》，后来经过临床实践的积累，在众多经典方剂中使用这两味药形成药对。该药对基于柴胡疏肝解郁，清解表里，黄芩清热肃肺，宣肺止咳，两者合用可以清热疏肝，和解少阳。现代研究证明，上述两药化学成分均有抗病毒，调节免疫等疗效，因此临床多用于抗病毒、保肝。

现代研究表明，黄芩具有明显的抗病毒作用，柴胡亦有抗病毒作用，但效果不及黄芩，而柴胡的保肝作用优于黄芩，两者配伍可以互补不足，不仅使药对的抗病毒作用更加明显，还能增加其保肝作用，临床使用该药对进行抗病毒治疗时，可以根据疾病的不同时期对柴胡、黄芩的比例有所调整，临床证明柴胡、黄芩药对具有较好的抗病毒增效效果，为中药抗病毒治疗提供了理论依据。

【柴胡、陈皮】

柴胡疏肝解郁，升阳举陷。《神农本草经》谓："至肠胃中饮食积聚，能推陈出新。"陈皮辛行苦泄，理气健脾燥湿化痰。柴胡能助脾气之升，陈皮能助胃气之降；两药合用，一升一降，行气健脾，升清降浊。主治：气郁成腹胀，兼治脾胃虚而且郁，饮食不能运化；因肝气不舒，木郁克土，致胃气不能升降，胸中满闷，常常短气。

【柴胡、郁金】

柴胡辛、苦，微寒，疏解少阳之气，引少阳清气上升，平少阳、厥阴之邪热，宣畅气血，散结调经。郁金辛，寒，入心、肺、肝经，凉心血，散肝郁，开心窍，治胁下痛。两药合用，行气活血，适用于气血瘀滞之胁痛、闭经病，长于疏泄。

【柴胡、生麦芽】

柴胡辛、苦，微寒，入肺、肝、胆经，禀少阳生发之气，疏肝解郁，升阳举陷；生麦芽甘，平，入脾、胃经，开胃消食、下气回乳，具生发之性，消食健胃，善疏肝气。两者伍用，皆入肝经，与肝木同气相求，疏达肝气，为疏肝之妙品。因肝气不舒，木郁克土，致脾胃之气不能升降，胸中满闷，常常短气。张锡纯每每用之，皆收殊效。

【柴胡、人参】

柴胡辛、苦，入肝、胆、肺经，味薄气升为阳，引清气上行而平少阳、厥阴之邪热，宣畅气血，散结调经。人参甘，性生凉、熟热，大补元气，复脉固脱，益气摄血，安精神，定魂魄，止惊悸，明目开心益智。

两药合用，补虚安中，枢转木郁，消散郁火。人参皂苷具有促进柴胡难溶性皂苷溶解作用；柴胡皂苷促进肾上腺皮质激素分泌，其对代谢的作用与甘草皂苷、人参皂苷非常相似，而且有较强的抗炎作用，对由于肾囊肿所伴发的血压升高症状有明显疗效。

【柴胡、白芍】

柴胡味辛、苦，性微寒，归肝、胆、肺经。柴胡为足少阳经表药，升发阳气能引清气上升，长于疏肝，调达肝气，宣畅气血。白芍味苦、酸，性微寒，归肝、脾经。白芍养血育阴以柔肝，可防“北柴胡劫肝阴”之弊端，善治血虚诸证（注：南柴胡性温，久服有“劫肝阴”之弊端，责之于北柴胡，误也）。两药相合，等量配伍，刚柔相济，疏肝而不伤阴，柔肝而不腻阻，诚为疏养肝气之良对。临床用之为妇科治月经不调、经行低热、带下腰痛等肝气不调的要药，为逍遥丸之君药。

孙桂芝指出，柴胡与白芍相伍可扬长避短，刚柔相济。白芍酸寒收敛，可敛津液而护营血，收阴气而泄邪热，养血以柔肝，缓急而止痛，泄肝之邪热，以补脾阴；柴胡疏肝解郁，和解少阳。以白芍之酸敛，制柴胡之辛散，用柴胡之辛散，佐白芍之酸敛，一敛一散，共奏柔肝疏肝之效。此药对用于缓解合并囊肿、结节、结石等肝肿瘤患者的癌性疼痛。研究表明，醋柴胡与白芍 1∶2 的配伍比例有明显镇痛作用，且利于芍药苷的析出。个人体会：胆结石用赤芍，常与威灵仙、枳壳、九香虫相伍；肝内胆管结石用白芍。白芍常用量为 15 克，柴胡为 8 克，与白芍和柴胡 2∶1 的配伍比例相近，可能为止痛效果明显的原因所在。

八、升麻配伍药对

升麻甘、辛，微寒，入肺、脾、大肠、胃经。功效：发表透疹，清热解毒，升举阳气。升麻含苦味素及微量生物碱，还有水杨酸、脂肪酸等。升麻在体外试验能抑制结核分枝杆菌及皮肤真菌的生长。

【黑升麻、黑芥穗、血余炭】

升阳摄阴，调经止血。治疗月经过多、子宫出血，加山萸肉、白芍、龙骨、牡蛎。

九、豆豉配伍药对

豆豉辛、苦，凉（因炮制方法不同，又有偏于辛微温者），入肺、胃经。功效：解表，除烦。豆豉含多量脂肪、蛋白质及酶等。

【淡豆豉、栀子】

淡豆豉、栀子，愈胸膈烦热。淡豆豉辛、苦，凉，归肺、胃经，可解毒，除烦宣郁。用于治四时热病，外感风寒或风热的发热、恶风寒、头痛等证，热病胸中烦闷、虚烦不眠、食欲不振、消化不良等症。因淡豆豉是大豆经蒸腌炮制过程中的发酵物，故可调节人体肠道有益菌群，入汤剂不宜久煎。常用剂量为 10 克。栀子苦，寒，可解除胸中隐曲之热，归心、肺、三焦经。轻清上行，能泻上焦心肺隐曲之火热，下泻三焦浮越之火，既清气热，又治血热，表里双解，亦可泻火除烦，清热利湿，凉血解毒。用于胸膈烦热证，肝胆湿热郁结所致黄疸、发热、小便短赤，血热妄行的吐血、衄血、尿血等，还具有凉血、止血作用。常用剂量为6～10克。《伤寒论》第76条：“发汗吐下后，虚烦不得眠，若剧者，必反复颠倒，心中懊恼，栀子豉汤主之”。唐远山常用于治疗心胸烦闷不得眠者及热扰胸膈等。焦栀子能清上、中、下三焦之热，故心膈之热药到病除。本品能退乳，哺乳妇人不宜用。

第二章 泻 下 药

凡能攻积、逐水，引起腹泻或润肠通便的药物，称为泻下药。

泻下药用于里实的证候，其主要功用大致可分为三点：一为通利大便，以排除肠道内的宿食积滞及燥屎；二为清热泻火，使实热壅滞通过泻下而解除；三为逐水消肿，使水邪从大小便排出，以达到祛除停饮、消退水肿的目的。

根据泻下作用的不同，一般可分攻下药、润下药和峻下逐水药三类。

攻下药的作用较猛，峻下逐水药尤为峻烈。这两类药物虽奏效迅速，但易伤正气，宜用于邪实，正气不虚之证，对于久病正虚、年老体弱以及妇女胎前产后、月经期等，均应慎用或禁用。润下药的作用较缓和，能滑润大肠而解除排便困难，且不致引起大泻，故对老年虚弱患者，以及妇女胎前产后等由于血虚或津液不足所致的肠燥便秘，均可应用。

第一节 攻 下 药

攻下药多味苦性寒，既能通便，又能泻火，适用于大便燥结、宿食停积及实热壅滞等证。此外，攻下药在临床上还可用于以下几个方面：

1. 对于上部充血、出血等病症兼见便秘者，用攻下药可使病情缓解，这是“上病下取”的方法。

2. 如痢疾初起，里急后重、泻而不畅者，虽无便秘现象，也可酌用攻下药，可促使病情减轻，这是“通因通用”的方法。

3. 近年来，中、西医结合治疗急腹症，在内服药方面，根据中医的“不通则痛”“通则不痛”以及“六腑以通为用”等原理，对某些急腹症属于实热结滞的证候，应用通里攻下、清热泻火的方法，可获得良好的疗效，从而免除手术治疗，减轻患者痛苦。

大黄配伍药对

大黄苦，寒，入脾、胃、大肠、心包、肝经。功效：攻积导滞，泻火凉血，行瘀通经。

大黄的有效成分为蒽醌衍生物（包括大黄酚、芦荟大黄素、大黄酸、大黄素、大黄素甲醚），此外还含有鞣质（主要为葡萄糖没食子鞣苷、儿茶鞣质、游离没食子酸）。大黄能刺激大肠，增加其推进性蠕动而促进排便，但又含有鞣酸，小剂量有收敛作用，大剂量则在致泻后发生继发性便秘。服用后其黄色成分可由汗腺或乳腺排出。

大黄蒽醌衍生物有强大的抗菌作用，其中以大黄酸、大黄素和芦荟大黄素抗菌作用较强。体外试验最敏感的细菌为葡萄球菌、链球菌，其次为白喉杆菌、伤寒杆菌、副伤寒杆菌、肺炎双球菌、痢疾杆菌、绿脓杆菌、大肠埃希菌等，对多数皮肤真菌也有抑制作用。抑菌的原理是大黄蒽醌衍生物对细菌的核酸和蛋白质的合成有明显抑制作用。

据动物实验，大黄酸、大黄素对小鼠黑色素瘤有明显抑制作用，大黄素对小鼠乳腺癌、大黄酸对艾氏癌（腹水型）也有抑制作用。

大黄应用剂量：1 ~ 2克有健胃作用，6 ~ 12克可泻火通便，15 ~ 30克可攻积导滞。

大黄急症应用：在急诊外科，用蜂蜜冲入煎好的药液中服用能缓解药势，又能达到通腑泄热作用。大黄大剂量可驱除胆道蛔虫，迅速止痛。

大黄可治血证，大黄：肉桂 5∶2 或 3∶1。

大黄治疗出血热及高黏滞综合征、高脂血症。大黄治中风以脑外伤急症应用。大黄还可止血、止呕。

【大黄、大黄炭】

两者均能泻下排毒，用于治疗慢性肾衰竭。大黄苦、寒，入脾、胃、大肠、心包、肝经，泻血分实热，下有形积滞，代表方剂如温脾汤。大黄泻下浊邪，可降低血尿素氮和肌酐，对多种原因所致的急、慢性肾衰竭、尿毒症脾肾阳虚、大便秘结均有良效。如服后大便在每日 3 次以上者，可酌减生大黄用量，以大便每日 2 次为宜。如加用六月雪、接骨木、牡蛎各 30 克，石苇 20 克，可提高疗效。

【大黄、草决明】

大黄、草决明通大便、利小便、降血压。大黄性寒，味苦，入脾、胃、大肠、心包、肝经，具有攻积导滞、泻火凉血、逐瘀痛经、清热痛下之效。现代药理证实大黄含大黄酸、大黄素等，能抗菌、抗病毒、抗肿瘤、降血脂、利胆、减肥，增强机体免疫力。草决明甘、苦，凉，入肝、肾经，清热通便、清肝明目，治目赤肿痛、羞明多泪、青盲内障、高血压头痛、肝炎、肠燥便结。现代药理研究草决明子内含蒽醌化合物、大黄酚、大黄素 -6- 甲醚、美决明子素，水浸剂有降压作用。大黄、草决明合用清头目、通肠胃、活血通腹、降浊、利小便而降压。

【大黄、生地黄汁（大黄地黄汤）】

大黄末、生地黄两味，大黄苦寒直折，借荡涤以祛瘀。生大黄导滞，熟大黄活血化瘀，大黄炭止血。生地黄甘寒毓阴，凭凉血以止血。大黄泻其实，地黄补其虚；大黄走而不守，地黄守而不走，两者动静结合，开阖相济，且泻且补，亦削亦填。地黄得大黄养阴不腻滞，止血而无留瘀之弊；大黄得地黄则清泄而不伤阴，逐瘀血而少耗血之虑，相反而实相成。

生地：提取物有强心作用，少量使用显示有血管收缩作用，多量使用显示有血管扩张作用。另外，地黄具有强心、肾小管扩张和利尿作用，对脂质过氧化抑制和自由基清除作用。

两药组成对药，养阴凉血，逐瘀泻热，适用于热扰营血夹瘀诸证，凡具有出血色紫或鲜红，烦热或潮热，大便干或秘等证，脉滑数，舌边尖偏红或绛，有紫色、紫斑、紫点三体征者皆可投之。

因火热伤络，阴络伤则血外溢，症见吐衄，体壮实者大黄予之，大泻血热；祛瘀生新，用量宜大（10～20克），妇人经漏日久患崩中或吐衄反复发作，证虽属实而体虚者，大黄用量宜少，一般用2～5克，借以厚肠胃以化瘀磨积，缓图奏效；齿鼻眼耳等上部疾患，借酒性慓疾之品之升而驱瘀热以下上窍之出血。崩漏诸证又应炒用或炒炭以减少其快利之品而发挥止血之功。

临床配伍：夹表暑湿加藿香、佩兰；风温燥邪加桑叶、菊花、玉竹；风热在气分加元参、黄芩、黄连、石膏；热入血分加水牛角、赤芍、郁金；脾虚加参芪；血弱加归身、阿胶。

【大黄、黄连】

大黄性寒味苦，入胃、大肠、心包、肝经，具有攻积导滞、泻火凉血、逐瘀通经之功，是清热通下之要药。大黄不仅是泻下药，其特点是推陈致新，以攻为补，邪去正自安，因而达到安和五脏的目的。其另一作用是“通血闭”，凡瘀血或着隧道或者横络，或停滞胃肠而为寒热、癥瘕积聚、留饮宿食，得大黄俱能通畅无阻使瘀去新生，这点《本经疏注》说得极为精当。

黄连苦、寒，归胃、大肠、心包、肝经。黄连泻心火，除湿热，消痞满，疗疮疡，主肠澼，治目疾。黄连汤证舌象及脉象：舌质坚老，舌质红或暗红，舌苔黄腻而厚，所谓“坚老”为质地苍黄显敛，舌边无光泽，脉象滑数或数促。血液黏稠度高，以头面烘热、健忘、口干苦为主症，晨时头晕脑胀，下午头脑较清晰，同时症见眼红、口苦或口舌黏腻不爽，舌苔黄厚或黄腻。

麻沸汤渍，须臾，绞去渣服，其味苦薄，取其轻扬清淡以涤上焦之邪，若久渍之味厚，必下走肠间，则不能除虚热，要言之是取无形之气，不取其有形之味。火热与积热并见之消渴病（糖尿病前期、糖尿病隐匿期），此证型以大黄苦寒攻积导滞，通下以清热；苦寒之黄连直折清心肝之火，清中济阴，清爽导滞并用，热清腑通。

临床常以药对形式应用，大黄、黄连降压效果及靶器官保护作用显著，具有显著改善血管内膜炎症反应的作用。大黄、黄连通过改善血管内皮功能障碍，从而对高血压病起治疗作用。高血压由于血管内皮损伤，导致内皮功能障碍，促进炎症因子白介素 -6（IL-6）的表达，参与血管平滑肌细胞的增殖分化和调控，从而使血管壁增厚，管腔狭窄，外周阻力增高，促进高血压的形成。大黄、黄连共同作用进行干预，具有显著改善炎症反应的作用，通过改善血管内皮功能障碍，阻滞细胞内 Ca^{2+} 的利用和从各离子池释放，降低细胞内游离钙的浓度，使血管扩张，可起到降压效果。

大黄、黄连药对治疗高血压病疗效肯定，具有多靶点、多通路的治疗特点，但相关信号通路间的关系尚需以实验为基础进一步探讨，以便为其临床应用提供依据。大黄、黄连药对苦寒直折心肝胃之火，通腑导滞，治疗火热积滞气分炽热型高血压病、糖尿病可取得良好疗效。

【大黄、附子】

大黄苦，寒，归脾、胃、大肠、肝、心包经，功用：攻积导滞，清热解毒，逐瘀利湿，泻下降浊。附子辛、甘，大热，通行十二经，为纯阳之品，其性浮而不沉，走而不舍，运行十二经，温补脾肾，散寒止痛，回阳救逆。两药合用，寒热相配，互相制约，相互为用，各显其能，大黄荡涤积滞秽浊之邪（泻下）；附子温脾肾之阳，以散寒凝，两药相用，寓温阳于攻邪之中，泻下于温补之中，补泻相兼。治疗脾阳不足，寒积内结，腹痛便秘。对临床所见手足不温，阳气不足，腹凉腹痛，体寒怕冷，大便秘结不通，用之颇为适宜。古方大黄附子汤、温脾汤，即是其例。前辈名家多所应用，关键是要得其法。

【大黄、水蛭】

大黄苦、寒，入脾、胃、大肠、心包、肝经，泻血分实热，下有形积滞，气味重浊走而不守，有夺关斩将之功，为泄火行瘀之要药。其性降泄下行，而善清在上之热，脑病瘀热之高热，必收夺以取之。水蛭咸、平，有毒，入肝、膀胱经，破血祛瘀，通经消癥，治血滞经闭，瘀血内阻，癥瘕积聚，跌打损伤。两药相伍，搜剔脑络之瘀热，导热下行，常用生大黄 6 ~ 12 克，水蛭粉 1.5 ~ 3 克，水蛭适合研粉装入胶囊吞服，不适合入煎剂应用；瘀热内结之重症，还可与芒硝、瓜蒌、桃仁同用。

大黄治疗急腹症，量大小、功效有别，1 ~ 2 克健胃，6 ~ 12 克泻火通便，15 ~ 30 克攻积导滞。大黄可治疗急性瘀热型阑尾炎、急性胆囊炎、胰腺炎、急性黄疸型甲肝。

朱良春每取水蛭 100 克、生大黄 50 克，共研细末，装 0 号胶囊，每服 5 ~ 8 粒，每日 2 次用于肾病综合征治疗，有活血化瘀、涤痰泄浊之功，可在辨证论治基础上加用此药。此药对可改善患者血液流变学和脂质异常，消退水肿，对改善肾功能有裨益，能显著提高疗效。

【大黄、甘草】

大黄苦寒，入胃、大肠、肝经。泻热毒，荡积滞，行瘀血，生用力猛，熟用力缓。止血烧炭，通便宜后下，胎前产后慎用。《金匮要略·呕吐哕下利病脉证治篇》曰：“食已即吐者，大黄甘草汤主之。”甘草甘、平，入脾、胃、心、肺经。补脾和胃，缓急止痛，祛痰止咳，解毒，调和诸药。两药合用，缓急止痛，因实热壅阻胃肠，腑气不通，以至在下则肠失传导而便秘，在上则胃不能纳谷以降。因胃火急迫上升，故食已即吐，以大黄甘草急下泻火通便。

药理实践证明，大黄能加强结肠蠕动，而不增加胃及十二指肠的蠕动，故对胃及十二指肠溃疡本身无害；大黄还含有许多鞣质，有局部止血作用。甘草有解痉缓急作用，可减轻大黄泻下时的剧烈腹痛；还抑制大黄引起结肠环肌的强烈收缩，从而缓解泻下作用时出现的腹痛，其中甘草酸和甘草黄苷协同起效。当大黄：甘草为 4∶1 时，大黄甘草汤能最大限度地发挥制剂的泻下作用，应按常规方法煮 40 分钟效果最佳。

【大黄、甘草、芒硝（调胃承气汤：炙甘草二两、芒硝半斤、大黄四两去皮清酒洗）】

大黄性寒味苦，入胃、心包、肝经，具有攻积导滞，泻火凉血，逐瘀通经，清热攻下之功效。甘草生用气平，炙用气温，补中益气，调和诸药。大黄苦寒、芒硝咸寒，两味并用攻热泻火之力俱备，更佐甘草之缓，调停于硝黄之间，胃调则诸气皆顺，故亦名承气。先煮大黄、甘草去滓，内芒硝，更上微火煮令沸，少量温服之，是不取其气锐，而取其味之留中以濡胃府存津液，调胃者则有调胃承顺胃气之意。

【大黄、厚朴、枳实】

小承气汤：酒浸大黄四两、炙厚朴二两（去皮）、炙枳实三枚。

大黄苦寒，通地道；厚朴苦温，除胀满；枳实苦温，消痞实，名曰小承气汤。取其味少力缓，剂小其服之意。三味药同煮，不分次第，但取地道。不用芒硝之峻，自远于大黄之锐，故称微和之剂。

厚朴三物汤：厚朴八两、大黄四两、枳实三枚。

厚朴三物汤与小承气汤药味相同，唯剂量不同，小承气汤之意在荡积，故重用大黄；厚朴大黄汤/厚朴三物汤意在行气，治里实，腹满胀重于积证，治腹胀满而大便不通者，实热内结，气机不行，且气滞重于积滞，故重用厚朴八两（24 克）、枳实 15 克，且先煎取其行气除满之功，大黄后下以通便泻热，合而行气导滞，通便泻热治实。

【大黄、黄芪、红花】

大黄苦、寒，入胃、肺、大肠、心包、肝经，泻有形积滞，泻下浊邪，降低血尿素氮和肌酐，对多种原因导致的急、慢性肾衰竭所致尿毒症有效。

黄芪有扩张血管、强心、利尿、调节免疫功能及代谢等多种药理作用，使心脏收缩力明显增加，显著增加心脏供血量，改善由高分子右旋糖苷造成的小鼠耳廓微循环作用。

《药品化义》云红花善通利经脉，为血中之气药，能泻能补，各有妙用。若用 3 ~ 4 钱（9 ~ 12 克）则过于辛温，使血走散；若只用七八分（2 ~ 2.5 克）以疏肝气，以助血海，大补血虚，此其调畅而和血也；若只用 2 ~ 3 分（0.6 ~ 1 克）入血以配新血，解散心中邪火，令血调和，此其滋养而生血也，此其分量多寡之义，那是浅学而得其奥妙矣！

大黄、黄芪、红花在急性肾衰竭中的作用，三种中药可改善肾小管和肾小球功能，对气虚毒血型急性肾衰竭疗效颇佳。

第二节　润 下 药

润下药多为植物的种仁或果仁，富含油脂，具有滑润作用，使大便易于排出，适用于一切血虚津枯所致的便秘。临床还应根据不同病情，适当与其他药物配伍应用，如热盛津伤而便秘者，可与养阴药配伍；兼血虚者，宜与补血药配伍；兼气滞者，须与理气药配伍。

第三节　峻下逐水药

峻下逐水药作用峻猛，能引起强烈腹泻而使大量水分从大小便排出，以达到消除肿胀的目的，故适用于水肿、胸腹积水及痰饮结聚、喘满壅实等症。这类药物非但药性峻烈，且多具有毒性，故对炮制、配伍、剂量、运用方法及禁忌等，都必须充分注意。

巴豆配伍药对

【巴豆、牵牛（感应丸）】

巴豆辛、大热，有大毒，生猛而熟稍缓，可升可降，能止能行，开窍宣滞，去脘腹寒，破癥癖血瘕，气痞食积。牵牛辛热，有毒。

用“相反”药物巴豆、牵牛同剂，以为攻坚破积之用，出自易水学派鼻祖张洁古所著的《珍珠囊》一书，金元时期在药对学上成就最大的当首推易水学派。张洁古对“相反对药”和“六经手足对药”有独特见解：“所谓相反，则各怀酷毒，两仇不共，共则必害事也。然大毒之疾，又须有大毒之药以劫之。”妇科临床用于治疗癥瘕积聚等疾病有奇效。

第三章 清热药

凡以清解里热为主要作用的药物，称为清热药。

清热药多药性寒凉，主要应用于热病高热、痢疾、痈肿疮毒，以及目赤肿痛、咽喉肿痛等所呈现的各种里热证候，即《黄帝内经》所说“热者寒之”的意义。

为了便于掌握本章各种清热药的特点，现根据各药的专长再分为下列六小类。

1. 清热泻火药：能清气分热，对气分实热证有泻火泄热的作用。

2. 清肝明目药：能清肝火而明目，常用于肝火亢盛、目赤肿痛等证。

3. 清热凉血药：专入血分，能清血分热，对血分实热有凉血清热作用。

4. 清热解毒药：有清热解毒的作用，常用以治疗各种热毒的病症。

5. 清热燥湿药：药性寒凉，偏于苦燥，有清热化湿的作用，可用于湿热病症。

6. 清虚热药：能清虚热、退骨蒸，常用于午后潮热，低热不退等证。

清热药性属寒凉，多服久服能损伤阳气，故对阳气不足或脾胃虚弱者，须慎用；如遇真寒假热的证候，当忌用。

第一节 清热泻火药

清热泻火药能清解气分实热，清热作用较强，适用于高热烦渴、脉洪实有力、苔黄或燥等里热炽盛的证候。

体质虚弱的患者使用本类药物时，当考虑照顾正气，勿令克伐太过，必要时可与扶正药物配伍同用。

一、石膏配伍药对

石膏辛、甘，大寒，入肺、胃经。清热泻火，收敛生肌。

石膏的悬浮液含硅酸、硫酸钙、氢氧化铝，溶液含硫酸钙、硫酸铁、硫酸镁。据报道，石膏在复方汤剂中的含量大多数比单味石膏有所增加，其与一些有机酸、鞣质、维生素、生物碱盐类等在水中同煎时可使其溶解度增加；与碱性物质、淀粉、黏液、胶质、蛋白质等同煎时可使溶解度降低；而脂肪酸、挥发油、树脂、醣类、苷类、叶绿素等对石膏的溶解度影响不大。

石膏的水煎溶液对家兔等实验性发热有退热作用。有的认为石膏的水煎溶液内服后，经胃酸作用，变成可溶性钙盐，吸收入血后，对神经（包括体温调节中枢）及肌肉有抑制作用，并能减低血管渗透性，因而有解热、镇痉及消炎作用。

【石膏、麻黄】 详见“麻黄配伍药对”内容。

【石膏、知母】

石膏辛、甘，大寒，体重、色白入肺兼入三焦，寒能清热降火，辛能发汗解肌，甘能缓脾益气，生津止渴，治疗阳明头痛，壮热口渴，清泻阳明实火。知母甘、苦，寒，入肺、胃、肾经，寒上清肺金而止咳，中清胃热而止渴，下润肾燥而滋阴，治伤寒烦热，燥热虚烦。治热病，高热烦躁汗出，用于伤寒、副伤寒、肺炎、疟疾等病。若用于糖尿病烦渴引饮，可取三黄石膏汤、白虎加人参汤之义。

李时珍曰：“知母之辛苦寒凉，下则润肾燥而滋阴，上则清肺金而泻火，乃肺肾二经气分药。”临床用治肺、肾病多而以火热者为宜。知母润燥滋阴，使阴气行，阳自化，小便通，水肿消，治历节脚肿如脱。

【石膏、人参（寒热并济，相互为用）】

人参味甘，性温，大补元气，生津。石膏辛，寒，辛则能散，透表解肌，为清阳明胃腑实热圣药。张锡纯将两药配伍，用意甚妙：一用石膏凉散之力清深陷热邪，而以人参补益之力助之，能使深陷之邪徐徐上升外散，消解无余；二用人参补助胃气，且与凉润之石膏并用，能滋胃中津液，使胃中气足津液生，自能运转药力下至魄门以通大便也；三用人参以大补元气，扶正即以胜邪也，用石膏者，因风蕴脏腑多生内热，人参补气助阳分亦能生热，石膏质重气轻性微寒，其重也能深入脏腑，其轻也能外达皮毛，其寒也能祛脏腑之热，而解人参之热也；四是两者同用，独能于邪火炽盛之时立复真阴。故两药相伍，一寒一热，一清一补，相互为用，相互促进，清热、益气、生津效彰。将两药伍用，主治赤白下痢（痢证夹杂外感，其外感之热邪，随痢深陷），周身发热，服凉药而热不休，脉象确有实热者。石膏、人参伍用，出自《伤寒论》白虎加人参汤，用于服桂枝汤后，阳明热盛，气阴两伤的证治。张锡纯宗仲景之旨，师古不泥，灵活化裁，多有发挥，石膏大量生用，更是出奇制胜，故有"张石膏"之称。《伤寒论》《金匮要略》两书中，石膏均未注明后下，经科研药理研究证明，石膏在 38 ~ 39℃水煮过程中，药物溶解度最高，溶解含量最高。白虎加人参汤治疗糖尿病，可有效改善 2 型糖尿病患者氧化应激反应，同时减少胰岛素抵抗，可通过提高细胞总抗氧化能力，抑制氧化应激对胰岛细胞的损害，调节氧化应激状态达到保护 INS-1 细胞而有效干预 2 型糖尿病。

【石膏、生地、牛膝】

石膏辛，大寒，入胃、肺经，大寒之药，专达肌表清热之重剂，治伤寒郁结大汗。生地甘，寒，入心、肾，泻内火，清胃、大肠火。牛膝苦、酸，平，入肝、肾经，能引诸药下行，补肝肾，泻恶血。牙为足阳明胃经循行之处，牛膝引热下行，石膏清胃火，生地清心、小肠热，故治胃火牙痛。

二、知母配伍药对

知母味苦、甘，性寒，入肺、胃、肾经。清热泻火，滋肾润燥/降火滋阴，润燥滑肠。

知母含知母皂苷、黄酮苷、多量黏液质、糖类、少量芳香性物质和脂肪酸，并含有烟酸。知母浸膏对实验性发热有退热作用，而且作用持久。体外实验表明，本品对痢疾杆菌、伤寒杆菌、副伤寒杆菌、大肠埃希菌、绿脓杆菌、葡萄球菌、溶血性链球菌、肺炎双球菌和百日咳杆菌等有较强的抗菌作用。

知母有镇静作用，能降低神经系统的兴奋性，例如配黄柏能降低性神经兴奋（所谓泻肾火）；配酸枣仁等可降低大脑皮质过度兴奋，治虚烦失眠；配桂枝可加强对风湿性关节炎的镇痛作用；配白芍可治由于神经肌肉兴奋性增高而引起的筋惕（即肌肉纤维的抽搦）。知母对神经系统的镇静作用可能与其所含的烟酸有关。

知母清热降火，泻肺滋肾润燥。知母最重要的功能是降血糖活性、肾上腺皮质活性和抗菌活性。

1. 知母降血糖机制不影响葡萄糖的酸化，但能促进横膈和脂肪组织对葡萄糖的摄取，尽管知母可轻微增加横膈中糖原的含量，但却能降低肝中糖原的含量。

2. 对肾上腺皮质激素的作用：知母、生地、甘草，可减轻肾上腺皮质激素的副作用，知母还能保护氢化可的松 C4 和 C5 间的双键，使 C17 和 C21 以及 C25 的酮基免受降解。

知母治肿：滋阴化阳以通小便，疗历节脚肿如脱。

知母是一个能保护肾上腺皮质，减轻肾上腺皮质激素的副作用的滋阴药，可作为生理调节剂直接影响血中的肾上腺皮质激素。

抗菌活性：知母煎剂在寒冷天气中对各种病原性细菌，尤其是葡萄球菌、伤寒杆菌有抑制作用。

【知母、石膏】 详见“石膏配伍药对”内容。

【知母、黄柏】

知母苦寒，上清肺金而止咳，中清胃热而止渴，下润肾燥而滋阴，治伤寒烦热，燥温虚烦。知母佐黄柏，滋阴降火，有金水相生之意，黄柏能制命门阴中之火，知母上清肺金，下滋肾水之源。清下焦湿热，泻龙雷相火顺其势。①男子梦遗，女子梦交，属相火妄动者，合丹皮、五倍子、金樱子、桑螵蛸、煅龙骨、煅牡蛎、生地、龟板等，泻火涩精。②男子强中，阳举不能，用大补阴丸合增液汤。③肾炎、肾盂肾炎、肾结核的血尿，用大补阴丸、猪苓汤、二草丹（旱莲草、车前草）等合方。④糖尿病上、中焦烦渴，下焦尿多，知母、黄柏参增液汤、党参、黄芪等。⑤癃闭，小便不利，用黄柏、知母、肉桂，即滋肾丸。

【知母、黄芪】

知母性味苦、甘，寒，归肺、胃、肾经，可上清肺热而泻火，中养胃阴清胃热，下润肾燥而滋阴。用于温热病，邪热亢盛、壮热、烦渴、脉洪大等肺胃实热证；肺热咳嗽或阴虚燥咳、痰稠以及阴虚火旺，肺肾阴亏所致的骨蒸潮热、盗汗、心烦等证；亦用于阴虚消渴，症见口渴、饮多、尿多者。黄芪性味甘，微温，归脾、肺经，补气升阳，益卫固表，托毒生肌，利水退肿。黄芪能补脾肺之气，为补气要药，且有升举阳气的作用，用于治疗脾肺气虚或中气下陷之证。此外，还可用于气虚血滞导致的肢体麻木、关节痹痛或半身不遂，以及气虚津亏的消渴等症。常用剂量为 15 ~ 30 克。双目上眼睑重症肌无力治疗时单张处方中黄芪用量大至 60 ~ 120 克。《医学衷中参西录》曰：“知母原不甚寒，亦不甚苦，尝以之与黄芪等分并用，即分毫不觉凉热，其性非大寒可知。……若用黄芪补气之方，恐其有热不受者，亦恒辅以知母，唯有液滑能通大便，其人大便不实者忌之。”两药相伍，黄芪甘温，有益气升阳之功，无宣畅经脉之效，补气升阳、固表止汗，偏于气中之阳；知母性寒，清气分实热，既能清泻肺胃之火，又能滋养肺肾之阴，与黄芪配伍可制其温燥之性。临床治疗气阴两虚之消渴，黄芪与知母是对药，应用大剂量黄芪时必佐少量知母，既可防止黄芪温燥之性太过，又无碍其补益元气之功，知母量不可太大，大量可抑制呼吸，有热者兼可清热养阴为佳。

【知母、贝母】

知母味甘、苦，性寒，上清肺金而止咳，中清胃热而止渴，下润肾燥而滋阴，治伤寒烦热，燥热虚烦。贝母辛、苦，微寒，入心、肺经，泄心火，辛散肺郁，润心肺清虚热，治虚劳烦热，咳嗽上气，肺痿肺痈，喉痹。清热化痰，即二母丸。治支气管扩张、肺炎、支气管哮喘发作期，痰多色黄质稠，胸闷，脉数，可选用于黛蛤散、泻白散、麻杏石甘汤、三子养亲汤等方中，据证而定。

【知母、贝母（浙贝）、瓜蒌】

知母、浙贝、瓜蒌相配，治疗肺热咳嗽。知母甘、苦，寒，上清肺金而泻火，下滋肾燥而滋阴。贝母辛、苦，微寒，入肺经气分，润心肺，清虚痰。瓜蒌甘，寒，入肺、胃经，甘寒不伤胃气，甘养胃，寒清热，荡涤胸中郁热、垢痰。三药皆入肺经气分，清肺金火，清痰宁，治肺热咳嗽。

三、天花粉配伍药对

天花粉即栝楼的根，为清热泻火药，味甘、微苦，性微寒，归肺、胃经，具有清热生津、消肿排脓之功效。天花粉含皂苷约 1%、蛋白质、多种氨基酸、糖类及多量淀粉。近代临床有用于治疗糖尿病者，然实验室研究未发现明显的降低血糖现象。

【天花粉/栝楼根、瓜蒌皮】

栝楼根又名天花粉，栝楼根既善清肺胃之热，又能养肺胃之阴而生津止渴。瓜蒌皮为清热化痰药，味甘，性寒，归肺、胃经，具有清热化痰、宽胸散结、润肠通便的作用，偏利气宽胸。两药相伍后能清热生津、宽胸散结、润肺止咳、润肠通便。

【天花粉、黄连、知母】

天花粉能生津，甘不伤胃，微苦，微寒，降火润燥，化痰止渴，治胃热黄疸、口燥唇干。黄连苦寒，入心、脾、胃、肝、胆、大肠经，善上清心肝之火以坚阴，中清胃火治烦渴、消谷善饥。知母甘寒，清润，入肺、胃、肾经，下滋肾水不足，补肾坚阴以治燥热，上润肺燥以清水之上源。三药合以治心胃火炎上，中消烦渴，共清热而治消渴。

四、栀子配伍药对

栀子苦，寒，入心、肺、三焦经。清热泻火，凉血解毒，除烦利尿。栀子含有黄色素，为栀子苷，水解后得α-番红花酸。此外，栀子含鞣质及果胶。又有报道，从本品分得D-甘露醇、β-谷甾醇、廿九烷和两种色素成分。栀子有利胆和降压作用，其煎剂及醇提取物可引起猫、兔持久性降压，对结扎胆管的动物能抑制其血液中胆红素的升高。本品对溶血性链球菌有抑制作用；栀子水浸剂在试管内能抑制多种致病皮肤癣菌。

【栀子、豆豉】

栀子配豆豉，清火宣郁。栀子配豆豉源于《伤寒论》栀子豉汤。《神农本草经》云："味苦，寒。主五内邪气，胃中热气，面赤、酒疱、皶鼻，白癞、赤癞，创疡。"栀子归心、肺、三焦经，苦能降气，寒能清火，故能清降火热而除烦。《本经疏证》云："故其治烦躁满闷也……盖烦者阳盛，躁者阴逆，阳盛而不得下交，阴逆而不能上济，是以神不安于内，形不安于外，最是仲景形容之妙，曰反复颠倒，心中懊憹。"豆豉苦辛凉，归肺、胃经，苦能降气，辛能宣郁，凉能清火，故具有宣散郁结除烦功效。《伤寒论》第76、77、78条描述"发汗吐下后，虚烦不得眠，若剧者，必反复颠倒，心中懊憹""发汗、若下之，而烦热，胸中窒者""伤寒五六日，大下之后，身热不去，心中结痛者，未欲解也"均以栀子豉汤主之。病位在上焦心中、胸中者，宋军运用栀子配豆豉治疗火郁上焦胸膈所致失眠，两药配伍寓意有二：一则相须为用，栀子清降火热，豆豉清热除烦，火祛神安；二则调畅气机，栀子清降，泄热下行，豆豉宣郁，宣散热结于外，一宣一降，气机阴阳交合；火祛而气机和则睡眠安宁。栀子苦寒，《伤寒论》第81条云："凡用栀子汤，病人旧微溏者，不可与服之。"在临床运用中，若患者脾虚大便不实，可酌用炒栀子；在用量方面，因失眠患者以火热扰动心神为主，栀子量大于豆豉，以加强清泄火热之力。

【栀子、黄柏、炙甘草（栀子柏皮汤）】

栀子苦寒，入三焦、心、肺，解郁热之气，泄三焦之火，从小便而出。黄柏苦寒，入膀胱经，清热燥湿。甘草甘温，通行十二经，甘缓和中。三药合用，治湿热蕴藏于内，热象显露于外。三药合成清泄湿热之剂，使热从小便出，湿去热除，黄疸自退。

五、夏枯草配伍药对

夏枯草辛、苦，寒，入肝、胆经，清肝火，散郁结，养血明目。夏枯草含水溶性无机盐，其中68%为氯化钾，开花期间的生药含熊果酸。动物实验注射夏枯草煎剂的总无机盐，可引起家兔血压下降。临床观察显示夏枯草能降低高血压患者血压和减轻伴随症状。夏枯草煎剂于体外对金黄色葡萄球菌、痢疾杆菌、伤寒杆菌、大肠埃希菌、绿脓杆菌、溶血性链球菌、肺炎双球菌、百日咳杆菌皆有较强的抗菌作用；又可使家兔离体子宫出现强直性收缩，以及使离体兔肠蠕动增强。

【夏枯草、连翘】

夏枯草苦、辛，寒，归肝、胆经，有清肝明目，散结解毒之效，主要用于治疗目赤羞明、目珠疼痛、头痛眩晕、耳鸣、瘰疬、瘿瘤等。《本草经》："主寒热瘰疬，鼠瘘头疮，破癥，散瘿结气，脚肿湿痹。"《本草正义》："消释坚凝，疏通窒滞。"连翘味苦，性微寒，归肺、心、小肠经，具有清热解毒、消肿散结之效，主要用于治疗风热感冒、温病、热淋尿闭、痈疽、肿毒、瘰疬、瘿瘤、喉痹等。《药性论》："主通利五淋，小便不通，除心家客热。”邓铁涛认为，忧思郁怒，五志过极则化火，阳胜则热，热甚则腐，故出现热证及分泌恶臭秽浊之脓液，郁热又能与气血痰湿搏结，因而造成肿瘤，不易治愈。夏枯草清肝火、散郁结，现代药理研究证实它含有众多肿瘤活性成分，对肿瘤有良好的抑制作用；连翘也有清热散结、增加冠脉血流量而不增加心肌耗氧量之效，两药配伍，相须为用，清肝泻火，消除体内痰浊，宣通气机，增加心脏及局部血流从而化消包块。临证常用量为夏枯草 10 ~ 15 克，连翘 10 ~ 15 克。

【夏枯草、蒲公英】

夏枯草苦、辛，寒，入肝、胆经，禀纯阳之气而生，能使涣散的卫气收回于阳分，平肝解郁，清补厥阴血脉为最，且长于清热散结。蒲公英苦、甘，寒，入肝、胃经，功于清热解毒，又善消肿散结，为治疗乳痈之要药。两药配伍，平肝清热，解毒散郁结。杜慧兰教授对肝郁火旺的乳腺增生、经前乳痛均用之。

【夏枯草、草河车】

夏枯草辛苦，寒，归肝经，补肝血，有平肝解郁、补厥阴血脉，善治目睛夜痛，软坚散结消肿之功；草河车苦寒有小毒，可清热解毒、消肿止痛。两药合用于乳腺增生（热象较为明显时）、血压增高者，也可用于乳腺炎、乳腺结节、乳腺增生、乳腺囊肿、甲状腺功能亢进症。

【夏枯草、香附】

夏枯草辛，寒，软坚散结，补厥阴血脉，善治目珠夜痛。香附味辛，为血中气药，妇人调经必用，通行十二经脉，八脉气分交一切气，内科诸病必备。

夏枯草与香附配伍加甘草，《眼科阐微》名香附散，主治目珠、眉棱骨及头左半边痛，右半边痛加白芥子。北京名医丁化民善用其治疗目珠疼痛，认为其尤宜于阴虚阳亢型青光眼引起的目珠作痛，可配合白芍、旱莲草、桑叶、菊花、黑芝麻等，滋阴清肝明目。夏枯草苦辛，缓肝火，解内热而散结气，配香附（解肝郁、疏肝气）能解目珠疼痛。香附与郁金配伍加甘草，《万病回春》名为九气汤，因其可治膈气、风气、寒气、忧气、惊气、喜气、怒气、山岚瘴气、积聚痞气，故名九气汤。香附解郁行气，郁金凉心血、散肝郁，治血气诸痛，合而共具调气理血，解郁清心之效。《杂病源流犀烛》有香附与甘草配伍，名香甘散，主治善怒。

此外，《傅青主女科》主治妇人经前腹痛，经色紫黑的宣郁通经汤（柴胡、白芍、当归、丹皮、栀子、郁金、香附、白芥子、黄芩、甘草），即丹栀逍遥丸加郁金、香附、白芥子、黄芩，亦有运用。可养血柔肝、清热解郁、化痰理气。

【夏枯草、茺蔚子】

夏枯草性寒，入肝经，补肝血，缓肝火，软坚散结，明目，清泄肝热，平降血压。治头重脚轻，头晕目眩，身痛肢麻，耳鸣，心悸，失眠，脉虚数之虚性高血压，或动脉粥样硬化，或脑供血不足等，是补阴散结，消瘿之要药。茺蔚子苦、辛，性微寒，入肝、心包经。功用：活血调经益精，清肝明目，降压，通经化瘀，活血通经，3 ~ 5 克养血通脉，6 ~ 12 克通经化瘀，15 ~ 20 克化瘀降压，用量相当于益母草半量，治月经不调、崩中、带下、产后瘀血腹痛、高血压病、目赤肿痛等。

【夏枯草、牛膝】

夏枯草、牛膝，柔肝活血。夏枯草味辛、苦，性寒，入心、肝经，可清肝火，软坚散结，补厥阴血脉，养肝血、散瘀结，擅治目珠夜痛。牛膝味苦、酸而平，归肝、肾经，苦主降，可引肝肾瘀血下行，活血祛瘀，舒筋通络，利尿通淋，补肝肾、强筋骨。两药合用，清润柔养、酸收化瘀、养血通脉，治疗高血压患者属肝阳上亢，证见头晕目眩、两目干涩，目珠夜胀者尤为对症。现代药理学研究发现夏枯草有降压、降糖、改善微循环、降脂、抗炎、纠正心律失常等作用；牛膝有扩张血管、降血压、改善微循环、改善全血黏稠度、镇痛等作用。两药配伍，清上引下，降血压甚效。加当归、白芍养血柔肝，治肝阳上亢之头胀、头痛者，皆可用之。

【夏枯草、半夏】

夏枯草味苦微辛，气浮而升，疏通结气；性寒，清肝泻火，散结消肿。半夏辛温，燥湿化痰，降逆止呕，消痞散结。两药合用治疗不寐证，其方见于《冷庐医话》卷三。半夏为五月半而生取名半夏，夏枯草为夏至后即枯取名夏枯草。“盖半夏得阴而生，夏枯草得阳而长，是阴阳配合之妙也”。(《医学秘旨》) 半夏和胃降逆，夏枯草软坚散结，补厥阴血脉，清热柔肝。两药配伍能调节气机，升清降浊，调整阴阳，恢复营卫，神安则寐，治疗痰浊中阻，胃失和降，痞满阻滞，痰湿扰心之失眠。胸闷脘痞，烧心嗳气，心烦不寐的脾胃病，常用黄连温胆汤加夏枯草，清热化痰，和中安神，治疗痰热扰心之失眠常获奇效。半夏治失眠早载于《黄帝内经》，半夏秫米汤是治疗“胃不和则眠不安”的名方，也是中医治疗失眠的第一方，值得今人效法和传承。半夏、夏枯草燥湿化痰，软坚散结，补厥阴血脉，两药合用治疗颌下淋巴结炎症、结节、肿大、肿瘤，亚急性甲状腺炎疗效甚好。

【夏枯草、紫草、白花蛇舌草】

夏枯草性寒，味苦、辛，入肝、胆经，具有清热泻火，清肝明目，软坚散结，通阳消肿之功；禀纯阳之气而生，能使涣散的卫气收于阳分。夏枯草夏至即枯，盖补纯阳之气，得阴气则枯，故有是名。紫草味甘咸，性寒，入心、肝经，凉血活血，清热于内，透邪于外，解毒透疹。白花蛇舌草味微苦、甘，性寒，入心、肝、脾经，具有清热解毒，利湿通淋之功。三草共奏凉血活血，散结消肿，利湿通淋之效。又云：三草断经，与知母、黄柏、泽泻泻相火之品同用效果更佳。用于治疗子宫内膜单纯性增生症有奇效。

【夏枯草、白芥子、海藻】

夏枯草柔肝软坚散结，清利厥阴脉络。白芥子味辛，性温，通行经络，温中开胃，发汗散寒，利气豁痰，消肿止痛，善逐皮里膜外之痰。海藻咸，寒，泄热消瘿，软坚散结化顽痰，通脉络。三药均有化痰软坚之功，合而用之，其力甚佳，对于痰瘀互结诸症，如卵巢囊肿、乳癖等均可采用之。

第二节　清热凉血药

清热凉血药常用于血热妄行的吐血、衄血、血热发斑疹及温热病邪入营血、热甚心烦、舌绛神昏等症。

热邪入于营分、血分，往往伤阴耗液。本节药物如鲜生地、玄参等药兼有养血滋阴作用，故在热病伤阴之时，应用此类药物有标本兼顾之效。

清热凉血药一般适用于热在血分的病症，如为气血两燔，可配合清热泻火药同用。

一、生地黄配伍药对

【生地黄、白茅根】

生地黄甘，寒，归心、肝、肾经，滋阴退阳，凉血生血。白茅根甘，寒，归肺、胃、膀胱经，清热生津，凉血利尿，治热病烦渴，胃热呕哕，肺热咳嗽，能除伏热，消瘀血，治吐衄诸病，急性肾炎水肿，血闭寒热。两药合用清热凉血，解毒退热。①各种急性传染病，如麻疹、猩红热、白喉、肠伤寒、流行性感冒，见高热，烦渴，或见斑、疹、痘，舌红脉数者。②各种原因引起之衄血、咳血、紫癜、便血、尿血，见血热妄行之证者。③风湿热，发热，关节红肿，口渴，舌红者。上述各证若热甚不退时，可加鲜生地 30 克、鲜茅根 60 克大剂同用。引用鲜童子便 50 ~ 100 ml 方名三鲜饮效果更佳。

【生地黄、玄参】

生地黄性寒味甘，入心肾，清热凉血、养阴生津，主治热入营血，血热毒盛，斑疹衄血。《本草衍义》曰："凉血补血，补益肾水真阴不足。"玄参苦咸，微寒，归肺肾，专主热病，能壮水以制阳光，散无根之火，味苦则泄降下行，故能治脏腑热结等证。味又辛而微咸，故直走血分而通血瘀。两药功用相似，均能清热凉血，养阴生津。配伍使用，可使清热凉血通二便之力大增，代表方剂为增液汤。

【生地黄、玉竹】

生地黄甘，寒，沉阴而降，入手足少阴、肝经，滋阴退阳，凉血生血，血虚发热，劳伤咳嗽。玉竹甘，微寒，入肺、胃经，补中益气，润心肺，悦颜色，除烦渴，治风淫湿毒，目疡眦烂，寒热痞证。生地黄与玉竹配伍，滋阴养津，适用于肺肾阴亏之干咳、阴虚津涸之消渴、阴亏失养之痹证。此药对为纯阴药对，胃阳尚健时可用之，否则需和他药配合。气阴两虚引起风心病，以玉竹、生地黄为君配伍益气养血宁神药可取得良好疗效。

【生地黄、熟地黄】

生地黄为清热凉血药，其味甘，性寒，归心、肝、肾经，地黄能交心肾而益肝胆，补五脏不足，具有清热凉血、养阴生津补五脏的功效。熟地黄为生地黄块根经酒炖或酒蒸后的炮制加工品，其为补血药，味甘，性微温，归肝、肾经，能补血滋阴、益精填髓、聪耳明目。两药相伍后能清热凉血、养阴补血、益精填髓。

生地黄生则寒、干则凉、熟则温。现代药理研究：生地黄能增加心脏收缩能力，改善心排出量，从而补五脏，熟地黄能增强红细胞通过脾网状细胞时增加红细胞变形能力从而增强红细胞寿命，提高机体的抗病及康复能力。

【生地黄、熟地黄、山茱萸】

生地黄、熟地黄、山茱萸为临床常用的补益肝肾、滋阴养血角药。

生地黄为玄参科植物地黄的块根，味甘，性寒，归心、肝、肾经，具有清热生津、滋阴养血之功效。

熟地黄为生地黄块根酒炖或酒蒸法后的炮制加工品，味甘，性温，归肝、肾经，具有补血滋阴、益精添髓，为滋补肝肾阴血之要药，且能疏泄肝之气机。

山茱萸为山茱萸科植物山茱萸除去果核的干燥成熟果肉，性味酸、涩，微温，归肝、肾经，具有补益肝肾、涩精固脱、畅达气机的功效。

配伍功效

古代医家多两两配伍，如生地黄配熟地黄，熟地黄配山茱萸。生地黄性凉，具有清热生津、滋阴养血之功效。熟地黄性温，补血滋阴、益精填髓，两药相配，共奏滋阴补血之功，同时一温一凉，滋而不腻。山茱萸常与熟地黄相配，山茱萸补益肝肾，取其肝肾同源之意。《本草汇言》曰："生地，为补肾要药，益阴上品，故凉血补血有功，血得补，则筋受荣，肾得之而骨强力壮。"《本草正》："熟地黄性平，气味纯静，故能补五脏之真阴，而又于多血之脏为最要，得非脾胃经药那且夫人之所以有生者，气与血耳。"《本草衍义》："地黄，《经》只言干、生二种，不言熟者，如血虚劳热，产后虚热，老人中虚燥热，须地黄者，若与生、干，常虑大寒，如此之类，故后世改用熟者。"《医方集解》："以二地助肾滋水退热。"《本草纲目》载："山茱萸……有强阴益精、安五脏、通九窍、止小便淋沥之功……"将三药配伍使用可滋阴养血，肝肾同补，以肾为主。临床用于肝肾亏虚之候，如阴虚夹热亦可用之。

药理作用

生地黄：①有免疫调节作用。生地黄能提高淋巴细胞的合成，增加淋巴细胞的活性，并能改善由环磷酰胺和地塞米松引起的免疫抑制。②能通过减少类固醇激素的副作用，而防止该类激素引起的肾上腺皮质网状带萎缩。③有抗炎作用。其机制是减低毛细血管通透性，抑制血管内皮炎症。④有降温作用。⑤有强心作用，对衰弱的心脏更为明显。⑥通过升高 cAMP，使 cGMP/cAMP 的比值降低而使血压下降。⑦有强心和扩张肾血管的作用，故生地黄有弱的利尿作用。⑧地黄煎剂能防止肝糖原减少。⑨有刺激骨髓，增加红细胞、血红蛋白、血小板的作用。

熟地黄：①有增强学习记忆能力，可能与其改善中枢胆碱能神经系统功能，保护脑组织等机制有关。②有抗焦虑的作用。③具有抗肿瘤活性。其机制是增强细胞因子 TNF-α 的分泌，TNF-α 有杀伤肿瘤细胞的作用。④含药血清可用于治疗缺血性疾病，如中风、冠心病等。其机制可能是诱导和启动缺血区域的血管新生。⑤有抗衰老的作用。⑥能增强机体造血，改善机体免疫力。⑦熟地黄多糖类物质能提高血中抗氧化相关酶的活性，降低相关组织的过氧化脂质水平，而具有抗氧化作用。⑧有抗突变作用。⑨煎液中熟地黄多糖对中枢神经系统具有抑制作用。

山茱萸：①对免疫有双向调节作用。②水煎液具有明确的强心作用。③醇提取液有抗失血性休克的作用，并能抑制血小板聚集、减缓血栓的形成。④有明显的抗心律失常的作用，且在抗心律失常的同时，具有显著的正性肌力效应。⑤能降低血糖，降低血清总胆固醇和三酰甘油，降低血液黏稠度。⑥提取物能提高 SOD 活性，减轻自由基损害，从而达到抗氧化，抗衰老的作用。⑦其他：山茱萸水提提取物有抗肿瘤、抑菌的作用。

从药理研究看出，生地黄、熟地黄以及山茱萸补益肝肾、滋阴养血与其刺激机体造血、抗氧化等有关。

使用剂量

生地黄、熟地黄、山茱萸配伍使用时，其用量比例关系通常为 1∶1∶1。常用剂量为生地黄 20 克，熟地黄 20 克，山茱萸 20 克。古代医家中多见生地黄、熟地黄，熟地黄、山茱萸同用之剂量，如百合固金汤中，生、熟地黄剂量之比为 1∶1，均为 9 克；六味地黄丸中熟地黄、山茱萸用量比例为 2∶1，分别为 24 克、12 克。根据实际情况用剂量，有效而安全。

临证运用

本角药常用于临床肝肾亏虚诸证，如症见视物不清、腰膝酸软、夜尿频等（慢性肾炎等）；月经不调、潮热心烦（更年期综合征）；消渴之下消，多尿、口干（糖尿病）；虚劳，觉肢软乏力、面色皖白等（缺铁性贫血等）；中风之肝肾不足证（脑梗死等）；头晕，耳鸣等（见于高血压）。

视物不清、腰膝酸软、夜尿频多：肝开窍于目，主筋，腰为肾之府，肾主膀胱开合，肝肾亏虚，目筋失养，膀胱失约，故用生熟地、山茱萸补益肝肾。

更年期综合征：症见潮热、心烦、盗汗等。绝经前后，女子七七而天癸竭，肾脏衰。此角药益肾补肝，加之生地黄有清热凉血之效，对肝肾亏虚而生内热者尤为适宜。

虚劳：肾为先天之本，肝藏血，肝肾亏虚，精亏血少，无以濡养机体，症见乏力肢软、面色皖白等。现代药理研究证明生、熟地黄有刺激骨髓造血的作用。故对贫血、放化疗后骨髓抑制等有一定治疗作用。

消渴：消渴乃阴虚为本、燥热为标，此角药既滋阴又清热，对消渴之下消尤为适宜。

肝肾亏虚，阴虚阳亢：阴虚不制阳，风阳上扰清窍，而见头晕、耳鸣等，用此角药加平肝潜阳之品可有效果。

中风：阴虚于下，肝阳暴张，血随气逆，不循脑脉而成此病。用其配平肝潜阳、熄风止痉之品，标本兼治。

临床常用此角药治疗肝肾亏虚而引起的诸证，均有佳馈。

毒副作用

因三药皆为补益之品，滋腻易碍伤脾胃。熟地黄有此记载，如《医学入门》曰："中满痰盛者慎用。"《本草从新》记载："气郁之人，能窒碍胸膈，用宜斟酌。”《名医别录》载：“山茱萸微温，无毒。”《别录》曰：生地黄“苦，无毒。”《本草纲目》记载：“生地黄性大寒，凡产后恶食作泻，虽见发热恶露作痛，不可用，用则泻不止。”“凡见此证，宜多加炮姜必自愈。”“一见脾胃虚弱，大便不实，或天明即泻，产后泄泻，升降滞塞，药宜通不宜泻，汤液中禁入地黄。”故生地黄、熟地黄、山茱萸一般无毒副作用，但脾胃有湿邪及阳虚者忌服。

【生地黄、黄连、丹参】

三药由“朱砂安神丸”（朱砂、生地黄、黄连、当归、炙甘草）化裁而来形成的角药。生地黄清热凉血，还能补五脏之血。黄连苦寒，入心泻火，镇肝凉血泻热。而丹参一味，功同四物，活血补血养血，活血优于补血养血。三药合用，可以补血安神、滋阴清热，可用于心火亢盛引起的失眠多梦、易惊易醒、胸中烦热等症的治疗，更可用于围绝经期综合征的治疗。

【生地黄、玄参、麦冬（增液汤）】

生地黄甘凉、微寒，入心、肺、肾，消瘀退热，治诸血逆。玄参咸寒，归肺、胃、大肠经，养阴生津，清热润燥。麦门冬甘，微寒，入心、肺、肾、胃、大肠经，强阴益精，泻热除烦，清热凉血，养阴生津。方中生地长于养阴清热，玄参长于养阴生津、清热润燥，麦冬长于滋液润燥，三药合用，则具增液润燥之功。

【生地黄、麦冬、石斛】

生地黄甘寒归心肾，滋阴退阳，凉血生血。麦冬甘寒，入心、肺、胃经，润肺强阴益精。石斛甘微寒，入胃、肾经，滋阴养胃，清热生津通阳，凉血生血，入脾除虚热，涩元气，益精强筋壮骨。合用养阴生津，清热除烦。①治糖尿病口渴思饮，消谷善饥，配大剂参、芪用。如渴甚，则以鲜石斛、铁皮金石斛、生熟地、麦冬同用，其清热养阴作用更佳。亦可加绿豆衣、山药、五味子、天花粉等。②神经症，烦躁不安，情绪易激动，口苦，口干，脉数，可合千金温胆汤去生姜用。③热病后期，口干舌燥，烦渴欲饮，纳呆津少，或有低热不退者用鲜生地、鲜石斛。石斛含石斛碱、石斛胺等，石斛煎剂口服促进胃液分泌，帮助消化，石斛碱有一定的止痛退热作用。

二、紫草配伍药对

紫草味甘、咸，性寒，入心、肝经，入肝经止瘛疭抽搐，走心经清心，凉血解毒。功用：活血化瘀，凉血解热毒。紫草清热于内，透邪于外，解表透斑疹。每在斑疹透而不彻、疹色或呈紫色暗而不鲜，乃热毒过盛，将欲动风之际，用双花、连翘、黄芩、黄连、蝉蜕、桔梗透之，赤芍、丹皮、生地凉之。紫草、浮萍凉血透疹，用于风疹、麻疹、猩红热、水痘初起，可合荆芥、蝉蜕退热。

【紫草、荆芥】 详见“荆芥 / 荆芥穗配伍药对”内容。

【紫草、紫花地丁】

紫草味甘，性寒。入心、肝经，入肝经止抽搐，走心经清心。紫花地丁辛苦而寒，走心、肝经，透疹清热，治疗痈疽发背，疔毒瘰疬。斑疹疹毒未清。两药合用凉血清热解毒，用于热痹、皮肤血毒，也有用于血友病的。

【紫草、土茯苓】

紫草味甘、咸，性寒，归心、肝经，能清热凉血、活血，解毒透疹；土茯苓味甘、淡，性平，能解毒祛湿通络。现代药理研究表明，紫草有抗炎、抗菌、抗癌、抗血凝、促进伤口愈合等作用；土茯苓有抗菌、调节免疫等作用。两药合用，主要用于宫颈癌、外阴癌、阴道癌等湿热内蕴者。半夏泻心汤加紫草、土茯苓治反复发作的口腔溃疡取得较好的疗效。

【紫草、红花】

紫草甘咸性寒，入肝、心经，凉血活血于内，透达于外，可解毒透疹，凉血活血。红花可活血通经破瘀血。两药合用治疗服用他莫昔芬引起的子宫内膜增厚，可预防子宫内膜癌的发生。

【紫草、仙鹤草】

紫草味甘、咸，性寒，入心、肝经，入肝经止瘛疭抽搐，走心经清心。凉血、止血，治血热所致的月经过多、子宫出血，紫癜等。

仙鹤草（详见“仙鹤草”部分内容）。

【紫草、夏枯草、白花蛇舌草】 详见“夏枯草配伍药对”内容。

【紫草、威灵仙、苏木、木蝴蝶】

紫草苦寒，入心、肝经，凉血解毒、滑肠，治斑疹紫斑、尿血，清热于内，透邪于外，有拮抗垂体促性腺激素及绒毛膜促性腺激素作用。李时珍曰：“本品入心包络，及肝经血分，其功长于凉血活血，利小肠，故痘疹欲出不出、血热毒盛、大便闭涩者宜用之。”

威灵仙辛温，入膀胱经。治风寒湿痹、四肢麻木、脚气、扁桃体炎。其性擅走，治癥瘕积聚，痰水宿脓，黄疸浮肿，肠秘，风湿痰气，一切冷痛，性极快利，积痈不全者，服之极效。

苏木甘咸平，入心、肝、脾经。行血、祛瘀、止痛、消肿，治妇女血气心腹痛、血滞经闭、产后瘀血，普通跌打损伤。本品含挥发油，煎剂对体外金黄色葡萄球菌、肺炎球菌有抗菌效果。

木蝴蝶又名玉蝴蝶，苦寒，入肺、胃经，轻清宣肺，疏肝和胃，治咳嗽喑哑，咽喉肿痛，肝胃气滞，治痈毒不敛可外贴患处。

木蝴蝶轻清宣解，疏利上焦以通下焦。苏木走三阴血分，引药至病所，治疗心腹疼痛。威灵仙性极快利，外治风寒湿痹，肢体麻木，内疗癥瘕积聚，痰水宿脓。紫草入心肝血分，直达病所，清热于内，透邪于外。三焦是水谷之通道，气化之终始，四药合用，宣通三焦，直达病所，治疗急、慢性胆石症合并感染有效验；又可解毒攻瘀，散结化瘤，可用于治疗妇科肿瘤，如子宫颈癌、子宫肌瘤。

三、牡丹皮配伍药对

牡丹皮是毛茛科落叶小灌木植物牡丹的根皮，味辛、苦，微寒，入心、肝、肾经。功效：清热凉血，活血散瘀。牡丹皮含挥发油，油中成分为芍药酚。又含牡丹酚原苷，但易为本身所含的酶水解为牡丹酚苷和牡丹酚，还含有苯甲酸、植物甾醇等。本品对金黄色葡萄球菌、痢疾杆菌、伤寒杆菌、副伤寒杆菌、绿脓杆菌、大肠埃希菌、变形杆菌、葡萄球菌、百日咳杆菌、肺炎球菌等有较强的抑制作用。实验证明，牡丹皮水煎剂有降压作用。牡丹酚能使动物子宫黏膜充血，有通经作用。

【牡丹皮、桂枝】 详见“桂枝配伍药对”内容。

【牡丹皮、黄芩】

牡丹皮性寒味苦辛，归心、肝、肾经，清热凉血，活血散瘀，主治温病热入血分、发斑、阴虚发热等，善治无汗之骨蒸。黄芩性寒味苦，归胆、大肠经，清热燥湿，泻火解毒止血，主治高热烦渴、血热吐衄。两者一入血分，一入气分。牡丹皮善清血热而又活血，有凉血散瘀之功。黄芩善清气分热而又解热毒，有清热止血之效。两药配伍，相须为用，血热清而不妄行，血止而不留瘀。《圣济总录》中记载：“治温毒发斑，可配黄芩，栀子等药用，如牡丹汤。”瘀血阻络多因久病入络或蓄瘀，或跌打损伤失治，瘀血内积，或外邪留连，凝结阻塞，或气虚血瘀，或火热炼津耗血，血受熏灼而凝结淤塞，或离经之血未能及时排除消散，而致血行障碍，血不归经，外溢而致出血。临床多见皮肤紫癜反复、紫暗，口干欲漱不欲咽，舌质暗红，脉涩或弦数。治宜活血祛瘀、养血补血，代表方是桃红四物汤。

【牡丹皮、丹参】

牡丹皮辛苦，微寒，入心、肾经，泄血中伏火，功专泄相火在知母、黄柏之上，和血活血而生血。牡丹皮清热凉血，透邪泄热。丹参微寒，入心、肝经，破瘀血，生新血，调经脉。丹参活血化瘀，祛瘀生新。

①丹皮、丹参组成双丹丸治疗冠心病、急性风湿热、风心病发作期、低热心悸合青蒿鳖甲散，关节红肿热痛加防已、秦艽、忍冬藤、生地、紫草等。②糖尿病阴虚血热，见消渴烦热，口渴喜饮，舌红，加生地、黄连、石斛、麦冬、玄参。③妇女经闭，经期发热、痛经、月经不通，产后小腹痛有血热瘀滞者，合四物汤、泽兰叶汤、失笑散等。④皮下出血、吐血、鼻出血等，加生地、茅根、仙鹤草、阿胶、芥穗炭等。⑤慢性炎症，腹部包块，发热者。腹膜炎服青囊丸、小柴胡汤等，阑尾炎服附子薏苡败酱汤、大黄牡丹皮汤等。⑥疟疾，肝脾大，寒热往来，服小柴胡汤、达原饮。

【牡丹皮、白芍】

牡丹皮、白芍清血分实热。牡丹皮性味苦、辛，微寒。归心、肝肾经。清热凉血，活血散瘀而生血。用于温热病热入血分而发斑疹，为血热妄行所致的吐血、衄血必用之药，温热病后期，阴分伏热发热，或夜热早凉，热退无汗以及阴虚内热，治相火功胜黄柏，退无汗之骨蒸，疗痈肿疮毒及内痈，血滞经闭、痛经或癥瘕等证。黄元御《长沙药解》："牡丹皮味苦、辛，微寒，入足厥阴肝经。达木郁而清风，行瘀血而泻热，排痈疽之脓血，化脏腑之癥瘕。"常用剂量为 10 ~ 15 克。白芍性味苦、酸，微寒。归肺、脾经。养血敛阴，柔肝止痛，平抑肝阳。用于月经不调、经行腹痛、崩漏、自汗、盗汗，肝气不和，肝脾失调，胁肋脘腹疼痛，或四肢拘挛作痛，以及肝阳上亢，头痛、眩晕之证。白芍能养血调经柔肝，常用于妇科疾病及缓急止痛。黄元御《长沙药解》："白芍味酸、微苦、微寒，入足厥阴肝、足少阳胆经。入肝家而清风，走胆腑而泻热。善调心中烦悸，与枳实相伍，《金匮》枳实芍药散，最消腹里痛满，散胸胁之痞热，伸腿足之挛急"。常用剂量为 10 ~ 60 克。牡丹皮、白芍两药味苦而微寒，既可活血以散瘀（如犀角地黄汤），养阴柔肝（如丹栀逍遥丸）；又能凉血以清退瘀久所化之实热，白芍并能缓急止痛。桂枝茯苓丸常用于子宫肌瘤、子宫内膜异位症、卵巢囊肿、附件炎、慢性盆腔炎等属瘀血留滞者。白芍单剂用，缓急通便之量可达 80 克。

四、赤芍配伍药对

赤芍为毛茛科多年生本草植物芍药、草芍药及川赤芍的根。味苦，性微寒，入肝经。功效：清热凉血，活血散瘀。赤芍有镇静、镇痛作用，尤其对缓解肠痉挛引起的腹痛有明显作用。实验证明，芍药浸出液通过刺激副交感神经，对家兔离体肠管显抑制作用。亦有人认为赤芍对感觉中枢能起镇静作用，还有扩张冠状血管作用。赤芍的抗菌谱与牡丹皮类似。体外试验显示对痢疾杆菌、伤寒杆菌、金黄色葡萄球菌、溶血性链球菌有较强的抑菌作用。

【赤芍、白芍】

芍药之名，初载《神农本草经》，陶弘景分赤芍、白芍两种；但未分用，白补而收，赤散而泻，白益脾，能于土中泻木，赤散肝，能行血中之滞。赤芍为清热凉血药，尤能泻肝火、散恶血，治腹痛坚积，其为芍药科植物芍药、川芍药、草芍药的根，味苦，性微寒，归肝经，具有清热凉血、活血祛瘀之效。白芍为补血药，其为芍药科植物芍药的根，味苦、酸，性微寒，归肝、脾经，具有养血和营、缓中止痛、敛汗柔肝之效。两药相伍后能清热凉血、养血活血。对阴虚夹瘀有热之证最为适宜，但产后不宜，伐生发之气，若非用不可，则酒炒用之。

临证运用

赤芍性味苦而微寒，具微辛之气，归肝经，具宣散疏通之气，清热凉血，然活血为其主要功能，因能行气，为行气化瘀药，故可用于跌打损伤与疮痈肿疡。赤芍不独可止腹痛，正如陈修园所云："邪气得攻而静，则元气自然受益，非谓芍药可补气也。"赤芍实为活血行气之良药。白芍味苦、酸，性微寒，归肝、脾经，故可平抑肝阳、养血敛阴、柔肝止痛，具有补养之性。孙桂芝治疗血分有热，低热日久不退，阴虚津亏之口舌干燥，以及胸胁疼痛、腹痛坚积等，多选用此药对。其中，赤芍清热凉血、活血散瘀；白芍养血敛阴、柔肝止痛；赤芍泻肝火、散而不补，白芍养肝阴、补而不泻，两药相辅相成，共奏养血敛阴柔肝、活血散瘀止痛之功效。崔德成老中医治疗血脉瘀热、肝阳上亢高血压病以此药对相须而用，参入当归芍药散中降血压疗效显著。亦常用于治疗癌性疼痛，常配元胡与木香效果更好，临证时常配甘草缓急止痛，配黄芪、白芍补益营血而滋养肝脾。含有生甘草的方剂与芍药配伍，能促进甘草中甘草酸向甘草次酸代谢，血中含量亦增多，某种作用促进肠内细菌繁殖，激活葡萄球菌。临证常用剂量为：赤芍 12 克，白芍 15 克。

【赤芍、防风、黄芪】

此方出自王清任《医林改错》，原文为“治瘫腿，多用一分，服后以腿身动为准，不可再加”。本方为调气活血代表方。方用黄芪大补元气，剂量宜大，以益气行血、血行风灭之义。此方应用广泛，不仅用于瘫痪疾病，凡气血不和者皆可应用。王清任言此方“治诸疮诸病，或因病虚，服之皆效。”“能使周身之气，通而不滞，血活而不瘀，气通血活，何患疾病不除。”

五、大青叶配伍药对

大青叶味苦，性寒，入心、胃经。功效：清热解毒，凉血。大青叶对痢疾杆菌、副大肠埃希菌有较强的抑制作用。大青叶的根叫板蓝根，其有较广的抗菌谱，对枯草杆菌、溶血性链球菌、金黄色葡萄球菌、八联球菌、白喉杆菌、大肠埃希菌、伤寒杆菌、副伤寒甲杆菌、痢疾志贺菌、福氏志贺菌、肠炎杆菌等有抗菌作用。大青叶对心脏、血管、肠平滑肌有直接抑制作用，对子宫平滑肌有直接兴奋作用。大青叶可解退实验性发热；对无菌性炎症有抗炎作用；能加强机体吞噬细胞的吞噬能力，能降低毛细血管的通透性。

【大青叶、玄参】

大青叶合玄参，善治乳蛾肿痛。小儿咽喉疾病常见者为乳蛾，该症分急、慢性两种，发则恶寒发热，咽喉红肿疼痛，重则吞咽不利。急、慢性乳蛾，缘肺胃素虚，病邪乘机侵犯其所系部位而得。正如《小儿卫生总微论方·咽喉总论》谓："小儿咽喉生病者，由风毒湿热搏于气血，随其经络虚处所著，则生其病。"所谓"经络虚处"，实指肺胃二经而言。故治疗此证，常取玄参养肺胃之阴而降火，大青叶解热毒之邪而消蛾。《汤液本草》引张易水曰："玄参乃枢机之剂，管领诸气，上下肃清而不浊，风药多用之。"是故玄参是养阴清肺汤中重要组成，养阴清肺而无滋腻留邪之弊。《药性本草》谓大青叶"治瘟疫寒热"，《卫生易简方》用其"捣汁灌，治喉痹"，可见其清热解毒疗喉痹、乳蛾之效甚著。两药相伍，是治疗小儿乳蛾之良方。治慢性乳蛾，宜合清热解毒、养阴生津、散瘀消肿药于一方，其中玄参、大青叶则每方必用。

【大青叶、牛蒡子、穿心莲】

大青叶苦，寒，入心、胃经，清热解毒，凉血，治流行性脑脊髓膜炎、流行感冒、腮腺炎、扁桃体炎、急性胃肠炎、肺炎、疫毒痢、斑疹、丹毒、吐血、衄血、疔毒咬伤、蛇咬伤，用量为 10 ~ 30 克。牛蒡子辛、苦，寒，入肺、胃经，主要透发表热而疏散风邪，能清热解毒，上开肺气，利咽豁痰；中消食积；下通腑气而滑肠，使热从上而下泄出。疏风透疹，利咽消肿，轻清宣透。穿心莲苦，寒，入心、肺经，清热解毒，治咽喉肿痛、咳嗽咳痰、百日咳、肺脓疡、痢疾、传染性肝炎；外用治虫蛇咬伤、烧烫伤，用量为 6 ~ 15 克。三药合用，透邪于外，清热于内，同治肺胃护咽喉，病邪去，肿毒消。

六、白茅根配伍药对

白茅根甘，寒，入肺、胃、膀胱经，功效：清热生津，凉血止血。白茅根有显著的利尿作用，可能与含多量的钾盐有关。白茅根能缩短凝血时间及出血时间，固有止血作用；水浸液又能降低血管通透性。

【白茅根、生地黄】 详见“生地黄配伍药对”内容。

【白茅根、淡竹叶、忍冬藤】

白茅根性味甘，寒。归肺、胃、膀胱经。功效凉血止血，清热利尿。用于血热妄行所致的衄血、咯血、吐血、尿血，以及热淋、小便不利、水肿及湿热黄疸等症。此外，因白茅根味甘性寒，能清泄肺胃蕴热，故又常用于热病烦渴、胃热呕吐及肺热咳嗽等症，常用剂量为 15 ~ 30 克。

淡竹叶性味甘、淡，寒。归心、胃、小肠经。功效清热除烦，利尿。用于口舌生疮、小便不利、灼热涩痛等症，亦用于热病心烦口渴之症。黄元御《玉楸药解》：“味甘，微寒，入足太阳膀胱经。利水祛湿，泻热除烦。淡竹叶甘寒渗利，疏通小便，清泻膀胱湿热。”常用剂量为 5 ~ 10 克，小孩一般用 3 ~ 5 克。

忍冬藤与金银花同出一源，为金银花的干燥茎枝，其味甘，寒，无毒。归肺、胃经。可清热解毒，疏风通络。主治寒热身肿。久服轻身，长年益寿。用于温病发热，热毒血痢，痈肿疮疡，风湿热痹，关节红肿热痛。常用剂量为 20 ~ 30 克。心经火热内扰神明，则心胸烦热；心火循经上炎，故面赤、口舌生疮；火热内灼，阴液被耗，故口渴、意欲饮冷；心与小肠相表里，心移热于小肠，故见小便赤涩刺痛，此组角药合用正对此类症状，故在临床辨证论治情况下为唐远山所常用。

【白茅根、益母草（坤草）】

白茅根甘，寒，归肺、胃、膀胱经，清热生津，凉血利尿，治热病烦渴、胃热呕哕、肺热咳嗽、血闭寒热、吐衄诸病，急性肾炎水肿。益母草（坤草）辛、苦，微寒，入心包、肝、膀胱经，消水行血，去瘀生新，调经解毒，治血风血运，血瘀血淋、胎漏产难，为经产良药。益母草 10 ~ 20 克，养血调经；20 ~ 30 克，活血通脉；大于 30 克以上活血利水降压。两药合用，清热活血通脉，凉血消肿，利血降压。

七、玄参配伍药对

玄参为玄参科多年生草本植物玄参的根。味甘、苦、咸，性微寒，入肺、胃、肾经。功效：滋阴凉血，清热解毒。玄参含有植物甾醇、生物碱、脂肪酸、微量挥发油及维生素 A 类物质等。本品对绿脓杆菌有较强的抑制作用，其水浸出液、流浸膏等有降低血压和降低血糖的作用。动物实验证明，微量的玄参流浸膏对心脏有轻度强心作用，剂量稍大，则使心脏呈中毒现象，虽能使血管扩张，但不适宜对冠心病者使用。

【玄参、生地】 详见“生地黄配伍药对”内容。

【玄参、大青叶】 详见“大青叶配伍药对”内容。

【玄参、苍术】

玄参苦、咸，寒，质润多液，能壮水以制火，散无根之火，功擅滋阴降火，泻火解毒，软坚散结，清利咽喉，通二便。苍术苦温燥湿，雄壮上行，辛香发散入脾，功专强脾燥湿，升阳散郁，祛风明目。玄参侧重一个“润”字，苍术突出一个“燥”字。两药伍用，以玄参之润制苍术之燥，又以苍术之温燥制玄参之滞腻。两药参合，一润一燥，相互制约，相互促进，建中宫、止漏浊、降低血糖甚妙。苍术、玄参伍用降低血糖，系施今墨先生之经验，许多人认为治消渴病，不宜用辛燥之苍术，据施老云：用苍术治糖尿病，有“敛脾精、化脾湿、运脾精”的作用，苍术虽燥但伍玄参之润，可制其短而扬其长。然糖尿病性心脏病玄参不宜参之，苍术与黄精配伍更佳。

临证运用

《本草备要》载玄参：苦咸，微寒，色黑入肾，能壮水以制火劫、散无根浮游之火，治烦渴。现代研究表明，玄参具有抗炎、抗菌、抗肿瘤、保肝，解热镇痛，改善微循环及毛细血管通透性作用。玄参多糖高剂量组能显著降低大鼠总胆固醇、三酰甘油、低密度脂蛋白胆固醇的含量，提高高密度脂蛋白胆固醇的含量，促进胰岛素分泌量以及升高C-肽水平，其药效接近于降糖药二甲双胍，以上证实玄参多糖对糖代谢能起到全面回调的功能。

《仁斋直指方·脾泄》曰："脾精不禁，小便漏浊不止，腰背酸痛，宜用苍术以敛脾精，精生于谷故也。"现代药理研究认为，高血糖造成的血液高黏、高凝、高聚状态导致痰湿瘀血等病理产物在体内聚集，苍术一方面祛痰消瘀，另一方面能消除高血糖产生的病理产物，从而达到降血糖的目的，同时药理学研究表明，苍术含挥发油，其主要成分为苍术醇、苍术酮、苍术苷，茅苍术水煎液具有助消化、利尿、抗炎、抗肿瘤、降血糖等作用，且动物实验证实，茅苍术多糖可暂时降低小鼠血糖并促进高血糖小鼠胰岛素分泌。

以上资料证实，苍术配伍玄参对降低血糖，保护肾功能有一定的现代实验依据。

【玄参、牡蛎】

玄参苦、咸，微寒，色黑入肾，能壮水以制火，散无根浮游之火，软坚散结，喉痹咽痛，瘰疬结核。牡蛎咸，微寒，为肝、肾血分药，软坚化痰，消瘰疬结核，老血瘕疝，重镇安神，潜阳补阴，治遗精崩带，利湿止渴，惊悸失眠。两药合用，软坚散结、消瘿瘤，适用于阴虚挟痰热之癥瘕，淋巴结炎，甲状腺增生、肿大。

【玄参、牡蛎、贝母（消瘰丸）】

玄参苦、咸，微寒，入肾，能壮水以制火，散无根之火，益精明目，利咽喉。牡蛎咸，微寒，入肝、肾血分，咸寒软坚化痰，治虚劳烦热，治遗精崩带，止嗽，敛汗，治瘰疬、痰核。贝母辛、苦，微寒，归心、肺，润心肺，清虚痰，疗喉痹，功专散结除热/除痰热。三药合作，散结消肿，滋阴降火，清热化痰。

【玄参、牛蒡子、板蓝根】

三药同用是《温病条辨》中"普济消毒饮"方药中"精炼"出的，其中牛蒡子宣肺解毒利咽，是利咽之专药，无论风热或火毒灼咽咽痛均可用之。板蓝根长于解毒利咽散结，可以壮水以制火，散无根浮越之火，可用于外感风热或温病初起所致发热咽痛。玄参味苦咸性微寒，可以滋阴清热、利咽喉散结，通二便，尤善治热毒且阴虚的咽痛。三药同用，有疏散风热、清热解毒、利咽止痛之功效，适用于阴虚内热、热毒壅盛如急、慢性乳蛾，急、慢性咽炎等引起的咽喉肿痛。

第三节　清热解毒药

凡具有清热解毒功能，适用于各种热毒病证的药物，称为清热解毒药。由热毒引起的病证主要是指丹毒、疔疮、痈肿、喉痹、痄腮及痢疾等。

本节所列药物都能清热解毒，但由于各药性能不同，所以在应用上又各有特长，在应用时须作适当的选择与配伍。若热毒在血分，可与凉血药配合应用；火热炽盛，可与泻火药配合应用；挟湿者，可与燥湿药配合应用。此外，痢疾里急后重，宜配行气药；疮痈属虚者，宜配补益药等。但疮疡、喉痹、痢疾等疾患在发展过程中，如果呈现的证候不属于阳证、热证，而是阴证、寒证者，则不宜使用清热解毒药。

一、金银花配伍药对

【金银花、金银藤】

金银花为忍冬科多年生半常绿木质藤本忍冬的干燥花蕾，味甘性寒，归肺、心、胃经，因其功善清热解毒、散痈消肿，养血止渴，所以称其为治疮痈要药。金银藤又名忍冬藤，为忍冬的茎叶，性味归经与金银花相似，又善通利经络，用于风湿热痹、关节红肿、热痛、屈伸不利，治痈疽发背一切恶毒，初起便服奇效。两药伍用后能清热解毒、通络止痛。服后大小便通利，则药力到。

【金银花、连翘】

金银花性寒味甘，入肺经，清热解毒，主治风热感冒、温病发热、痈疖脓肿、热毒血痢。连翘性微寒，味苦，入心胆经，清热解毒、散结消肿，主治风热感冒、温热、咽喉肿痛、丹毒、斑疹、痈疡肿毒。

两者配伍清热解毒力量倍增，又能宣通气血，散结消肿。《施今墨对药》:“二药伍用，并走于上，轻轻升浮宣散，清气凉血，清热解毒力量增强。两药参合，还能疏通气血，宣导十二经脉气滞血凝，以散结消肿止痛。”

【金银花、野菊花、桔梗】

金银花甘寒，入肺、胃、心经，治风热感冒、温病初起、咽喉肿痛、急性结膜炎、大叶性肺炎、痈疖肿毒、丹毒、急性乳腺炎、阑尾炎。野菊花味苦、辛，性寒，入肺、肝经，清热解毒，凉血降压，治流行性感冒、流行性脑脊髓膜炎、头痛、目赤、口疮、丹毒、湿疹。桔梗味苦、辛，性平，入肺经，既升又降，以升为主，功擅宣肺祛痰，利咽排脓，清源利水，疏通胃肠。

二、连翘配伍药对

连翘味苦，微寒，入心、肺、小肠经。功用：清热解毒，清利头目，散结消肿。连翘具有增强心肌收缩力的作用，有正性肌力作用而不增加心肌耗氧；亦具有活血兼有消食导滞作用，即保和丸中连翘的真正药理作用，善用于冠心病兼有食滞消化不良者，气血亏虚兼有食滞的冠心病患者尤宜。临床应用连翘能增强冠状动脉的动力，增加冠状动脉血脉血流量，增加胃动脉血流，从而改善胃动力且不增加心肌耗氧量。

【连翘、薄荷】 详见“薄荷配伍药对”内容。

【连翘、蝉蜕】 详见“蝉蜕配伍药对”内容。

【连翘、菊花】 详见“菊花配伍药对”内容。

【连翘、夏枯草】 详见“夏枯草配伍药对”内容。

【连翘、金银花】

连翘味苦，性微寒，入心、肺、小肠经气分而泻火，散诸经血凝气聚，利水通经，消肿排脓，为十二经疮家圣药。金银花味甘性寒，入肺经，散热解毒，补虚疗风，治痈疽疥癣、杨梅恶疮、肠澼血痢、五种虫疰。

两药合用，清热解毒，疏风退热，消肿散结。治急性传染病（风疹、麻疹、水痘、猩红热）、感染性炎症（腮腺炎、扁桃体炎、乳腺炎、口腔炎）之发热初起。亦可用于甲状腺结节、颈淋巴结结核等见热毒肿块者。两药连用并起于上，轻轻升浮宣散，凉气凉血，清热解毒力量增强；还能疏血行气，宣导十二经脉气滞血瘀，以散结消肿止痛。

张洁古曰：“连翘之用有二，泻心经客热。一也：去上焦诸热；二也：为疮家要药。”施今墨用连翘，以头、面、目、鼻、口、舌、咽喉部急、慢性炎症为主，且用于温热、温疫、温毒等证。《温病条辨》银翘散、桑菊饮、翘荷汤，以其轻清上浮，行上之经络，上焦宜宣散而奏效。连翘为疮家圣药，“十二经疮药中不可无此，乃结者散之之义”（李东垣），故可用于急性乳腺炎、丹毒、颈淋巴结结核等。

【连翘、皂角刺】

连翘味苦，微寒，归心、肺、小肠经，可清热解毒，消肿排脓散结，治风热伤卫、散诸经血凝气聚、疮疡肿毒、斑疹、瘰疬、丹毒、热淋、小便不利等。皂角刺味辛，性温，归肝、胃经，可消肿排脓直达病所；现代研究显示皂角刺有抗炎、抗肿瘤作用，可治小儿腺体肥大之鼾证。

【连翘、赤芍、赤小豆】

连翘味苦而微寒升浮，为表里气血两清之品，既清热解毒，又宣散透热，适用于诸经血凝气聚，疮痈肿毒、热结痰核的治疗，也可用于外感风热、温病初起，还有清心利尿、消肿排脓之功效。赤芍既可清热凉血，又可活血散瘀，治疗凡因血瘀、血热引起的瘀滞经络，癥瘕积聚，疮痈肿毒等气血瘀滞之证，皆可随证用之。赤小豆甘、酸，性下行通小肠，利小便，行水散血，消肿排脓，清热解毒，性平和、善下行，为清热型利水之品，具有利水、消肿、健脾之功效。三药合用共奏清热利湿、凉血活血、解毒消肿之功效，适用于各种由外感风热、热毒壅盛引起的咽喉肿痛、疮痈肿毒等。

三、蒲公英配伍药对

蒲公英以干燥的全草（包含根、茎、叶和花）入药。《本草经疏》记载："蒲公英味甘、平，其性无毒。当是入肝入胃，解热凉血之要药。"《中华本草》描述其味苦、甘，性寒，入肝、胃经。具有清热解毒、消痈散结作用。

蒲公英味甘微苦，性微寒，主归肝、胃经，无毒。蒲公英功效很多，可概括为清热解毒、散结消肿，清胃止痛，疏肝清热、利湿退黄，清肺止咳、利尿通淋，以及益精补肾、乌发健骨等方面。

对于胃疾治疗方面，国医大师周信有先生认为萎缩性胃炎患者多有幽门螺杆菌感染，而蒲公英可有效杀灭幽门螺杆菌，所以在其创立的治疗萎缩性胃炎的验方"益胃平萎汤"中即应用了蒲公英。

近代名医张锡纯很推崇蒲公英，在其《医学衷中参西录》一书中"蒲公英汤"位列眼科七方之首，方取鲜蒲公英一味，根叶茎花都用上，若无鲜者用干者减半代替，煎汤两大碗，一碗喝掉，另一碗趁热熏洗眼睛。张锡纯感叹道："使人皆知其（蒲公英）治眼疾，如此神效，天下无瞽目之人矣。"

现代药理研究认为，蒲公英有抗炎、抗肿瘤、抗氧化，抑杀细菌、病毒、真菌，降血糖、降血脂，保护肠胃、保肝利胆，通利小便、通利妇女乳汁，以及免疫促进与调节等作用。

蒲公英味苦，性稍寒，用量过大常出现缓泻作用。因此，阳虚体质者、感受外寒的患者，以及脾胃虚寒者均应谨慎使用。

【蒲公英、夏枯草】 详见“夏枯草配伍药对”内容。

四、红藤配伍药对

红藤为大血藤科落叶藤本植物大血藤的茎，亦名为“大血藤”。红藤味苦，性平，入胃、大肠经。功效为清热解毒。

【红藤/大血藤、败酱草】

红藤性平，味苦，归大肠、胃经，具有清热解毒活血，祛风活血止痛之功。败酱草性微寒，味辛、苦，归胃、大肠、肝经，具有清热解毒，消痈排脓，祛瘀止痛之功。两药合用命其为“红酱散”，常用于治疗外科脓肿初期以清热排脓通络，疗效甚佳；大血藤、败酱草、桃仁、牡丹皮尤适合肠痈热毒凝血型；妇科盆腔感染为湿热蕴毒型药选柴胡、黄芩、红藤、败酱草内服疗效好。

【红藤、败酱草、薏苡仁】

红藤苦平，入胃、大肠经，长于清热解毒，散结消痈，祛风活血止痛，杀虫。败酱草苦寒，入胃、大肠、肝经，清热解毒，散瘀排脓，尤善清肠胃热毒之瘀滞，鲜品嚼碎治口腔炎，疗效甚佳。薏苡仁甘、淡，微寒，消痈排脓之力亦佳，治肺痿、肺痈、咳吐脓血、风热筋急拘挛。三药合用，解毒排脓消痈之力倍增，而以之为治疗急、慢性盆腔炎属湿热瘀滞的不舍之品。

五、土茯苓配伍药对

土茯苓甘、淡，平，归肝、胃经，清热解毒，除湿通络，能解汞中毒。

【土茯苓、紫草】 详见“紫草配伍药对”内容。

【土茯苓、萆薢】

土茯苓甘、淡，平，归肝、胃经，功效：解毒，除湿，利关节，升清降浊。萆薢味苦、平，归肝、胃、膀胱经，功效：利湿浊，祛风湿。脾肾两虚，湿浊交阻，痰瘀互结，为高尿酸血症的基本病机。痰、浊、湿、瘀、虚为其病因，虚为内因，痰、浊、湿、瘀为外因。脾肾同治，健脾化湿，补肾泄浊为其治疗大法，辅以利湿、利关节、化痰、活血化瘀，必要时中西医结合治疗，以补益脾肾为主，既健脾使痰湿浊毒有所泄，又补肾使浊毒湿邪无所生，以正本清源。土茯苓、萆薢均有清热、利湿、解毒、降尿酸、利关节之效。

【白土茯苓、白芷】

白土茯苓味甘、淡，性平，入胃、肝经，具有解毒除湿，祛风，通利关节之功。白芷性温，味辛，归肺、大肠、胃经，具有解表通窍，燥湿止带，消肿排脓止痛之力。两药合用，一性平一辛温，一利湿一燥湿，阴阳和合，殊途同归，共奏祛湿止带之功，且两药色白，取类比象多用于湿浊下注之带下病。

六、白花蛇舌草配伍药对

白花蛇舌草是茜草科湿生伏地小草本植物白花蛇舌草的全草，味微苦、淡，性凉，入胃、大肠、小肠经。功效清热解毒，消痈。动物实验显示，本品能刺激网状内皮系统增生，表现为网状细胞显著增生，细胞体增大，胞质丰富；能明显增强网状细胞及白细胞的吞噬能力；能刺激嗜银物质倾向于致密化改变，显示免疫过程中机体防御性升高。故本品虽然抗菌作用不显著，对金黄色葡萄球菌、痢疾杆菌有微弱的抗菌作用，但能通过上述途径提高机体抵抗力，从而达到灭菌抗炎的目的。

【白花蛇舌草、半枝莲】

白花蛇舌草味苦，性凉，归胃、大肠、小肠经，有较强的清热解毒利湿作用，治疗热毒所致病证；半枝莲味辛、苦，性寒，归肺、肝、肾经，具有清热解毒，活血化瘀，利水消肿止痛作用及抗癌等功效。现代药理研究显示，两者均有抑菌抗癌作用，两药合用化瘀肿，治疗多种癌症，止疼痛（抗癌作用尤盛）。

【白花蛇舌草、紫草、夏枯草】 详见“夏枯草配伍药对”内容。

第四节　清热燥湿药

清热燥湿药性味多苦寒，苦能燥湿，寒能清热，可用于湿热内蕴或湿邪化热的证候，如心烦口苦，小便短赤，泄泻，痢疾，黄疸，关节肿痛，耳肿疼痛流脓等病证。

本节中黄连、黄芩、黄柏、龙胆草等亦为常用的泻火解毒药，宜互相参证。

清热燥湿药一般不适用于津液亏耗及脾胃虚弱等证，如需使用，亦应分别配伍养阴或益胃药。

一、黄连配伍药对

【黄连、大黄】 详见“大黄配伍药对”内容。

【黄连、黄芩】

黄连、黄芩均为苦寒燥之品，一则易伤脾，二则易伤阴，单用黄连侧重于清肝、胃、心、小肠之热，并能清心火，清心以安神，亦有止呕之功，小剂量黄连有健胃厚肠之功；单用黄芩侧重于清热散热，既可清少阳之热，又可散各种郁热，还可入血分以止血，亦有安胎之效。黄连、黄芩均为临床常用清热燥湿药，其运用规律为黄芩善清肺热，偏治上焦；黄连善清上中焦之热。黄芩味苦而薄，故能泻火解肌热，退热多与柴胡共同使用，退的是郁热（由无形之气郁、热郁、火郁所致），葛根芩连汤中芩连合用是解肠热且清肺热，黄芩可入血分，可散血中郁热，可止妄行之血，清热安胎；黄连苦寒，归心、肝、胃经，清热安神，止利、止呕。

黄连、黄芩合用起协同作用，增强清热化湿之效，止利痞热，两药合用能加强全面清热作用。黄连、黄芩合用的治疗目的有二：其一是协同作用，增加清热之效，黄连、黄芩均为苦寒之剂，合用苦寒直折，迅速使湿热邪气顿挫，起到苦寒坚阴作用；其二是两者合用治疗下利，黄芩用量大于黄连，因大剂量黄连易伤胃，而小剂量黄连则有厚肠胃作用，在小剂量黄连的基础上，增加黄芩的用量以增强清热作用。黄连清热中之湿，黄芩清湿中之热。

【黄连、肉桂】

黄连配肉桂，治疗心火上炎，可收水火既济之功。心肾不交之失眠，名为交泰丸，首见《四科简效方》。《韩氏医通》有其药，但无方名。原方黄连五钱，肉桂五分。黄连苦寒，入心肝经，清热燥湿，肉桂辛热，入肝肾血分，散寒止痛，苦寒降火，辛热升浮，一寒一热，一升一降，阴阳相济，交通心肾，互相制约，引火归元。陈士铎《本草新编》说：“凡人日夜之间，必心肾两交，而后水火始得既济；火水两分，而心肾不交矣。心不交于肾，则日不能寤，肾不交于心，则夜不能寐矣。黄连与肉桂同用，则心肾交于顷刻，又何梦之不安乎。”治疗长期失眠症，若单纯使用镇静安神药往往见效甚微，加入少量兴奋药，常可取效，交泰丸配伍即取其意。

黄连、肉桂组成交泰丸，本是交通心肾，主治心肾不交所致心悸不寐之名方。黄连、肉桂均有降火、引火归元、降血糖之功效。肉桂温肾阳以助肾水气化，少火生气，能温通血脉，散气虚血凝，其性大辛大热，阴虚火旺易出现失眠、烦渴、便秘等热性症状；黄连泻心火以挫热势，又可制肉桂大辛大热伤阴之弊，肾阳足则气化行而水津升，心火安宁则阳不亢则阴阳互济，两药一寒一热，一清一补，优势互济。对脾胃病寒热互结，湿热并存，升降失序而出现的胃脘烧灼，痞满吞酸，心烦失眠，口疮，舌红少苔，脉细数，用之甚效。

【黄连、干姜】

黄连苦寒，清热燥湿，泻火解毒。干姜辛热，温中散寒，温暖脾阳。一辛一苦，一寒一热，一散一降，干姜散痞结，黄连泻胃中痞热，作用在中焦，既可清胃热，小剂量时又有健脾胃作用。《名医别录》认为黄连有“调胃、厚肠”之效，量要轻（3 ~ 5克），干姜制黄连之苦寒，使寒凉之药既发挥作用，又无伤中之弊。痞为寒热互结，寒热并用，满而不痛之痞随之而解。半夏泻心汤是历代治疗脾胃病寒热错杂公认的调畅气机的良方。黄连配干姜是张仲景寒热配伍的代表，寒热并用，主要针对寒热错杂之证，五脏六腑最易出现寒热错杂证。例如脾与胃，脾与胃互为表里易同时受邪，一阴一阳，“阳道实，阴道虚”，故脾多虚寒证，胃多实热证。脾胃同时受病的时候，多表现寒热错杂的证候，而黄连和干姜配伍正是取其入于中焦脾胃，直接作用于病所。小量黄连与大量干姜为制方之妙配，治疗时用辛开苦降之法调畅气机。今人用大剂量黄连清心胃之火，配小剂量干姜温脾阳治糖尿病也取得显效。既扶脾阳而又不伤苦寒之药伤已受劫之营阴。细辨寒热之多少，巧用其剂量，乃是其处方配比关键之秘。

【黄连、吴茱萸】

黄连苦寒，归胃、心、大肠、肝经，泻心火，除湿热，消痞热，疗疮疡，主肠澼，治目疾；吴茱萸辛、苦，热，入肝、胃、脾、肾经，温经止痛，降逆止呕。黄连与吴茱萸配伍，名为左金丸，出自《丹溪心法》，曰：“左金丸，泻肝火，一名回金丸，黄连六两、吴茱萸一两或半两”。左金丸有清泻肝火、和胃降逆制酸之功效。黄连与吴茱萸，李时珍曾说此两药：“一冷一热，阴阳相济，最得制方之妙，而无偏胜之害。”黄连、吴茱萸治疗反酸没有固定配伍比例，应当随寒热而灵活配合应用，热甚便干、吐酸者，重用苦寒之黄连、配以少量吴茱萸，比例为 6∶1；寒热相间、酸甚者，比例为 2∶1；寒甚便稀溏者，比例为 1∶6。国医大师颜正华将黄连与吴茱萸 6∶1 的称为正左金，黄连用量减至 1/3 的称为倒左金。

吴茱萸的作用：其一为入肝引经药，以引黄连入肝经，清泻肝火；其二入脾胃以降逆止呕，且借其辛热升散之性上达入心，再入肝经顺其沉降之性挟火下行，降泻心火；其三为反佐之意，为避免黄连过于苦寒戕伤脾胃；其四寓于“火郁发之”，《丹溪心法》：“凡火盛者，不可骤用凉药，必兼温散”，历代医家治疗郁火之法，多伍风药，即火性上炎而恶抑郁，方中吴茱萸辛散，使郁结得开，郁火得降；其五“辛开苦降”，黄连苦寒降胃中郁火，吴茱萸辛热疏理肝脾之气机，升降有制，畅达气机，斡旋中升降，共运中州郁滞，临证每收捷效。

萸黄连：取吴茱萸加适量水煎黄连，煎汁与净黄连拌匀，待液吸尽，炒干，每100千克黄连用吴茱萸10千克。萸黄连长于疏肝和胃止呕，对肝胃不和，胃热炽盛之呕吐吞酸、消谷善饥效果较好。与石膏、知母、煅瓦楞子、浙贝母、乌贼骨等配合疗效更好。原治肝郁化火，横逆于胃，肝胃不和导致胁肋胀痛，嘈杂吞酸，呕吐口苦等一系列肝火犯胃证，重用苦寒之黄连，配以少量吴茱萸疏肝。

现代研究：黄连、吴茱萸均有抑制灭活幽门螺杆菌作用，吴茱萸水提取物含喹诺酮类抗菌物质。吴茱萸中有抗胆碱酯酶和抗健忘成分脱氢吴茱萸碱的分离鉴定：吴茱萸汤治疗难治性丛集性头痛，眼眶至颞部放射状搏动性头痛，伴有同侧结膜充血流泪有效。吴茱萸汤提取剂对腰穿后头痛、头晕有效。日本汉方医将吴茱萸纳入治疗帕金森病天然药材，临床验证有效。

【黄连、石菖蒲】

黄连苦寒，入心、肝经，清厥阴肝经之热，清心火，安心神，清胃热。黄连适应证的舌象及脉象：舌质坚老，舌质红或暗红，舌苔黄厚腻者，血液黏稠性高，以健忘为主症，晨时头晕脑胀，下午较清醒，同时症见眼红、唇红、口苦或口中黏腻不爽，舌苔黄厚或黄腻。《本草新编》谓黄连“入心与胞络，最泻火，心主神明”。清代王学权在《重庆堂随笔》中已指出：脑病“若火炎髓竭，元神渐昏，未老健忘，将成劳损也希疑。”火热与痰湿交织，痰火凝结，阻于脑络，出现神志昏愦，非清火不得志清，非开窍不得神明。

石菖蒲为芳香之品，芳香而散，入心、肝经，辛香走窜，气薄芬芳，辟秽浊而宣清阳，且清香馨远，是归心入脑的重要药物，其辛香可以行气，苦温可以通络，开窍辟秽之中，又兼豁痰行气、活血宁神、祛湿于一体，用本品治疗脑病除痰祛痰、活血化瘀，又引诸药入窍，尤以鲜品为佳。

黄连配石菖蒲，芳香化湿与苦寒燥湿清心开窍化浊，则精爽神清。芳香化湿与苦湿燥湿，心窍开，浊湿化，火除则神清。

【黄连、香附】 详见“香附配伍药对”内容。

【黄连、人参】

黄连苦，寒，归胃、大肠、心、肝经，泻心火，除湿热，消痞满，疗疮疡，主肠澼，治目疾。黄连汤证的舌象及脉象：舌质坚老，舌质红或暗红，舌苔黄腻而厚。所谓“坚老”，为质地苍黄显敛，舌边无光泽，脉象滑数或数促。血液黏稠度高，以头面烘热、健忘、口干苦为主症，晨时头晕脑胀，下午头脑较清晰，同时症见眼红、口苦或口舌黏腻不爽，舌苔黄厚或黄腻（同“大黄、黄连”篇，大黄配黄连功同天然牛黄）。

人参味甘，其性微温，能大补元气，赈济贫瘠，安定中土，恢复脾胃之气机。黄连苦寒，入心、肝、大肠经，除气虚热，消痞满，疗疮疡，治消渴。黄连、人参水煎提取物有熊胆样利胆退热作用。

【黄连、白术】

黄连苦寒，归心、肝、胃、大肠经，泻心火；除湿热；消痞满；消疮疡；主消渴；治肠澼；治目疾。白术苦温，归脾胃经，健脾和中，燥湿利水，健脾化湿升清，治虚胀、消化不良、消渴、胎动不安。

白术健脾利湿，运化水谷精微，增加谷气；黄连清热泻火，清热燥湿。黄连清热燥湿，白术健脾化湿，两药合用，具有清火热、益气升清从而降糖的作用，有利于纠正酮症酸中毒。

【黄连、半夏】

黄连苦寒，清热泻火，解毒燥湿。半夏辛温有毒，降逆和胃止呕，燥湿健脾，散结消痞。苦入心，泻心者必以苦；辛走气，散痞者必以辛。黄连量小、半夏量大，两药合用，辛开苦降，散痞和中，善治痰热互结、阻于中焦、胸脘痞满胀痛、呕吐、大便溏薄等症，是半夏泻心汤配伍的精妙之处，也是脾胃病常用而独特的用药之一。

【黄连、瓜蒌】

黄连味苦，性寒，归心、脾、胃、肝、胆、大肠经。善治热中之湿，可清热燥湿、泻火解毒。瓜蒌味甘、微苦，性寒，归肺、胃、大肠经。善清上焦之火，使痰气下降，荡涤胸中郁热垢腻，生津止渴，治结胸胸痹。宽胸散结、润燥滑肠。黄连、瓜蒌相伍，常用于痰热结胸证。常与半夏三药共伍，组成小陷胸汤。取瓜蒌开胸散结、清热涤痰之意，配黄连以助瓜蒌清热，配半夏善化心下痰饮以助瓜蒌祛痰。辛温的半夏与苦寒的黄连同用，一治气郁所化之热，二治津液凝结之痰，辛能开能通，苦能降能泄，辛苦兼施，温清并用，实有相反相成之妙，共奏辛开苦降、清热化痰开结之功。

凡见胸膈满闷、痰嗽烦热、按之心下有结痛感者，均用之，每获良效。临证常用剂量为：黄连 6 克，瓜蒌 15 ~ 30 克。

【黄连、乌梅】

消渴乃“甜病”，自然界中苦为甘的对立，酸为甜味的中和，此理论取法于自然，效验之临床。黄连、乌梅相配，乌梅味酸，黄连味苦，两者并用属《黄帝内经》：“气味辛甘发散为阳，酸苦涌泻为阴”，两者相须功用为酸苦化阴而治消渴病。

【黄连、半夏、瓜蒌（小陷胸汤）】

瓜蒌味甘、微苦，性寒，归肺、胃、大肠经，清热涤痰，宽胸散结，润燥滑肠，消渴疗痈。黄连苦、寒，归心、脾、胃、大肠经，清火燥湿，泻火解毒，与半夏组成小陷胸汤。

瓜蒌清热散结，宽胸涤痰，配黄连以助瓜蒌清热，配半夏以助瓜蒌祛痰。辛温燥湿之半夏与苦寒之黄连同用，一治气郁所化之热，二治津液凝结之痰，辛能开通，苦能降泄，辛苦共用，温清同行，实用相反相成之妙，体现“辛开苦降”之法度。

【黄连、生地黄、丹参】 详见“生地黄配伍药对”内容。

二、黄芩配伍药对

【黄芩、柴胡】 详见“柴胡配伍药对”内容。

【黄芩、山栀】

黄芩、山栀味苦性寒，有清热泻火作用。小儿外感发热，起始虽在卫表阶段，宣表宜散。但因小儿为“纯阳之体”，热变最速，如见壮热面红，或见舌红、口干、溲黄一症，可在辛凉解表药中加入栀、芩二味，切不可拘于“到气才可清气”，以免邪恋太阴，久羁不解，而出现寒热不退，喘嗽不已的重症。加之小儿“肝常有余”，如邪热炽盛，窜犯厥阴，亦可出现动风发痉的险候。黄芩得栀子泻肺火并清邪热，栀子佐黄芩泻肝（胆）热以免动风。天麻钩藤饮中，黄芩与栀子配伍即是此意。两药合用，其祛邪退热之效尤佳。黄芩用枯芩（片芩），山栀用栀壳，均炒，两药质轻味薄，寒性减弱，用于小儿较为妥贴。

【黄芩、丹皮】 详见“丹皮配伍药对”内容。

【黄芩、黄连】 详见“黄连配伍药对”内容。

【黄芩、半夏】

黄芩苦寒，入肺、脾、胆、大肠、小肠经，半夏辛温，入肺、脾、胃经。半夏、黄芩是最常配伍的药对之一，黄芩配柴胡是将邪气清于外，黄芩配半夏是将邪气消散于内。半夏辛温，开结散邪，黄芩苦寒，清解郁热，两者相合辛开苦降，截断少阳之邪内传，并可消痞散结。柴胡、黄芩、半夏三者合用，有和解之势，外清内散，在“半表半里证”中，此三药为最常用之配伍。

【黄芩、白术（黄芩汤）】

出自《宣明论方》，治“妇人孕，胎不安”，白术、黄芩各等分，上为末，每服3钱，加水2盏，当归1根，同煎至1盏，稍温服。白术苦、甘，温，归脾、胃经，健脾化湿，和中利水，以护中焦脾胃健运之气，治脾虚食少，消化不良，虚胀，泄泻，痰饮，水肿，胎动不安。黄芩苦，寒，归心、肺经，清热解毒，泻火，燥湿，安胎，清下焦浮越上焦之火，治温病发热，血热妄行，目赤肿痛，胎动不安。在《景岳全书》中亦称白术散，清胎热，固脾土，主治胎热不安，是古代安胎名方，早在张仲景的《金匮要略》中治疗妊娠病和产后病的当归散方中就用到此药对。朱丹溪亦云：“胎前不宜热，产前安胎，黄芩白术为妙药”。

【黄芩、芍药】

黄芩苦寒，入肺、脾、胆、大肠、小肠经；芍药酸、微寒，入心、肝、脾经。黄芩清解血中郁热，芍药养荣血、活血中瘀滞。两者相配，一则苦寒以清里热，二则养荣和血以止痛，可作用气血瘀热之证。芍药除了助黄芩清热外，还可敛阴养营血，以防黄芩之苦寒伤及营阴，有“先安未受邪之地”之意。

三、黄柏配伍药对

【黄柏、知母】 详见“知母配伍药对”内容。

【黄柏、蚕沙（蚕沙黄柏汤）】

《医学实在易》卷七，生蚕沙30克、生黄柏30克，上为末，每服9克，空腹用开水调下。蚕沙辛、甘而温，入肝、脾经，治风湿为病，皮肤顽痹，腰脚冷痛。黄柏苦，寒，泻膀胱相火，除下焦湿热。两药合用，功效：清热燥湿。主治：下焦湿热证候，《种福堂方》治遗精白浊，有湿热者。既能去肌表湿痹，又能擅化肠胃湿浊，配以黄柏清热解毒，故能用于下焦湿热证候。又蚕沙纯是桑叶所化，其性清凉，有疏肝宣络之妙，古人常用之，以治疗妇人经闭血崩，而黄柏有清泻相火之专长，古人每用于男子阳强遗精。故两者合用有治疗遗精白浊之秘。但究其病性，毕竟适用湿热内扰精室，致有精浊之遗。

四、龙胆草配伍药对

【龙胆草、蝉蜕】 详见“蝉蜕配伍药对”内容。

【龙胆草、地龙】

龙胆草、地龙清热润通。龙胆草味苦，性寒，归肝、胆经。《主治秘要》载龙胆草：“气味俱厚，沉而降，阴也”，其气味俱厚，性寒沉降，味苦泻热，具有清泻肝火，清热燥湿，清肝定惊，健胃消食，利咽宁肺，收敛止汗之功。地龙咸寒，入肝、脾、膀胱经，清热镇惊，通络利尿，平喘降压，治高热狂躁、惊风抽搐、慢性气管炎、哮喘、关节疼痛、半身不遂、小便不利、水肿、高血压。

两药苦寒、咸寒相伍，清热凉血与软坚通脉相配合，地龙利小便而降压，龙胆草清热燥湿泻火而降压。地龙清热定惊而降压，龙胆草清肝定惊而降压，共奏清热通络、平肝止痉、利水活血，同取降压良效。

第五节　清虚热药

清虚热药性多寒凉，具有凉血退虚热的功效，适用于骨蒸潮热、低热不退等证。

地骨皮配伍药对

地骨皮为茄科宁夏枸杞或枸杞的根皮。味甘，性寒，入肺、肝、肾经，有清热凉血、退虚热之功效。本品能使家兔的血糖降低，又能扩张血管，有中等度降压作用；在体外，对葡萄球菌有抑制作用。

【地骨皮、白芍】

地骨皮、白芍，清血之虚热。地骨皮性味甘，寒，归肺、肝、肾经，降肺中伏火，泻肝肾虚热，有凉血退无汗之骨蒸，清泄肺热，善清虚热之功。用于阴虚血热、肺热咳喘，虚火血热妄行的吐血、衄血等证。白芍性味苦、酸，微寒，归肝、脾经，能养血敛阴，柔肝止痛，平抑肝阳。用于月经不调、经行腹痛、崩漏、自汗、盗汗，肝气不和，胁肋脘腹疼痛。地骨皮常用剂量为10克。白芍常用剂量为10～80克。大剂量白芍（60～80克）有通便作用。地骨皮善清虚热以凉血退蒸，加白芍以滋养阴液柔肝止痛，两药合用常用于月经先期阴虚血热出血，代表方剂《傅青主女科》清经散。

【地骨皮、炒枳壳、熟地黄】

地骨皮性味甘，寒，归肺、肝、肾经。功效凉血退蒸，清泄肺热。用于阴虚血热、小儿疳疾发热及骨蒸潮热、盗汗等；用于肺热咳喘；用于血热妄行的吐血、衄血等。此外，可用于消渴尿多。常用剂量为10～15克。

炒枳壳性温，味苦、辛、酸，归脾经、胃经。功效理气宽中、行滞消胀，主治胸胁气滞，胀满疼痛，食积不化，痰饮内停，脏器下垂等病症。此处用炒枳壳而不用炒枳实是因王好古言："枳壳主高，枳实主下，高者主气，下者主血。"常用剂量：10～30克。邓铁涛治疗重症肌无力、脏器下沉每用黄芪30～60克配伍枳壳30克取得良效。

熟地黄性味甘，微温，归肝、肾经。功效养血滋阴，补精益髓。用于血虚萎黄、眩晕、心悸、失眠、月经不调、崩漏等症。为补血滋阴要药，用于肾阴不足，潮热、盗汗、遗精、消渴等症。此外，如腰酸脚软、头晕目眩、耳鸣耳聋、须发早白等一切精血亏虚之症均可应用。因本品不仅能养血滋阴，还有补精益髓的功效。常用剂量为12～32克。熟地黄性质黏腻，较生地黄更甚，有碍消化，凡气滞痰多、脘腹胀痛、食少便溏者忌服，宜与健脾胃药（如陈皮、砂仁等）同用。

自拟“止崩汤”纳主要药物，用于治疗阴虚血热之出血，经行时间超过 7 天，月经淋滴不尽、崩漏、月经过多等阴虚血热证。

第四章　芳香化湿药

凡具有芳香辟浊、化湿醒脾作用的药物，称为芳香化湿药，又称化湿醒脾药。

芳香化湿药适用于湿浊内阻、脾为湿困、运化失职而引起的胸腹痞满、呕吐泛酸、大便溏薄、少食体倦、口干多涎、舌苔白滑等症。

此外，如湿痰壅滞，以及湿热、暑湿诸症，亦可适当选用。

芳香化湿药多属辛温香燥之品，易耗气伤阴，对阴虚少津、舌绛光剥以及气虚者宜慎用。

一、藿香配伍药对

藿香辛，微温，入脾、胃、肺经。功效：化湿和中，解暑，发表。藿香对胃肠神经有镇静作用，能促进胃液分泌，增强消化力；能扩张微细血管；在试管内对常见的致病性皮肤癣菌有较强的抗菌作用。

【藿香、佩兰】

藿香味辛性温，气味芳香，有化湿、解暑、止呕功效。佩兰味辛性平，有解暑、化湿、和中作用。藿香芳香而不猛烈，温煦而不偏燥热，既能散表邪，又能祛湿；佩兰气味芳香，既能表散暑邪，又能化湿浊而定痛。两者合用能芳香化燥，祛暑解表。

二、佩兰配伍药对

佩兰辛，平，入脾、胃、肺经。功效：化湿和中，解暑。药理实验证明，佩兰所含的对伞花烃及醋酸橙花醇酯对流行性感冒病毒有抑制作用。

【佩兰、藿香】 详见“藿香配伍药对”内容。

【佩兰、石菖蒲】

佩兰宣湿化浊，祛胃中陈腐之气。芳香化浊，启脾开胃，用治湿阻所致的胸闷腹胀，呕吐恶心，食欲不振，苔腻，可加厚朴花、砂仁、豆蔻仁、玫瑰、代代花等同用。

【佩兰、泽兰】

佩兰辛、平，入脾、胃经。气味芳香醒脾，化湿解暑，理气而开胃。泽兰辛、苦，微温，入肝、脾血分，活血祛瘀而不峻烈，兼能利水。《本草通玄》载：“泽兰，芳香悦脾，可以快气，疏利悦肝，可以行血，流行营卫，畅达肤窍，遂为女科上剂。”泽兰和血舒脾，长养肌肉之妙，入脾行水，入肝治血，是以窍能通、关节能舒、宿食能破、月经能调、癥瘕能消、水肿能散、产后血沥腰痛能止。概括为“通九窍、利关节、养血气、长肌肉、破宿血、调月经、消癥瘕、散水肿”，补而不滞，行而不峻，为女科要药。两药相合，血气同治，行气活血，化湿利水，将此两药用于水血互阻之闭经、经行浮肿，多可收功。

三、苍术配伍药对

苍术辛、苦，温，入脾、胃、肝经。功效：燥湿健脾，祛风湿。苍术所含的挥发油，少量对青蛙呈镇静作用，大量则呈现中枢神经抑制现象，终至呼吸麻痹而死亡。苍术浸膏作用于家兔及蟾蜍，证明有抑制血糖的作用，大剂量可使血压下降。苍术有明显的排钾、钠作用，但无明显利尿作用。

【苍术、玄参】

苍术、玄参治疗消渴病脾虚湿阻、肾阴亏虚、浮游之火上炎之证取得滋阴降火、运脾壮水之效。

【苍术、香附】

苍术辛苦温，径入诸经；燥湿运脾解郁，疏泄阳明之湿，祛风散寒，通行敛涩；香附辛苦平，乃阴中快气之药，疏肝解郁，理气宽中，为血中气药，开发水谷之气，芳香理气下气最速为妇科之仙药。两者配合，一升一降，散郁开结，燥湿健脾强胃。适宜于脾胃湿浊中阻，情志郁结，气机不畅。中医有“凡诸病因传化失常，气不得升降在中焦”之说，凡遇此症，着重升降脾胃之气，湿化郁解，其症自消。朱丹溪所创的越鞠丸、六郁汤等即是典型代表方剂。

【苍术、川芎】

苍术、川芎，乃改善心脑血管缺氧之良配。苍术味苦辛温，归脾胃经，常治脾虚湿盛，湿困清阳，清阳不升之“中风”“眩晕”。湿盛乏脾，痰由湿生，痰湿重着困脾则清阳失养，血为湿阻，阳为湿困，血气为阴湿所遏，气血难以上养脑窍而发“眩晕”“中风”“胸痹”“心痹”诸证。

川芎辛温入心肝经，活血化瘀，散风止痛，上行头目下行血海，随血气循环灌注无所不及，主治动脉粥样硬化、心脑血管供血不足。动脉粥样硬化、血液黏稠度过高是心脑供血不足主要病因，心脑供血不足归属于中医学“中风、眩晕”“胸痹”“脉痹”范畴，血中气虚，血中气滞，血气不达巅顶是脑缺血、脑缺氧的病理表现及原因。

苍术、川芎，一燥湿、一行气，温化则痰解，痰去则气行，气行则血动，气血运行诸经，百脉得以濡养。两药配合，燥湿化浊升阳，活血化瘀理气，清阳升，气血盛，清窍血气畅通。现代药理研究证明：苍术具有良好改善脑缺氧的作用；川芎中川芎嗪可通过多种途径发挥减轻血液黏稠度、改善血管内皮功能，抑制血管重塑功能。

苍术于中焦醒脾运湿，善治水饮之澼囊，升发胃中之阳气，还能化水湿痰饮，引清气径入诸经。川芎为血中气药，能引诸药使血运达巅顶、血脉顶末之端，现代临床及药理报道，川芎配苍术能改善脑血管病中缺血及缺氧状况。

【苍术、白术】

苍术性味辛、苦，温，入脾胃经，燥湿运脾，祛风除湿，为治疗湿阻中焦要药，又可祛风寒除湿，对寒湿偏盛的病证尤为适宜。夏季暑湿为患，肢体沉重，体态丰盛，倦怠乏力，食欲不振，常用本品芳香化湿、醒脾和胃。

白术味甘性温，入脾胃经，有补气健脾、燥湿利水、固表止汗、益气安胎之功效。生白术除湿益燥、消痰利水，治风寒湿痹、死肌痉疸；制则和中、止渴生津、止汗除热、进饮食、安胎。

苍术与白术均能健脾祛湿，但白术偏于益气，苍术偏于燥湿，白术益气健脾为主，适用于脾虚湿困偏于虚者，苍术以燥湿运脾为主，适用于湿浊内阻，体态丰盛偏于实者；白术还有利尿、止汗、安胎之功，苍术另有发汗解表、入血化血浊、祛风湿、明目（治夜盲）之效。

【苍术、黄精】

黄精性味甘，平，归脾、肺、肾经。补中益气，安五脏，益脾胃，润心肺，填骨髓，助筋骨，除风湿益肾。用于脾胃虚弱，体倦乏力，口干食少，肺虚燥咳，精血不足，内热消渴。常用剂量为 10 ~ 30 克。苍术性味甘温辛烈，苦，归脾、胃经。有燥胃强脾，祛风散寒，明目，发汗除湿之功，还能升发胃中阳气，常用于治疗湿盛困脾之倦怠嗜卧，脘痞腹胀，食欲不振，呕吐，泄泻，痢疾，疟疾等症，可逐痰饮，消肿满。常用剂量为 6 ~ 15 克。黄元御《玉秋药解》："黄精滋润醇浓，善补脾精，不伤胃气，未能益燥，但可助湿"。陶弘景《本草经集注》中言苍术："益津液，暖胃，消谷，嗜食。"两药相伍，黄精可补脾胃之精，润心肺之燥，配苍术以运脾燥湿防黄精助湿，常用于治疗中医消渴病，尤宜治疗消渴上消及中下消兼有脾虚湿盛、肺肾阴虚之证。

【苍术、当归】

苍术与当归配伍是改善脑缺血的良好对药。

【苍术、石菖蒲、半夏】

苍术、石菖蒲、半夏，主运脾化痰。苍术辛、苦，温，入脾胃经燥湿运脾，行脾升阳，发汗明目，适用于形体肥胖、气虚体质之人，高血压、糖尿病、脑缺血之人，头眩晕怠坠嗜卧、哈欠连天，不能运脾升发阳气，化水饮升清阳。石菖蒲为芳香开窍之品，辛香流散，芳香走窜，气薄芬芳，辟秽恶而宣阳，且清香馨远，是归经入脑的重要药物，其馨香可以行气，苦温可以通络，开窍辟秽之中又兼豁痰行血，活血宁神、祛湿辟秽于一体，用本品治高血压病与苍术苦温化湿升阳于一体，除痰祛痰，活血化瘀，运脾化湿祛浊腻之痰饮，又领诸病入脑窍。半夏辛温，体滑性燥，入脾、胃、肝、肾经，燥湿痰，苍术配半夏化湿升阳散郁，升清阳入脑窍，秽浊之邪、垢腻之痰，赖苍术之升，半夏之降而出下窍。

【苍术、茯苓、薏苡仁、冬瓜皮、黄连、秦皮】 详见“黄连配伍药对”内容。

四、砂仁配伍药对

砂仁辛，温，入脾、胃、肾经。功效：化湿醒脾，行气宽中，安胎。

【砂仁、陈皮】

陈皮辛行苦燥温通，为脾肺气分之药，理气健脾之要药。入脾肺二经，能调理脾肺气机，理气健脾和中，燥湿化痰除胀，凡脾胃湿阻气滞最为合适。《本草备要》载：“利水破癥，宣通五脏，统治百病，皆取其理气燥湿之功，久服损人元气。”砂仁气香辛散，性温香窜，补肺益肾，和胃醒脾，快气调中，通行结滞，善芳化中焦湿浊，治脾痛痞胀，温理脾胃气滞，具有健脾气、化脾湿、行脾气、温脾阳之功效，是一味健脾良药，不宜专为利气药。善治湿困脾土、脾胃气滞引起的脘腹胀满，又善治脾阳不足、脾胃虚寒之吐泻。《本草纲目》中载其“醒脾，养胃，通滞气”。两药合用是治疗由于脾胃虚弱，湿阻中焦，气机不利引起的纳呆、纳差的常用药对，还可治奔豚、崩带，能祛痰逐冷，消食醒酒，止痛安胎。

【砂仁、香附】

砂仁辛温，其味芳香入肺，理脾肾之气，纳气于肾，安胎。香附味辛，血中气药，妇人调经必用，通行十二经脉，八脉气分交一切气，内科气郁诸病必备。香附与砂仁相配加甘草，《太平惠民和济局方》名快气汤，治气疾，症见心腹胀满，胸膈噎塞，噫气吞酸，不思饮食等。香砂六君子汤亦由此衍生而运用于临床，《医方集解》谓："(六君子汤）再加香附、砂仁，名香砂六君子汤。治虚寒胃痛或腹痛泄泻。"香附行气消痞、化痰，砂仁快气调中，通行结滞，两者合而能消散中焦痞气，兼能温和脾胃，治脘腹痞闷之症尤宜。

【砂仁、熟地黄】

熟地黄、砂仁，滋补脾肾，不碍胃气。熟地黄性味甘，微温，归肝、肾经，可养血滋阴，补精益髓，用于血虚导致的面色萎黄、眩晕、心悸、失眠、月经不调、崩漏，以及肾阴不足导致的潮热、盗汗、遗精、消渴诸证。亦可治疗腰酸脚软、头晕目眩、耳鸣耳聋、须发早白等一切精血亏虚之证。常用剂量为 12 ~ 30 克。砂仁性味辛，温、香窜，归脾、胃、肾经，补肺、益肾、和胃、醒脾，可化湿，快气，调中，通行结滞，安胎。用于湿阻中焦及脾胃气滞之证。砂仁辛温香通，善于化湿、和胃醒脾，调中道行积滞。治腹痛痞胀，为醒脾和胃之良药。常用剂量为 3 ~ 5 克，入汤剂宜后下。熟地黄虽是补血生精、滋肾养肝之佳品，但是久服最易腻胃碍膈。六味地黄汤、四物汤等带有熟地黄的方剂，久服常要佐砂仁 3 ~ 5 克以行气调中，醒脾开胃，助消化。两药相伍，砂仁既可减除熟地黄滋腻碍胃之弊，又可助熟地黄下纳于肾有利于胃气运行。治疗消渴病肾阴精匮乏，砂仁佐熟地相须而行。

【砂仁、檀香、丹参（丹参饮）】

砂仁辛，温，香窜，补肺益肾，和胃醒脾，快气调中，通行结滞，治腹痛痞满，噎嗝呕吐，上气咳嗽，赤白泄痢，湿热积滞，霍乱转筋。檀香辛，温，调脾肺，利胸膈，咽嗌至胸膈气分，为胸中理气要药，去邪恶能引胃气上升，进饮食，引芳香之物上至极高之分，宜橙橘之属，佐以姜枣，辅以砂仁、豆蔻、益智仁，通行阳明之经，胸膈之上，咽嗌之处。檀香为咽喉至胸膈气分要药，去胸中血脉秽浊之污血。丹参苦，寒，入心、肝经，破宿血、生新血，调经脉，安神定志，通利血脉。

三药合用，功用活血化瘀，行气止痛，治胸脘腹痛，现代应用治疗气郁血瘀型冠心病，方中重用丹参活血化瘀为君，砂仁行气止痛纳气为臣，檀香宣畅气机，擅理肺脾之气，利膈宽胸为佐使，气血通畅，则疼痛自止。治冠心病、风心病与瓜蒌薤白半夏汤合用治食管炎、食管肿瘤。

第五章 利水渗湿药

凡以通利水道、渗除水湿为主要功能的药物，称为利水渗湿药。服用这类药物后，能使小便通畅，尿量增多，所以又称利尿药。这些药物大都味淡气平，故又称淡渗利湿药。

本类药物适用于水湿停蓄体内所产生的小便不利、淋沥涩痛，脚气水肿，以及由于湿、热内蕴而产生的腹泻、黄疸、湿温、疮疹等证。对于水湿内停而致的痰饮，以及湿邪与风邪夹杂而成的风湿，虽然需要运用化痰药或祛风湿药进行治疗，但也往往需要配合利水渗湿药同用。

利水渗湿药对阴亏津少的病证，必须慎用。

一、茯苓配伍药对

茯苓甘、淡，平，入心、肺、脾、肾经。功效：利水渗湿，健脾和中，宁心安神。《神农本草经》："久服安魂养神，不饥延年"，性味甘平，有渗湿利水，健脾和胃，安神宁心的作用。茯苓不仅是良药，还是延年益寿，抗衰老佳品。药理研究证明，茯苓中富含茯苓多糖，可调节人体免疫功能，提高人体抗病能力，起到防病、延缓衰老作用。茯苓能使血中氧合血红蛋白释放更多的氧，以供给肌肉细胞；同时，还可使细胞组织（包括皮肤、黏膜、毛发等）活力增强。动物实验证明茯苓有利尿作用，能促进钠、氯、钾等电解质排出，可能是抑制肾小管重吸收的结果。茯苓有降血糖作用。

【茯苓、桂枝】 详见"桂枝配伍药对"内容。

【茯苓、炒薏苡仁】

茯苓味甘、淡，性平，归心、肺、脾、肾经，有渗湿利水，健脾止泻功效。炒薏苡仁味甘淡，微寒，有健脾除风湿除痹，止泻的功效。若既要健脾，又要清热渗湿，可生、熟薏苡仁并用。两药配合，渗湿健脾，治疗兼顾关节酸痛，药性缓和，是平补利湿常用之品。

【茯苓、杏仁】

两药同用，出自《金匮要略·胸痹心痛短气病脉证治第九》："胸痹，胸中气塞，短气，茯苓杏仁甘草汤主之。"茯苓甘淡，益脾助阳，淡渗利窍除湿，色白入肺，泻肺而下通膀胱，可利水渗湿、降气除饮。杏仁味苦性温，苦能降肺，辛能宣肺，可止咳平喘，两药同用有宣降肺气、除饮、止咳之功效。《沈注金匮要略》中载："此痹胸中之气也，邪气阻塞胸膈，肺气不得往来流利，则胸中气塞短气。方用杏仁通调肺气，以茯苓渗导饮湿下行，甘草和中，邪去则痹开而气不短矣。"故两药可用于痰饮阻肺如上呼吸道感染、肺炎、支气管炎等引起的胸闷、咳嗽、咳痰、短气的治疗。

【茯苓、人参】

茯苓甘、淡，平，入心、肺、脾、肾经，宁心安神，健脾和胃，淡渗利湿。人参生凉、熟温，为补气要药，入心、脾、肺经。补虚固脱，补脾益肺，宁心安神，益智生津，治重病、久病，大出血后虚脱，津伤口渴，肺虚气促、喘促，脾虚食少，久泻，尿频。人参、茯苓为开心散的核心配伍，能够提高痴呆患者的智能水平可治疗老年痴呆。药理研究发现，人参、茯苓对药主要通过干预神经系统、免疫系统和内分泌系统这三条途径改善老年神经系统，促进认知能力、学习能力恢复，具有调节神经、内分泌、免疫网络的潜在药理作用，临床疗效和药理药效学证明人参、茯苓配伍可达到安神益智、养心宁神之功。

【茯苓、甘草】

茯苓宁心定悸，消痰利水，《伤寒论》应用茯苓主要发挥其利水祛饮作用。对于痰饮所致的心下悸，茯苓利水祛湿、宁心定悸；甘草生者泻心下之痞，熟者能补中气之虚，功能化生气血，缓急养心。甘草可调节心律，治疗心律不齐、脉结代、心动悸、脉搏忽快忽慢等症状。两者配伍，清代汪昂《本草备要》有论述："甘草得茯苓，则不资满，而反泄满。"茯苓利水渗湿，健脾安神，补而不滞；甘草健脾益气。两药合用，一方面增强健脾功效，另一方面茯苓的淡渗之性能约束甘草甘缓之性，从而避免甘草碍湿中满的不良反应，两者配伍治疗脾虚饮停、阳虚水泛等因虚致水的证候。现代研究表明，甘草中的甘草黄酮与甘草次酸具有显著的抗心律失常作用，对人体的心血管系统有良好的保护作用。凡患者惊悸不安，自觉内心忐忑，茯苓与甘草合用有良效；同时，茯苓、甘草配伍龙骨、牡蛎，用以调理精神疾患，如受惊而恐、遇事则惧、噩梦不断等，皆有明显作用。

二、薏苡仁配伍药对

薏苡仁甘、淡，凉，入脾、胃、肺经。功效：利水渗湿，除痹，清肺排脓，健脾止泻。现代药理研究证实，薏苡仁酯能抑制艾氏腹水癌生长。用石油醚浸出的薏苡仁油对离体的心脏、肠管及子宫均有兴奋作用。薏苡仁提取物薏苡仁油可减少肌挛缩，使肺血管显著扩张，并有降血钙、血脂及利尿作用。《本草经疏》曰："薏苡仁，性燥，味甘入脾补脾，味淡能渗湿能除湿，故主筋骨挛急，不可屈伸，风湿痹，除筋骨邪气不仁，利肠胃，消水肿，令人能食。"研究发现，薏苡仁中薏苡酯、亚麻酸有抗癌作用，还能减轻肿瘤患者放化疗的副作用，被誉为"抗癌食品"。

【炒薏苡仁、茯苓】 详见"茯苓配伍药对"内容。

【薏苡仁、川芎】

薏苡仁甘、淡，凉，入脾、胃、肺经，渗湿健脾，消水肿、理痹、脚气、疝气；补肺清热，治肺痈、肺痿、咳吐脓血，又治风热筋急拘挛。对多囊卵巢综合征（PCOS）患者常用薏苡仁以健脾利湿走下，用量较大，多为 15 ~ 20 克。川芎味辛、性温，归肝、胆、心包经，活血行气，散风止痛。薏苡仁与川芎合用，后者用量一般不超过 6 克；用川芎之温性制薏苡仁之凉性，而薏苡仁味厚下沉制川芎上行之性，使其下行血海。两者合用，通利之效明显增强，常用于 PCOS 患者经治疗后血海充实之时，以因势利导促其排卵。

【薏米（薏苡仁）、竹茹】

薏米（薏苡仁）甘淡凉，淡湿清脾热而健脾，风热引起筋脉拘急。竹茹甘而微寒，开脾土之郁，清肺金之燥，凉血清热，治上焦烦热。两药联合应用，通经络、化痰热（热痰）作用较好。

【薏苡仁、忍冬藤、半枝莲】

薏苡仁性味甘、淡，凉，归脾、胃、肺经。可利水渗湿，健脾，除痹，清热排脓。用于小便不利、水肿、脚气、脾虚泄泻、风湿痹痛、筋脉挛急及肺痈、肠痈等。由于薏苡仁性偏凉，能清利湿热，故适用于湿热淋证，亦适用于湿温病邪在气分，湿邪偏胜者。常用剂量为 10 ~ 30 克，健脾炒用，其余生用。除入汤剂、丸散外，亦可作羹或同粳米煮粥而食用，为食疗佳品。

忍冬藤甘，寒，归肺、胃经。清热解毒，疏风通络。主治寒热身肿。久服轻身，长年益寿。用于温病发热、热毒血痢、痈肿疮疡、风湿热痹、关节红肿热痛。常用剂量为 20 ~ 30 克。

半枝莲味辛、苦，性寒，归肺、肝、肾经。可清热，解毒，散瘀，止血，定痛。治吐血，衄血，血淋，赤痢，黄疸，咽喉疼痛，肺痈，疔疮，疮毒，癌肿，跌打刀伤，蛇咬伤。常用剂量为 10 ~ 30 克。

此角药有清热解毒、利湿排脓之功，为简且廉的广谱抗癌药组，胃癌、食管癌等消化系统肿瘤在辨证和辨病时可合用。

三、车前子配伍药对

车前子为车前科多年生草本植物车前的成熟种子，甘，寒，入肝、肾、小肠、肺经。功效：利水，通淋，止泻，明目，祛痰止咳。车前子有显著利尿作用，不仅增加水分的排泄，而且使尿素、氯化物及尿酸的排泄量也增加。

【车前子、车前草】

车前草即车前的全草入药用。性味、功效与车前子相似。一般用量为五钱至一两，煎服。车前子与车前草作用于呼吸中枢有显著的止咳作用，且能增进气管黏液的分泌，且呈祛痰作用；还能抑制痢疾杆菌及皮肤真菌的生长；此外，尚有降血压作用。两药配合适宜气管感染且兼下利，尿路感染者尤为适用。

【车前子、泽泻】

车前子甘寒，清肺肝风热，渗膀胱湿热，利小便而不走气，利水道而不伤精窍，利水而不耗肾气。车前子降压主要是通过利尿，排钠氯而起作用。泽泻甘淡，寒，归膀胱、肾经。泻肾经之水邪，专利湿行水，治消渴痰饮，肿胀水痞，尿血泄精，乃泻膀胱之邪气，利尿降压，保持电解质平衡。对于高血压兼目昏目赤尿黄尿少者，或其他药物降压效果不好时，车前子配泽泻疗效更显著。

四、茵陈配伍药对

茵陈辛、苦，微寒，入脾、胃、肝、胆经。功效：清利湿热，退黄疸。

【茵陈、生麦芽】

茵陈苦寒，入肝、胆经，为治黄疸之君药；为青蒿之嫩者，得初春少阳生发之气引清气上行，与肝木同气相求，泻肝热兼疏肝郁，顺肝木之性。麦芽甘，平，入脾、胃经，开胃消食，下气回乳，为谷之萌芽，生用之亦善顺肝木之性使不抑郁。两药伍用，性皆升发，相辅相成，相得益彰，善疏肝气而不至过于升提，顺肝木之性使之柔和不至起反动力也。可治类中风证属肝肾阴亏，肝阳偏亢，气血逆乱者，或胃气不降，或肝气郁兼胃气不降，脉弦而长者。还可治不寐，证属肝血虚损；肝火上升者，以及胁痛肝气不疏者。

【茵陈、白芷、桑白皮】 详见“白芷配伍药对”内容。

【茵陈、大黄、栀子（茵陈蒿汤）】

茵陈苦、辛，微寒，归肝、胆、脾、胃经，功擅清热利湿退黄。大黄苦寒，入脾、胃、大肠经，泄热逐瘀，通利大便。栀子苦寒，归心、肺、三焦经，泻心肺之邪热，使之屈曲下行，从小便出。茵陈蒿汤方中大黄用量仅用二两，而茵陈可用至 30 ~ 60 克，与大黄比例为 3∶1。三药合方，清热利湿，泄热逐瘀。

【茵陈、田基黄、垂盆草】

茵陈苦寒可清热解毒退黄；田基黄可清热解毒，利湿退黄，活血消肿；垂盆草可清热利湿，消痈退肿。三药合用可以治疗由化疗引起的转氨酶升高导致的恶心、厌油腻、纳差乏力、肝区不适、腹胀、便溏或皮肤黄染等。《全国中药成药处方集》（上海方）言其“主治咳嗽痰涌，痰多作恶”。临床观察发现，其对风寒咳嗽，喘息气急，湿痰冷饮，胸脘满闷，久咳不愈，顽痰不化，恶心欲呕，大便溏泄等有独特之功。

五、赤小豆配伍药对

【赤小豆、绿豆】

赤小豆甘、酸，平，入心、小肠经，清热、利水、除湿、解毒、排脓，性善下行，治水肿、脚气、黄疸、泻痢，治痈肿、腮腺炎；绿豆清热解毒，皮胜于豆。常黑豆（补肾阴而养血平肝，清虚热而止盗汗），三豆合用，名“扁鹊三豆饮”，广泛用于妇人面部色素沉着之雀斑、先兆子痫、妊娠恶阻等属于肝旺血热、湿热内蕴、冲脉气逆者。

第六章　祛风湿药

凡能祛除肌肉、经络以及筋骨之间的风湿之邪，从而解除痹痛的药物，称为祛风湿药。

痹痛的症状主要有肢体疼痛、关节不利、筋脉拘急或麻木不仁等。一般认为，如果疼痛游走不定，是为风邪偏胜；疼痛较剧而恶寒怕冷，是为寒邪较胜；疼痛而有重着感觉，是为湿邪偏胜；局部出现红肿热痛或有发热，是为热邪偏胜。

祛风湿药主要具有祛风湿、通经络的功效，但是它们的药性又各有偏胜，在使用时，须根据具体情况选用有关的药物。

此外，在使用祛风湿药时，还需适当选择配伍才能增强疗效。如病邪在表者，当配解表药同用；如病邪入于经络或筋骨，以致气血凝滞者，当配活血通络药同用；如邪热炽盛者，当配清热药同用；如气血两亏者，则又当配补养气血药同用，以扶正祛邪。

一、秦艽配伍药对

秦艽味苦、辛，性平，入胃、肝、胆经。功效：祛风湿，退黄疸，除虚热。秦艽生物碱甲对动物甲醛性或蛋白性关节炎有抗炎作用，其药理作用是通过神经系统间接刺激脑垂体，使肾上腺皮质功能亢进，皮质激素分泌增加，有一定的抗组织胺和抗过敏性休克的作用。动物实验证明，秦艽有一定的镇痛、镇静和解热作用。秦艽的水及乙醇的浸出液能使麻醉动物血压下降；乙醇浸液对葡萄球菌、痢疾杆菌、炭疽杆菌、伤寒杆菌、肺炎杆菌皆有抑制作用；水浸液对皮肤真菌有不同程度的抑制能力。

【秦艽、威灵仙、海桐皮（肩背痛方）】

秦艽辛散苦泄，质偏润而不燥，为“风中之润剂”“三痹必用之药”，凡风湿痹痛，筋脉拘挛，骨节酸痛，无论新久，均可配伍使用。威灵仙通行十二经络，对全身风湿痛均适宜。海桐皮入血分治风蹶、顽痹、腰膝疼痛，可祛风祛湿，行经络达病所。产后感寒入骨非此不能除。现代研究证明，三药均有抗炎止痛作用，对风湿引起的肩背痛、膝关节拘急冷痹尤为适用。

二、豨莶草配伍药对

【豨莶草、海桐皮】

豨莶草辛、苦，寒，入肝、肾经，治肝肾风气，四肢麻痹、骨间冷、骨痛膝冷、风湿诸痹，亦能行大肠气，妇人久冷尤宜。海桐皮苦平，入肝、肾经，治风湿顽痹、麻木、腰膝疼痛、跌打损伤，治龋齿痛，生物碱含箭毒样物质，对横纹肌有松弛作用，对中枢神经有镇静作用，毒性反应表现为对心脏的抑制作用引起心律紊乱及血压降低，是天然治疗帕金森病的良药。两药合用，祛风湿，适用于风湿痹病。

【豨莶草、鸡血藤】

豨莶草、鸡血藤，可活血补肝肾且降血压。豨莶草味辛、苦，性寒，入肝、肾经，有祛风湿、通经络、清热毒之功，适用于风湿痹痛、四肢麻木、关节屈伸不利、中风后手足不遂及湿热疮疡、皮肤瘙痒等。《本草图经》言其治肝肾风气、四肢麻痹、骨肩痛、腰膝无力。药理研究证明本品含生物碱，有抗炎、降压、抗菌及抗风湿作用，治风湿痹病宜制用，治痈肿宜生用。鸡血藤味甘、苦，入肝、肾二经，苦而不燥，温而不烈，药性和缓，养血调经，又兼补血之功，具有散气活血，舒筋活络，养血调经之功，治疗腰膝酸痛、麻木瘫痪、月经不调。鸡血藤是强壮性补血活血药，适用于贫血之神经麻痹，如肢体及腰膝酸痛、麻木不仁症，又用于妇女月经不调、月经闭止。现代医学证明，鸡血藤能使红细胞增加，血红蛋白升高，确有补血作用；鸡血藤煎剂能抑制心脏和降低血压、调节脂质代谢、降血脂；鸡血藤水提取物有抗噬菌体作用，能抑制肿瘤起到抗癌作用，对宫颈癌抑制率能达到 90% 以上。

【豨莶草、黄芪】

黄芪甘，温，入肺、脾经，有补中益气固表，利水托疮生肌之功，治脾胃虚弱，表虚自汗盗汗；治气虚浮肿，痈疽久不破溃，溃久不敛。豨莶草、黄芪合用，可舒张血管、利水而降压。

【豨莶草、伸筋草、老鹳草（三草汤）】

三药均有祛风湿、通经络作用，常用于各种风湿痹痛等。豨莶草“治诸风、风湿症，……手足麻木，痿痹不仁，筋骨疼痛，湿气流痰，瘫疾痿软，风湿痰火”等（《滇南本草》）。老鹳草，《本草纲目拾遗》言能“去风，疏经活血，健筋骨，通络脉。治损伤，痹症，麻木”。伸筋草舒筋活血通络，可治筋脉痉挛疼痛。三药合用，能改善中风后肢体运动失灵、拘挛疼痛等病症。

第七章 温里药

凡能温里祛寒，用以治疗里寒病证的药物，称为温里药，又称祛寒药。

温里药性偏温热，具有温中祛寒及益火扶阳等作用，适用于里寒之证，即《黄帝内经》所说的“寒者温之”的意义。所谓里寒，包括两个方面：一为寒邪内侵，阳气受困，而见呕逆泻利、胸腹冷痛、食欲不佳等脏寒证，必须温中祛寒，以消阴翳；二为心肾阳虚，阴寒内生，而见汗出恶寒、口鼻气冷、厥逆脉微等亡阳证，必须益火扶阳，以除厥逆。

临床使用温里药时，应注意以下几点：

1. 外寒内侵，如有表证未解的，应适当配合解表药同用。

2. 夏季天气炎热，或素体火旺，剂量宜酌量减轻。

3. 温里药性多辛温燥烈，易伤津耗液，凡属阴虚患者均应慎用。

一、附子配伍药对

附子属阳中之阳，其性浮而不沉，其用走而不守，通行十二经脉。温阳祛寒，适用于命门火衰证。附子能引补气药以复散失之元阳，引补血药以滋不足之真阴，引发散药开腠理以逐在表之寒湿。

【附子、肉桂】

附子辛、甘，大热，走而不守，通行十二经。肉桂辛、甘，大热，气厚纯阳，入肝、肾、心、脾血分，守而不走，大补命门相火之不足而益阳治阴，两药性味辛热，配伍以补命门而暖胞宫，散寒凝而止诸痛。用其治寒凝痛经、宫寒不孕、精冷阳事不足等多配合干姜、小茴香、巴戟天等药。

药理研究：肉桂有抑制中枢神经的作用，表现为镇静、镇痛和解热，其有效成分证明为桂皮醛。实验表明，桂皮醛可以透过皮肤，其累积透过量可随透皮时间的延长而增加，皮肤的厚薄对透过量的影响可以通过延长时间减少或增长。附子配肉桂可促进附子有效成分溶出，更好地引导附子发挥温里助阳作用，以及肉桂引火归元的作用。

【附子、干姜】

附子辛、甘，大热，有毒，大热纯阳，其性浮而不沉，其性走而不守，通于十二经，无所不至，能引补气药以复散失之元阳，引补血药以滋不足之真阴，引发散药开腠理以逐在表之风寒，引温暖药达下焦以祛在里之寒湿。

干姜辛，热，无毒，温脾散寒，散陈寒痼冷，通心助阳而补心气，同五味子利肺而治寒饮咳嗽。干姜引以附子能入肾而祛寒湿，能回脉绝元阳。

附子、干姜温阳祛寒、温补脾肾，适用于阳气衰微、阴寒内盛之里虚寒证。适用于宗气生成不足脾肾阳虚型缺血性冠心病。

【附子、全蝎】

附子辛甘大热，纯阳通行十二经，走而不守，能引气药以复散失之元阳，引补血药以滋不足之真阴，引发散药开腠理以逐在表之风寒，引温燥药达下焦以祛在里之寒湿。全蝎色青、褐、黑，味辛，性平，有毒，为治疗痉挛抽搐之要药。李杲认为：全蝎为“治风要药”，其药力作用极强，通达内外，《玉楸药解》谓其“穿筋透骨，逐湿祛风”。

附子 6 克先煎 1 小时，全蝎 3 克研末，两药合用，温阳熄风止惊，散寒通络止痛。《证治准绳》用上述两味药为方，附子温阳祛寒除湿，全蝎熄风搜风通络解痉，治疗顽固性风湿痹病、头痛、抽搐等症，每建殊功。

【附子、刘寄奴】

刘寄奴苦温，通血通经，除癥下胀，止金疮血。刘寄奴有良好的活血化瘀利水作用，因此可治疗瘀血溺癃症，尤适用于前列腺肥大引起之癃闭、子宫粘连、输卵管粘连、输卵管不通。附子治疗老年阳虚患者寒湿逗留，阴阳俱损，气化不行为本虚标实之证，若为肾气不足，气虚瘀阻，黄芪配刘寄奴、配六味地黄补阴益气以通淋。

【附子、人参】

炮附子大辛大热，其性走而不守，上下内外无处不到，升降出入尽所宜之，上通心阳通脉，中温脾阳散寒，下助肾阳之命火，主脏腑沉寒，四肢厥逆，能壮元阳，温散寒邪，三阴寒毒非此不能散，三阳厥逆舍此莫能挽，为温里药之长，除寒湿之要药，阳虚寒凝导致虚寒，虚寒得补虚。人参甘、苦，生微凉、微苦、微寒，熟甘、温，大补肺中阳气/元气，开心益智，安精神，定魂魄，止惊悸，除烦渴。人参大温大补元气，附子回阳救脱，适用于心肺脾气虚弱，元阳不足者，温补以壮元阳；阳气欲脱病证，阳虚导致虚寒，导致身体痛，骨节寒，体倦乏力，元气亏虚证，附子与人参配伍，最早见于《伤寒论》附子汤中。

【附子、仙灵脾、黄芪（肾病对药）】

由于慢性肾炎的主要证型之一为脾肾阳虚，所以其重要治则是温补脾肾。附子、仙灵脾为对，不仅可以温肾，还有促肾上腺皮质激素样作用。附子、黄芪为对，可固表益气培本，解毒利尿，改善微循环，且有利于肾功能之恢复。

【附子、干姜、甘草（四逆汤）】

附子味辛性温，通行十二经，火性迅发，无所不到，故为回阳救逆第一品药。干姜辛热，归肺、脾、胃经，走而不守，专散里寒，助附子以回阳救逆，通经散寒，大有回阳之力。甘草甘温，通行十二经，温中养阳，中焦阳气为元气升降之枢，下可鼓舞肾阳之升，上可温散闭郁之寒，故以甘草之甘温，温养阳气。

【附子、干姜、葱白（白通汤）】

葱白辛温，归肺、膀胱经，专主发散以通上下之阳气。附子辛温，大热，回阳消阴，治其本，宣通上下之阳。干姜辛温，逐寒邪而发表，除胃冷而守中。三药合用，葱白通上焦之阳下交于肾，附子启下焦之阳上承于心，干姜温中土之阳以通上下，上下交、水火济则利自止矣。

【附子、肉桂、炮干姜、吴茱萸、小茴香——温里药的应用】

慢性泄泻病位在中焦，在脾胃。脾失健运，水谷不化，走下而为泻，泻久耗伤阳气，损及肾阳，又因脾虚水谷精微不能输布，肾阳不得充养，终成脾肾阳虚，阳虚则寒，故久泻患者多形寒肢冷，或得寒腹痛泻重。治疗慢性结肠炎时，亦注重温里药的使用，常用附子、肉桂、炮干姜、吴茱萸、小茴香等。临床需注意的是，温里药性温热、燥烈，故用量较少，3 ~ 5克。

二、丁香配伍药对

【丁香、柿蒂】

丁香辛温纯阳，温中降逆，补肾壮阳，暖阴户治胃冷壅胀，呕哕呃逆。柿蒂苦温，降气开郁化痰止呕。两药合用，温胃降气，散寒止呃，对中焦虚寒，气机上逆所致的寒证呃逆用之适宜。如热证明显之呃逆，可用柿蒂配枇杷叶、竹茹等。对顽固性呃逆应详究病因，细辨病机，综合辨证施治，仅凭丁香、柿蒂二味，其效不甚理想。崔德成老中医曾治一例呃逆中阳不振患者，用过多种降逆止呕之方，其效甚微，用理中汤加枇杷叶治疗而取效。

第八章　开 窍 药

凡具有通关开窍回苏作用的药物，称为开窍药。

开窍药善于走窜，功能通窍开闭、苏醒神识，主要适用于热病神昏，以及惊风、癫痫、中风等病出现卒然昏厥的证候。临床常用作急救之品。

开窍药一般用于神昏内闭的证候。但闭证有寒闭、热闭之分，寒闭者多见面青身冷、苔白脉迟；热闭者多见面赤身热、苔黄脉数。治寒闭宜温开宣窍，须配祛寒药同用；治热闭宜凉开宣窍，须配清热药同用。

本类药物只可暂用，不宜久服，久服泄人元气；而且辛香走窜，对大汗亡阳引起的虚脱及肝阳上亢所致的昏厥，都应慎用。

石菖蒲配伍药对

石菖蒲为天南星科多年生草本植物石菖蒲的根茎，处方用名为“石菖蒲、鲜菖蒲、鲜石菖蒲”，味辛、苦，性温，入心、胃经，有化痰湿，开窍，和中辟浊之功效。

石菖蒲为芳香之品，辛香流散走窜，气薄芬芳，辟秽恶而宣清阳，且清香馨远，是归经入脑的要药。功用：辛香通窍化痰解郁，安神通脉。其味辛香可以行气，苦温可以通络，开窍辟秽浊，又兼豁痰行气，活血宁神祛湿于一体，可用本品治疗脑病。除痰祛痰，活血通络，补肝益心，开心孔、利九窍、明耳目、发音声，祛湿逐风，除痰消积，开胃安中，疗噤口毒痢，誉为水草之精英，神仙之灵药。

【鲜石菖蒲、佩兰叶】 同“佩兰配伍药对”内容。

【石菖蒲、苍耳子】

苍耳子辛、苦，性温，善发汗，散风湿，上通脑顶下行足膝，外达皮肤，治头痛目暗，齿痛、鼻渊、肢挛痹痛、瘰疬疮疥，采根叶熬，名乃应膏，治遍身瘙痒。

石菖蒲、苍耳子通窍化脓。合辛夷、白芷治慢性鼻窦炎，合蝉蜕、龙胆草治急性中耳炎。

石菖蒲“开心孔，补五脏；窍，明耳目，出音声”（甄权），其治心窍、鼻窍、耳窍、前阴之功能不同，配有不同。石菖蒲、远志、茯神三味治怔忡、健忘，出自《证治准绳》琥珀养心丹；治恍惚不安，则出孔圣枕中丹。若治蒙蔽心包，用菖蒲、郁金，即菖蒲郁金汤，治伏邪风温，辛凉发汗后表邪虽解，暂时热退身凉，而胸腹灼热不除，继则灼热自汗，烦躁不寐，神识时昏时清，夜多谵语，脉数舌绛，四肢厥而脉陷。

【石菖蒲、茺蔚子（益母子）】

茺蔚子活血化瘀，石菖蒲通窍醒神。两药合用，现代治一氧化碳中毒所致的昏迷、痉厥、神志失常，神昏合安宫牛黄丸，痉厥加全蝎、地龙，失语加鲜竹沥、天竺黄，强心复脉用西洋参、黄芪、远志等。亦可用于治癫痫等病。

【石菖蒲、郁金】

两药合用，芳香通窍，化痰解郁，安脑通脉。治癫痫，配僵蚕、地龙、天麻、钩藤，治流行性脑脊髓膜炎之神志昏迷，可配羚角、钩藤、龙胆草、连翘。还可与丹参饮、温胆汤，同用治痰瘀互结之冠心病。

郁金，小量（3 ~ 6 克）可治疗传染性肝炎，有升高血清白蛋白作用，10 ~ 15 克清肝凉血，重用 30 ~ 60 克对肾结石、输尿管结石、膀胱结石有排石作用。郁金药性轻扬，能散郁滞，顺逆气上达巅顶，善行下焦。

【石菖蒲、生蒲黄】

生蒲黄甘，平，厥阴心包、肝血分药，生用性滑，行血消瘀，通经脉，利小便，祛心腹膀胱寒热，治疗跌打损伤、疮疖诸肿。炒黑性涩，止一切血，崩带泄精。

两药合用通窍启闭，用治神经症。神志不清，目呆语迟，亦可治中风舌强失语，蒲黄为施今墨治失语之专药。

【石菖蒲、益智仁】

益智仁辛热，入脾心肾，主君相二火，补心气、命门、三焦之不足，既能固涩精气，又能开发郁结，使气宣通，温中进食，摄涎唾，治寒气犯胃，呕吐泄泻，冷气腹痛，崩带泄精。

石菖蒲分清化浊，通利水道。治频尿小便不利。用于尿路感染、慢性前列腺炎，合萆薢、益智仁、乌药，即萆薢分清饮，治温肾利湿，分清降浊。治真元不足，下焦虚寒，小便白浊，频数无度，漩白如油，澄脚则稠如膏糊。

【石菖蒲、远志】

石菖蒲、远志是临证常用祛痰开窍药对之一，两者相济奏功，使气自顺而壅自开，痰浊消散不蒙清窍，清窍神明则神宁。

石菖蒲配远志源自《圣济总录》的远志汤。据《神农本草经》上品所载："菖蒲味辛温，主风寒湿痹，咳逆上气，开心孔，补五脏，通九窍，明耳目，出音声；久服轻身，不忘，不迷惑。"观菖叶两支，根茎盘络，悉从中心透发而出，故能开人心孔，而心孔为诸脉络之宗主，其挛结屈曲之状俨然相似，心孔开而九窍皆通，九窍通灵，则脏气自得其补益而轻身。明耳目者，是通九窍之应；出音声、不忘、不迷惑者，乃开利心孔之验；痹者，闭塞不通，属风寒湿三种，相合而成；咳逆上气，为毫窍固拒，肺气壅遏而致喘咳之证。菖蒲味辛气温，归心、胃经，具有通窍开心，理气化湿功效，阳气开发，芬芳轻扬，外充百骸，温胜湿寒，辛兼横走，善四达搜涤而散邪结，则郁痹喘咳自舒解而向愈。

《神农本草经》云："远志味苦，温。主咳逆伤中，补不足，除邪气，利九窍，益智慧，耳目聪明，不忘，强志倍力。"远志归心、肾、肺经，可振奋心阳。《本草正义》记载："又古有远志能交通心肾之说，则心阳不振、清气下陷，及肾气虚寒，不能上升者，以远志之温升，举其下陷，而引起肾阳，本是正治。"可见远志有交通心肾之功。

石菖蒲芳香开心窍下交于肾，远志温升引肾阳上交于心，一开一引助心肾相通；石菖蒲理气化湿和胃，远志去心下膈气调中，促中焦升降助心肾相通；故石菖蒲配远志相须为用，交通心肾，使水火既济，改善睡眠质量。用于治疗失眠、健忘、惊恐不安、恍惚不安；中风神志不清，舌强语謇，精神抑郁，表情淡漠，如痴呆状；头晕眩，心悸怔忡。常与人参、白术、茯苓、茯神、麦冬、酸枣仁、牛黄、朱砂为细末，龙眼肉熬膏作蜜丸，日三次，治健忘，预防老年痴呆。

【石菖蒲、远志、茯神】

石菖蒲、远志、茯神，安神定志。葛洪在《肘后备急方》中提出："心孔昏塞，则多忘喜误。"孙思邈立定志小丸治心气不定、五脏不足、善忘者，以辛温之菖蒲伍远志之苦温，辛开苦降，可通利散结而壅自开，九窍自利；人参得天地精华纯粹之气，钟地土之广厚，久而成人形，气冠群草，三才俱备，故补人体五脏；茯神秉松木之精华，藉土气以成质，甘淡性平，甘能补中，淡能利窍，有土位中央而旋转枢机之功。诚为老年痴呆之首选，开口散方之绝配。

第九章　安神药

凡以镇静安神为其主要功能的药物，称为安神药。

安神药分为两类：属于质重的矿石药及介类药，取其重则能镇，重可去怯的作用，为重镇安神药，多用于实证；属于植物药而取其养心滋肝的作用，为养心安神药，适用于虚证。

本章所介绍的药对适用于心神不安，心悸，失眠，惊痫，狂妄，烦躁易怒等症。如因邪热炽盛，须合清热降火药；肝阳上越，须配平肝潜阳药；对于心血或肝阴不足，须配滋阴补血药同用。

第一节　重镇安神药

本节药物具有镇静安神的功效，能镇定浮阳，适用于心神不宁、躁动不安等症。如因邪热炽盛，须合清热降火药同用；若肝阳上越，应与平肝潜阳药配合同用。

一、磁石配伍药对

【磁石、珍珠母】

磁石辛、咸入肾，镇养其阴，补肾益精，使神水不外移，通耳明目，治惊痫。珍珠母甘、咸，性寒，入心、肝经，镇心安魂。两药合用，定惊安神，适用于心悸、少寐病。

【磁石、代赭石】

磁石咸，寒，入心、肝、肾经，具有重镇安神，益肾纳气，平肝潜阳的功效。现代药理研究报道，磁石具有补血和镇静中枢神经的作用。

代赭石色赤性凉，生血凉血，入肝、心包经，养血气、平血热，能补血与人身元气相系。磁石咸，寒，色黑入肾，且黑能止血，又入心、肝经，质重沉降，益肾纳气，能引肺金之气纳气入肾，补肾益精，除烦祛热，通耳明目。两者同用，重坠养血，实有相得益彰之妙。代赭石之用，可谓标新立异、别出心裁，谓其："又善镇虚逆气，降痰涎，止呕吐，通燥结，用之得当能建奇功。"

两者伍用，多用于妇女崩漏等证的治疗。据现代药理研究，磁石主要为四氧化三铁（Fe_3O_4），尚含锰、铝、铅、钛等。火煅醋淬后，主要含三氧化二铁及醋酸铁等。因此，磁石除有镇静作用外，还对缺铁性贫血有补血作用。

二、龙骨配伍药对

【龙骨、牡蛎（金石镇潜，扶正固脱）】

龙骨甘、涩，平，入心、肾、大肠、肝经，质最黏涩，具有敛收之力，故能收敛浮越之元气，涩肠益肾，安魂镇惊，固涩收脱，固精止汗，治疗惊痫、吐衄、崩带；其性又善利痰，收敛之中仍有开通之力。牡蛎咸，微寒，为肝、肾血分之药。能收沉伏之阳气，咸能软坚化痰，善消瘰疬、结核，老血癖症，止呃逆，固精，涩以固脱，治遗精、崩带，止嗽，敛汗；其咸微寒以清热补水，治虚劳烦，以水滋木，则肝胆自得其养，且其性善收敛有固涩之力，则胆得其助而惊恐自除，其质类金石有镇惊之力，则肝得其平而恚怒自息矣。且两药敛正气而不敛邪气，开通化滞又寓于收敛之中；龙骨益阴之中能潜上越之浮阳，牡蛎益阴之中能摄下陷之沉阳。两药伍用，相互促进，敛正祛邪，安魂定魄，镇肝敛神，益阴潜阳，开通化滞之中寓以收敛，软坚散结，宁心固肾，安神清热，收敛固脱，涩精止血、止带之力益彰。

将龙、牡伍用，用途颇广，临床多用于虚劳、自汗、多梦纷纭，精气不固；阴阳两虚，有将脱之势；心虚怔忡，惊悸不眠，以及血淋及膏淋；小便频数，遗精白浊，或兼疼涩；崩漏、带下诸症。还可用于因思虑生痰，因痰生热，神志不宁；内中风证属阴虚阳亢，肝阳上亢者；胁下胀痛，咳血、吐血，久久不愈者。

“并精出入者谓之魄，随神往来者谓之魂”，将龙、牡伍用，多用发挥，颇具新意。其治神经衰弱诸症，确有镇静安眠之功。其治疗机制，正如张锡纯云：“人身阳之精为魄，阴之精为魂。龙骨能安魂，牡蛎能强魄。魂魄安强，精神自足，虚弱自愈也。是龙骨、牡蛎，固为补魂魄精神之妙药也。”又谓：“龙骨入肝以安魂，牡蛎入肺以定魄。魂魄者心神之左辅右弼也。”

龙骨、牡蛎相伍，其用量不同，作用各异

1. 柴胡加龙骨牡蛎汤：治胆火热乘于心，心神不宁，因而胸满烦惊者，龙骨、牡蛎各两半，以镇固之。火气内迫，心阳受伤之烦躁，用桂枝三两（9～10克）、甘草三两（9～10克），以龙骨三两（9～10克）、牡蛎三两（9～10克），以镇纳除烦，治火逆轻症。

2. 桂枝龙骨牡蛎汤：治失精梦交，旨在收敛浮阳，摄精固肾，用龙骨、牡蛎各三两（9～10克），桂枝、白芍、生姜各三两，甘草二两，大枣十二枚。

3. 龙骨、牡蛎用以镇惊除烦的均是大剂量。

4. 风引汤：除热惊痫，龙骨四两（12克）、牡蛎二两（6克），火逆下之，心阳虚烦躁证，治以温心阳、安神，用桂枝甘草龙骨牡蛎汤［桂枝三两，甘草二两，龙骨二两（6克），牡蛎四两（12克）］。火迫亡阳，心神外越，痰湿内结引起心阳虚惊狂、卧起不安，治以温心阳、益心气，重镇宁神，化痰开结［桂枝三两，甘草四两，生姜三两，大枣十二枚，

牡蛎五两（15 ~ 16 克），蜀漆三两，龙骨四两（12 克）]。

5. 伤寒火逆下之，津液损伤，不可用养阴增液之品治疗，以其表里阴阳之气俱已乖逆，若用阴柔之药，必致郁滞不和反生他变，故配不同剂量之龙牡，先收散乱之阳，调和而镇摄之，气和则津液自生。

龙骨、牡蛎有镇惊安神，安魂镇惊之功，治阴虚阳亢，肝阳上亢，龙、牡伍用，15 ~ 24 克，多有效用。然长时间过量、每日 30 克以上应用内服潜镇肝阳、收敛浮阳外越时，易抑制心阳，抑制心肌收缩，产生心脏缺血、缺氧状态，宗气生成转运不畅达形成心脏舒张功能减弱，心脏处于缺血缺氧状态，临证需加桂枝、干姜、生姜、甘草、人参改变纠正其副作用。

【生龙骨、生牡蛎、炮山甲】

生龙骨甘涩，平，能镇静安神；牡蛎咸涩，可软坚散结；炮山甲珠咸寒，专能辛散，能通经络活血，化瘀消肿，还能下乳汁，性善走窜，引药直达病所，为治疗乳房结块之要药。

三、牡蛎配伍药对

【牡蛎、龙骨】 同“龙骨配伍药对”内容。

【生牡蛎、鳖甲】

生牡蛎味咸，性微寒，归肝、胆、肾经，平肝潜阳、安神，治眩晕、惊痫、抽搐、心悸、失眠；鳖甲咸，性微寒，滋阴潜阳，软坚散结，能治阴虚潮热、骨蒸盗汗、高血压病、除热而软坚散结。两药合用能平肝潜阳，镇惊安神，软坚化痰，消瘰疬、结核，治遗精崩带，止嗽敛汗。

第二节 养心安神药

养心安神药具有养心益阴、安定神志等功效，临床上常用于阴血不足所致的心悸、失眠等病症。

一、酸枣仁配伍药对

【酸枣仁、天麻】

酸枣仁味甘、酸，性平，入心、肝、胆经，具有养心安神，益阴敛汗的功效。酸枣仁水溶性成分有镇静催眠作用。此外，本品有持续性降低血压的作用；对心脏可引起传导阻滞；对子宫有兴奋现象。

天麻性味甘平入肝经气分，罗天益云：“眼黑头眩，内虚而作，非天麻不能治”。《本草纲目》云：“天麻乃定风草，故为治天之神药。”天麻具有熄风定惊，补肝潜阳，搜风通络的作用，可治眼黑眩晕、头风头痛、肢体麻木、半身不遂、语言謇涩、小儿惊痫动风等症，如《本草证要》主头风、头痛、头晕、癫痫强痉、四肢挛急、语言不利等一切中风。治疗肝血亏虚、虚风内动，头晕目眩，两目干涩，夜寐不安患者服后眩晕止，双目清晰，夜寐安宁。

现代药理研究表明，天麻含有酚类化合物及其苷类、甾醇及有机酸类、多糖类化学成分，对中枢神经系统及心血管系统有重要的保护和调节作用。天麻具有镇静及抗惊厥作用，能增加脑血流量、降低血压、减慢心率，对心脑缺血有保护作用，还能缓解心绞痛。

天麻能行能润，温则能通血脉，色白走肝经气分，益肝气；酸枣仁酸能收敛精气，色赤入肝血、充血脉，临床发现天麻与炒枣仁配伍治疗肝风内动、肝血亏虚不寐证取得良好良效，两药一行一收，一散一敛，一气一血，共收益肝气、补肝血，气血充沛，肝血足血能藏魂，魂能守舍，心血藏神，肝血藏魂，神魂归心守舍则夜寐安宁；亦治肝气亏、肝血虚，治疗机体不耐疲劳，魂不守舍、夜寐恍惚不宁。

【炒酸枣仁、柏子仁】

色白体轻味香兼醒脾气之柏子仁，专补肝经气分，透心肾益智宁神。酸枣仁酸温而香体重色赤专入肝经血分。柏子仁入肝经气分，酸枣仁入肝经血分，两药合用，肝气充、肝血足，血藏于肝，肝血充，魂能守舍，气血相行，营卫相随，职司藏血之能。肝藏血充足，魂得以内舍于肝，肝血藏魂，魂舍于肝，肝血足、心血充，母能令子实，子能令母虚，心藏神、肝舍魂，神魂各归其所，夜寐安宁。

柏子仁、炒枣仁两药是天王补心丹的核心对药组成，均具有养血宁神舍魂之用。天王补心丹治疗心肝血不足，神志不宁的心悸、不寐证，心血不足本为肝血亏虚，肝不藏血，魂不守舍，神魂浮游。治病必求其本，故养肝血，魂能守舍，神魂伏潜肝血之中，选用辛甘而润之柏子仁，其色白微黄入肝经气分，其气清香能醒胃悦脾，能透心肾。酸枣仁炒用清香，色赤，入肝经血分而养肝血，肝血充足，魂能守舍。两者配伍，气充血盈，使肝气血充足，夜卧则血藏于肝，肝藏魂，魂能守舍。肝血充则心血足，母令子实，心血丰则能藏神，肝血充则能舍魂，心血充沛，心能藏神魂守舍，心肝血充，神魂入血得以藏舍，故治不寐。

两药合用，养心安神，适用于因肝血虚之心血亏虚，肝血亏不舍魂，心血亏不藏神之失眠证。

【酸枣仁、柏子仁、五味子】

酸枣仁味甘、酸，性平，果色赤，专入肝经血分，益智宁心，聪耳明目，炒熟酸涩而香，透心醒脾。柏子仁辛甘而润，炒熟其气清者能透心肾而悦脾，色白体轻，专攻肝经气虚。五味子五味具备，皮甘、肉酸、核中苦辛，都有咸味，滋肾经不足之水，收肺经耗散之气，除烦热，生津止渴，补虚劳，益肾强阴，功专收敛心肺肾耗散之气。

酸枣仁专补肝血，柏子仁专补肝气，配五味子收敛肺肾耗散之气血，使之宁心安神之力不耗散，宁心潜神魂。

【酸枣仁、山萸肉、五味子】

酸枣仁味甘酸，炒熟微温味香，醒脾气，色赤体重，专补肝经血分，醒脾，疗肝血亏虚，虚烦不得眠，养肝血能藏魂，魂能守舍。山萸肉酸涩，微温，补肾温肝，固精秘气，舒畅气机。五味子酸甘，温，入肺、心、肾经，专收敛肺气而滋肾水。

酸枣仁补肝血，肝木生心火，心属火，养血藏神，肝主藏血，肝血能舍魂，肝肾同源，固精秘气，魄安魂守舍志存。本方适用于腰膝酸软，不耐受疲劳之人夜寐不安宁。

二、夜交藤配伍药对

夜交藤为蓼科多年生缠绕草本植物何首乌的藤茎。

【夜交藤（首乌藤）、合欢皮】

夜交藤味甘、微苦，性平，归心、肝经，有养心安神，养血通络，止痒之效。合欢皮味甘性平，归心、肝、肺经，有解郁安神、安和五脏之功。

合欢皮益肾养血，解郁安神，《本草求真》言："合欢皮味甘气平，归心、脾、肺经，令五脏安和，神气自畅"，重用久服，方有补益悦心之效。合欢皮内服有强壮、兴奋、镇痛、驱虫及利尿作用。首乌藤益肾通络安神，治夜半不寐。两药合用，可使心志欢愉，五脏安和，补阴血而安神志，可治疗肝气犯胃型脾胃病。妇人肝肾阴虚，肝郁火旺之心烦失眠、梦扰不宁者，常配伍浮小麦、炙甘草，治疗更年期综合征。

【夜交藤、女贞子】

夜交藤配女贞子，养阴安神。《本草正义》记载，夜交藤治夜少安寐，取其能引阳入阴、调和阴阳之用，有利无害。夜交藤甘平，归心、肝经，具有养血安神功效。《神农本草经》云："女贞实味苦平。主补中，安五藏，养精神，除百疾。久服肥健，轻身不老。"女贞子归肝、肾经，具有养肝肾，安五脏，养精神功效。失眠与心、肝、肾三脏功能紧密相关，心主血脉藏神，肝藏血藏魂，肾藏精藏志，肾水生肝木，肝木生心火。夜交藤配女贞子相须为用，养心血以安神，养肝血以安魂，养肾精以定志，神志安定、魂有所归，则睡眠安和；另外，女贞子养阴，夜交藤引阳入阴，养阴涵阳，切合失眠阳不入阴之基本病机。临床上对阴血不足所致失眠疗效明显，主要应用于两类人群，一类为阴血不足、肝肾亏虚的老年失眠患者；另一类为因熬夜、学习和工作压力大导致心肝血虚的青少年神经衰弱失眠患者。

【夜交藤、酸枣仁、合欢花】

夜交藤甘平，归心肝经，治夜少安寐，取其能引卫阳入营阴，具有养血安神之功。酸枣仁味甘微酸，炒熟微温而香，色赤体重，专补肝经血分，疗肝血亏虚，虚烦不得眠，魂不守舍，养肝血能藏魂，魂能守舍。合欢花甘苦平，入心肝经，舒气解郁，蠲忿解忧，养血安神。

三药合用，临床治疗肝血亏虚，忧郁寡欢，夜寐难于入睡。炒酸枣仁专补肝血以安魂；合欢花调气机，解郁；夜交藤引卫阳入营，引药归经，神魂合归其所，夜寐安宁。

三、茯神配伍药对

【茯神、桂圆肉、莲子肉】

茯神甘淡平，入心脾经，宁心安神，利水，治心悸、失眠、健忘、小便不利，疗思虑伤脾神，煎剂 9 ~ 15 克，小鼠口服煎剂有镇静作用。

桂圆肉味甘，性温，多滋汁，归心、脾经，有益脾长智，养心保血之功。《本草求真》曰："盖血虽心生，而亦赖脾以统，思虑而气既耗，则非甘者不能以补，思虑而神更损，则非润者不能以济，龙眼甘润兼有，既能补脾固气，复能保血不耗，则神气自尔长养，而无惊悸健忘之病矣。"

莲子肉甘温而涩，归脾、心、肾经，养心益肾，健脾止泻，治心悸、失眠、遗精、淋浊、久痢、久泻、崩漏、白带，煎服 9 ~ 15 克。

三药同气相求，同性相助，三药合用，厚肠胃，助气血生化之源，取得开心益智、安魂养神之效。

第十章　平肝熄风药

凡是具有平降肝阳、止熄肝风作用的药物，称为平肝熄风药。

平肝熄风药适用于肝阳上亢、头目眩晕，以及肝风内动、惊痫抽搐等病症。

临床使用平肝熄风药时，应根据辨证施治的原则予以不同的配伍，如因热引起的，与清热泻火药同用；因风痰引起的，与化痰药同用；因阴虚引起的，与滋阴药同用；因血虚引起的，与养血药同用。

本类药物性能各有不同，应区别使用。如其中有些药物药性寒凉，脾虚慢惊患者则非所宜；而另有一些药物性又偏于温燥，血虚阴伤者又宜慎用。

一、天麻配伍药对

【天麻、酸枣仁】 详见“酸枣仁配伍药对”内容。

【天麻、钩藤】

天麻、钩藤，平肝熄风。天麻味甘，性平，质柔润，归肝经，具有益气强阴、通血脉、强筋骨、疏痰气、平抑肝阳、熄风止痉、祛风通络止痛之效。《本草纲目》记载天麻可治疗“语多恍惚，善惊、失忘”，现代研究证实，天麻素在改善大鼠学习、记忆功能方面的效果显著，这可能与其通过调节超氧化物岐化酶和抗氧化酶的活性，从而改善受损脑组织中神经元的发育和恢复有关。天麻有降低外周血管阻力，脑血管和冠状动脉阻力作用，并有降压、减低心率作用。

钩藤性味甘，性凉，归肝、心包经，清心热、平肝风、熄风止痉，可治大人头眩目晕、小儿惊啼瘛疭，具有清热平肝、熄风定惊的功效。主肝风相火之病，《十略别录》记载："主小儿寒热惊痫"，实验证明钩藤具有镇静、抗惊厥、抗癫痫作用，通过对中枢多巴胺系统的调节，提高大鼠脑内高香草酸及3,4-二羟苯乙酸的含量，从而抑制其运动反应。钩藤抑制血小板聚集作用与阿司匹林同效且无出血之弊，且抗血栓、降脂作用。

两药配合，一润一清，一通一熄，清热平肝熄风，柔润通络止痛，使通络熄风止痉之力益增，治肝风内动型眩晕、头痛，服之疗效显著。

二、白蒺藜配伍药对

白蒺藜味辛、苦，性微温，入肝经，益精明目，平肝熄风。功用：祛风通络，平肝熄风。

【白蒺藜、白薇】

白蒺藜辛苦温，入肝经，益肝明目，平肝熄风。白薇苦、咸，寒，阳明冲任之要药，使血热通过阳明透达肌肤。合用清肝泄热，养阴熄风。治疗急性结膜炎、中耳炎，配龙胆草、桑叶、菊花，加强清热药力。治高血压病、耳鸣、眩晕，则加平肝潜阳、平降血压之天麻、钩藤、龙齿、牡蛎、石决明、牛膝。蒺藜有两种，一为白蒺藜，以治风病为主；二为沙苑蒺藜，以补肾为主。施今墨常以两种相配，治眩晕、视物不清、遗精、早泄、尿频。有人用白蒺藜、合欢皮相配，治肝脾大。至于白蒺藜、龙胆草同用，清肝泄热，平肝熄风，如龙胆蒺藜汤用白蒺藜、龙胆草、桑叶、菊花、白薇等，为施今墨常用的经验方。

【白蒺藜、远志】

远志性温，安神祛痰，可利九窍补中伤，降咳逆而安惊。两药合用可收缩子宫，治疗子宫出血、月经过多，合胶艾四物汤等应用。妊娠期忌用之。若男子遗精、漏精、早泄，可用沙苑蒺藜、远志，合五子衍宗丸、知柏地黄丸、三才封髓丹等。

【白蒺藜、首乌藤】

首乌藤甘，平，入肝、心经，平补肝肾，夜不能寐。两药合用养血安神，通络熄风。治眩晕、头痛、偏瘫、失眠、肢体麻木疼痛等。用于高血压病、中风、贫血、神经衰弱、脑动脉硬化症。属肝肾阴虚者加生地黄、熟地黄、山萸肉，肝血不足用当归、白芍、炒枣仁，肝阳上亢则参伍天麻、钩藤等。虚证宜用沙苑蒺藜、制首乌，实证用刺蒺藜、首乌藤即可。

【白蒺藜、茺蔚子】

茺蔚子味辛苦，性微寒，活血调经，益精。白蒺藜清肝明目，活血化瘀。两药合用通脑窍，熄肝风。合天麻、钩藤、地龙、僵蚕等，治癫痫抽搐及偏头痛发作，可选加温胆汤、四物汤等。

三、代赭石配伍药对

代赭石为赤铁矿矿石，性味苦寒，入肝、心、肺、胃经，有镇逆，平肝，止血之功效。现代药理研究表明，代赭石能促进红细胞及血红蛋白的新生，又具有镇静中枢神经的作用。

【代赭石、磁石】 详见“磁石配伍药对”内容。

【代赭石、牛膝】

滋补肝肾、降逆下行，适用于肝阳上亢之眩晕、耳鸣。重用牛膝 30 克引血下行，折其阳亢，代赭石（30 克）除气镇逆，清泄肝阳之有余。

【代赭石、生麦芽】

代赭石其质重坠，善重镇逆虚气，降痰涎，止呕吐，通燥结，用之得当能见奇效；生麦芽性善消化，兼能通利二便，虽为脾胃之药，而实善疏肝气。代赭石以降胃于右为主，生麦芽以升肝于左为要，两者相伍，左升右降，升降调和，降胃疏肝，调畅肝气，降压、止血功能。主治：肝气郁兼胃气不降证，吐血兼咳嗽证；脑充血头痛证属肝阳上亢者；肺痨咳嗽兼不寐证。

【代猪石、旋覆花】

代赭石味苦，性寒，归肝、心、肺、胃经，可平肝潜阳、重镇降逆、平血热止血。旋覆花味苦、辛、咸，性微温，归肺、脾、胃、大肠经，可降气、消痰结坚痞、行水唾如胶漆、噫气不除止呕。旋覆花入药源于《神农本草经》，张仲景首用旋覆花，创络病之祖方旋覆花汤以疏肝通络。方中旋覆花与降胃气、痰涎之代赭石共奏降逆下气、化痰止呕之效。取旋覆花辛能横行通络，宣散肺气达于皮毛；咸能入肾，纳气下行以归根之意，与重镇降逆之代赭石配伍治疗脾胃气虚，痰湿上逆及化疗所致嗳气、呃逆、呕吐之证疗效颇佳。

正如柯韵伯所云："旋覆半夏作汤，调代赭末，治顽痰结于胸膈，或涎沫上涌者最佳。"尤其适用于痉挛性咳嗽、呕吐痰涎，化痰黏如胶漆，或兼咳血者。临证常用剂量为：旋覆花（包煎）18 克，代赭石（先煎）6 克，旋覆花与代赭石 3∶1 比例予药。

【代赭石、台党参（升降相因，升补相使）】

台党参甘温入脾肺经，补益中气，益气生津。代赭石咸寒入心肝经，专治二经血分之热，能镇胃气、冲气上逆，开胸膈、坠痰涎、止呕吐、吐衄崩带、通燥结，用之得当，诚有捷效。前者补气生津固脱功大；后者降逆安冲凉血效良。参赭伍用：一温一凉、一升一降，升补相使，相反相成，补气降逆固脱，凉血安冲，催生之功益彰。张锡纯将两药相伍，用于治疗虚劳喘嗽，或脾胃真气外泄，冲脉逆气上干之证，或阴阳两虚，喘逆迫促，有将脱之势，亦治肾虚不摄，冲气上干，以及吐血气虚，血脱而气亦将脱。还可治吐衄证；其人下元虚损，中气衰惫，冲气、胃气因虚上逆等证。然党参补肺脾之气，兼生津液，尚缺补元气之功，肺脾气虚兼元气虚，需用人参代党参，以人参 6 ~ 9 克代党参 15 ~ 20 克。

代赭石咸、寒，入肝、胃经，善降逆气，止呕止呃，凉血止血，可治吐衄。

【代赭石、黄芪】 内容同“黄芪、代赭石”。

代赭石色赤性凉，其质重坠下行，平肝潜阳，善镇逆气；黄芪性温味甘，有补气益气行滞作用，善治肢体痿废，其益气升阳作用，善治胸中大气下陷。代赭石以镇肝降虚逆见长，生黄芪藉补气活血收功。两药相伍，一补一降，一温一凉，相互制约，补气活血，镇肝潜阳降逆。主治：本虚标实之中气不足兼肝阳上亢诸痛证，如高血压、脑梗死或脑出血等。黄芪有直接扩张血管且有强心、利尿、调节免疫功能及代谢等多种药理作用，使心肌收缩力增加，显著增加心脑供血量，改善高分子右旋糖酐造成小鼠耳廓微循环障碍。

四、僵蚕配伍药对

僵蚕味咸、辛，性平。归肺、胃、肝经。功用：祛风通络，利咽消肿，化痰散结，兴阳，对性功能有激发和兴奋作用。《神农本草经》言“主小儿惊痫，夜啼”，僵蚕有抗惊痫、抗凝及催眠作用。现代研究证实其可保护海马神经元，降低脑缺血及其他神经损害因素导致的脑缺血。

《普济方》白僵蚕散可治疖肿，治疗乳痈，《医宗金鉴》用栝蒌牛蒡汤内服、外用，白僵蚕散敷之，取适量白僵蚕散，陈醋调匀涂患处，可使肿块消散。

【僵蚕、荆芥】 内容同“荆芥配伍药对”内容。

祛风清热。治外感风热表证、荨麻疹、皮肤瘙痒、妇女赤白带下、阴痒，亦可用治妇女子宫出血。芥穗炒黑用，醋、水煎药。

【僵蚕、蝉蜕】 内容同“蝉蜕配伍药对”内容。

祛风除疹，为升降散方剂重要药物组成，适用于风热上犯肺胃引起咽喉肿痛、声音嘶哑，高血压患者耳鸣如蝉，隐疹之病证。

【僵蚕、白蒺藜】

平肝熄风，祛风通络。可用治肝阳上亢之眩晕、头痛，风火上炎之头痛、三叉神经痛。内伤头痛诸证用之参伍，合辨证主方则效。又有人用治妇女面部色素沉着症，可合四物汤等。此组对药还可用于治疗各种皮肤瘙痒、荨麻疹，有祛风止痒作用。

防治（预防、治疗）糖尿病眼底病：对降糖、明目、改善心脑缺血有良好疗效。僵蚕、白蒺藜治疗坐骨神经痛及防治糖尿病周围神经病变有良好疗效。

张洁古云："僵蚕性微温，味微辛，气味俱薄，轻浮而升。"其性以上行为主。故单用可治痄腮、喉痹、乳蛾，有疏风利咽之功。蝉蜕、僵蚕祛风退热，方如升降散，可治风痒、面瘫、发热等。地龙性味咸寒，"其性寒而下行，性寒故能解调热疾。下行故能利小便，治足疾而通经络"（李时珍）。主治肢体瘫痪、疼痛、麻痹，善治痿、痹、中风。两药配对，上行下降，寒温相须，熄风定痉，祛风通络，主治尤其广泛。施今墨谓："僵蚕、地龙参合，有舒神经作用。"故用于各种神经系统疾患。除此之外，施今墨用僵蚕还分别与蒺藜、荆芥、白芷、蝉蜕配对，可见其疏风、解热性能，与头面诸窍及皮表症状有关。蝉蜕、地龙、僵蚕三味相配合，施今墨用治头痛内服，再用全蝎、皂角子研末外用，善用虫类的搜风通络之例。

【僵蚕、地龙】

地龙性味咸寒，能清热，下行利水。

熄风解痉，通络止痛，有舒缓神经功用。用治头痛、偏头痛、三叉神经痛、面瘫、中风（王清任补阳还五汤）、高血压头痛、一氧化碳中毒、流行性脑脊髓膜炎、流行性脑炎、癫痫，且可用治肌肉风湿、风湿痹证等疾病。若痉厥高热，合全蝎、蜈蚣效佳，面瘫可加蝉蜕、全蝎，三叉神经痛则加赤芍、白芍、炙甘草、羌活、独活、荆芥、防风、白芷、细辛，中风、高血压病宜合平肝潜阳、清脑安神剂。

【僵蚕、露蜂房】

蜂房味甘，性平，归胃经。可攻毒杀虫、祛风止痛。僵蚕味咸辛，性平，归肝、肺、胃经。可熄风止痉祛风止痛、化痰散结。临证用此药对，取露蜂房长于祛风通络，善治痰及风热上攻之乳蛾；僵蚕长于轻扬升上、轻轻宣解，擅除祛风除湿，善治头面风痰。还可用于降压、降脂、降糖，轻清宣肺，解上焦肺胃风热上攻之乳蛾，化经络的顽痰，祛除肺热痰黏难咳之证。两药相伍，使风痰消，经络通畅，为治男性阳痿之良方，力专而效更著。与紫菀、款冬花合用，或与麦冬、地骨皮、海浮石合用，对放疗可起到增敏减毒，降低放化疗损伤的作用。临证常用剂量为：露蜂房 10 克，僵蚕 10 克。

①治颜面风痰瘀热阻络引起面瘫；②有良好疗效，治牙齿松动的牙病疗效可靠；③在辨证立法基础上，治疗男性性功能不全引起阳痿取得良好疗效。

【僵蚕、知母、透骨草（关节肿大方）】

三药以僵蚕祛风化痰散结，治有形之包块，诸肢节尪羸；知母养阴行痹，治肢节浮肿，《神农本草经》言知母有治疗“肢体浮肿”之效；透骨草活血解毒、通经透骨。有形之关节肿大或无形之关节胀痛，三药均可应用。常用于治疗现代医学的类风湿关节炎、风湿性关节炎、退行性关节病、腱鞘炎等疾病。

【僵蚕、全蝎、白附子（牵正散）】

僵蚕咸、辛，平，入肺、肝、胃三经，治中风失语、喉痹咽肿、丹毒瘙痒、瘰疬结核。全蝎辛，平，有毒，治诸风掉眩、惊痫抽搐，乃治风之要药。白附子辛，温，大热纯阳，入胃经，能引药势上行，治面上百病，补肝虚，祛风痰，治心痛冷痹，诸风冷气，中气失音，阴下湿痹。三药合用，祛风化痰，治口眼㖞斜、面部肌肉跳动。

五、全蝎配伍药对

【全蝎、麻黄】

麻黄属于辛温解表类的代表药物。麻黄味辛、微苦，性温，主入肺、膀胱经，具有宣肺气、开腠理、发汗解表之功。全蝎与麻黄配伍，辛散苦泄。全蝎“走而不守，熄内外表里之风”，既具有驱风、熄风、止痛、散结之功，又具有引诸药直达皮部及浮络、孙络的作用；而麻黄中空而浮，长于升散，既可以治疗外感风寒而致的恶寒、发热、头痛鼻塞、无汗、脉浮紧等表实证，又能散风止痒、散邪透疹，治疗荨麻疹、风疹瘙痒等病症。两药相配伍，其功益彰，专攻风疹瘙痒、咽痒即咳、咳嗽声重或伴少许痰液或涎唾。剂量方面，临证两药在治疗荨麻疹、喉风咳时常用比例为1∶1。

【全蝎、龙胆】

龙胆为清热解毒类的代表药物，其味苦，性寒，归肝、胆经，《主治秘要》记载龙胆“性寒，味苦辛，气味俱厚，沉而降，阴也”，其气味厚重，性寒沉降，味苦泻热，具有清泻肝火、清热燥湿、清肝定惊、健胃消食、利咽宁肺、收敛止汗之功。全蝎与龙胆伍用，辛开苦降，相互为用，各展其长。全蝎性善走窜，既平肝熄风止痉，又入络搜风通络，《开宝本草》认为其可以“疗诸风瘾疹”；龙胆性寒质重，上可清泻肝火、下可清热燥湿，既解病之毒，又制全蝎之毒。临床全蝎、龙胆配伍常用于治疗带状疱疹神经痛和结节性痒疹，两者常用剂量比例为2∶1。

【全蝎、附子】 详见“附子配伍药对”内容。

【全蝎、钩藤】

全蝎与钩藤，辛甘发散。钩藤味甘性凉，入肝、心包经，既缓和熄风止痉，又清泄肝热。全蝎与钩藤配伍，两者相须为用，心肝同治，熄风解痉、通络止痛、活血化瘀、解毒散结之力增强，同时显示寒热并用、相反相成之特点。现代药理研究表明，钩藤具有降血压、抗抑郁、抗肿瘤、抗癫痫、抗炎、抗病毒等作用，对大脑额叶功能有改善作用，可为全蝎攻毒“助力护航”。临床研究显示，在治疗各种头痛时，全蝎与钩藤剂量比例多为1∶1；在治疗妇科疾病时，最佳剂量比例为3∶1。

【全蝎、僵蚕】

全蝎与僵蚕，咸软辛散。僵蚕味咸辛，性平，归肝、肺、胃经，具有祛风定惊、化痰散结之效，临床常用于风热头痛、抽搐惊痫、风中经络、口眼㖞斜、瘰疬痰核等病证。《本草纲目》记载，僵蚕可“散风痰结核、瘰疬、头风、风虫齿痛，皮肤风疮，丹毒作痒，……一切金疮，疔肿风痔”，《开宝本草》亦认为其可“疗诸风瘾疹及中风半身不遂，口眼㖞斜，语涩，手足抽掣”。

全蝎、僵蚕皆入肝经，均有熄风散结之功。然而全蝎熄风之力较强，以消散内风为主，攻毒之力越强，散结之效也随之增强；僵蚕祛风力较弱，内外风皆可消散，化经络痰浊力越强，散结之效也随之增强。两药相互配伍，药对的性味及功效切合病机，用于治疗癌、痰、风、痛等疑难病证具有很好的疗效。临床实践中，治疗风痰阻络之多发性硬化、瘀血日久之带状疱疹、内风引动之胃肠痉挛、痰瘀互结之肺癌，全蝎与僵蚕的剂量比例多为 1∶1 或 2∶3。

【全蝎、蜈蚣】

全蝎与蜈蚣，辛散辛开。全蝎色青、褐、黑，味辛，性平，有毒，主入肝经，性善走窜，为治疗痉挛抽搐之要药。李杲认为，全蝎为“治风要药”，在《玉楸药解》谓其可“穿筋透骨，逐湿除风”，其药力作用极强。全蝎既能散肝经风热而平肝熄风止痉，又能祛风通络以止疼痛，用于治疗顽固性头痛。蜈蚣味辛，性温，有微毒又能解毒，走窜之力最速，内而脏腑，外而经络，凡气血凝集之处皆能开通，搜风力胜，故凡一切疮疡皆能消失。蜈蚣入肝经，性善走窜 / “走窜力最捷”，通达内（脏腑）外（经络），贯穿经络脏腑无所不至，凡气血凝聚之处皆能开之；其搜风定搐力强，为熄风要药，内治肝风萌动、癫痫眩晕、抽掣瘛疭，小儿脐风；蜈蚣形状节节有脑，乃物类之至异者，是以性能入脑，善理脑髓神经，调安脑神经为其专长，使不失其所司，乃痫痉之病自愈。《神农本草经》载：“蜈蚣……，主啖诸蛇、虫、鱼毒”，《本草纲目》则云其可“治小儿惊痫，风搐，……蛇伤”。蜈蚣性有微毒，而其性甚和平，从未有服之瞑眩者，虽《神农本草经》谓有堕胎之弊，而中风抽掣，服他药不效者，原不妨用。现代药理研究发现，蜈蚣全虫能抑制血栓形成和抗凝，具有明显镇痛作用；可改善微循环，延长凝血时间，降低血黏度并有镇痛作用。两药相伍具有通经络、熄肝风、镇痛的作用，用于肝风内旺及久病入络的头痛。

全蝎、蜈蚣相须为用，有“不可离之性”，两药合用，熄风止痉，适用于各种痉病。两药均入肝经，性善走窜，全蝎能穿筋透骨，蜈蚣可通达内外，两药相互助力；全蝎为治风要药，蜈蚣为熄风要药，搜风定搐力强，两药合力搜其风而熄之，共同发挥熄风解痉、通络止痛之功。全蝎、蜈蚣配伍规律为辛散辛开，相反相成，寒温并用，阴阳并调。在治疗中风时，适用于寒热之性不显的各类体质患者，全蝎、蜈蚣最佳剂量比例为 1∶1 ～ 1∶2。面神经麻痹、腰椎结核、系统性红斑狼疮、类风湿关节炎等疾病用之亦有效，最佳用药剂量为全蝎 3 克，蜈蚣 2 条。在治疗各种恶性肿瘤时，全蝎、蜈蚣最佳剂量比例为 1∶1 ～ 1∶2。

虫毒药是通过走窜来开通郁结而治内风，所以身体虚弱、不耐走窜者慎用，对于阴虚、血虚、气虚等虚证的风象，需要补养而不是攻通以“熄风”。

【全蝎、瓜蒌】

全蝎与瓜蒌，辛甘发散。瓜蒌属于化痰止咳平喘类代表药物，味甘、微苦，性寒，归肺、胃、大肠经，具有清热涤痰、宽胸散结、润燥滑肠之功，《神农本草经》记载其常用于治疗“肺燥，热渴，大肠秘，身热，烦满，大热，补虚，安中，续绝伤”。

全蝎为治风要药，善走窜，功能开气血之阻，散结消肿，解毒医疮；瓜蒌质润黏腻，清热化痰、理气宽胸、软坚散结之力较优。全蝎与瓜蒌两药伍用，一温一寒，辛甘发散，相互为用，常配伍应用于老年带状疱疹后神经痛、乳腺增生、乳房纤维腺瘤。应用于以上疾病时，全蝎用量为 2 条，瓜蒌剂量为 5 ～ 30 克。

丹波元坚《药治通义》云：“盖用方之妙，莫如加减，用方之难，亦莫如加减”，而用药之难，就是难在该选择什么药物，其相应的增强疗效的药物需要怎么配伍，比例如何？从中药的性能出发，在解读药对含义的基础上从相须、相使方面概括了全蝎的配伍药对：全蝎与蜈蚣，辛散辛开；全蝎与钩藤，辛甘发散；全蝎与僵蚕，咸软辛散；全蝎与麻黄，辛散苦泄；全蝎与龙胆，辛开苦降；全蝎与蜂房，辛散甘缓；全蝎与瓜蒌，辛甘发散。基于七情配伍理论，全蝎相须药对配伍规律为配伍熄风止痉药物，比例为 1∶1 ~ 1∶4 或 3∶4 ~ 3∶1；全蝎相使药对配伍规律为配伍辛温解表类、清热解毒类、攻毒杀虫类、化痰止咳平喘类药物，比例为 1∶1 ~ 1∶2 或 2∶1。需要特别注意的是，以上研究中涉及的全蝎用量为 0.3 ~ 30 克，配伍用药剂量为 0.3 ~ 90 克。《中华人民共和国药典》（2020 年版）规定全蝎用量为 3 ~ 6 克。在临床使用中发现，全蝎大剂量使用，如果服用剂量为 30 克以上者，可以导致毒性，潜伏期为 1 ~ 4h，可出现全身剥脱性皮炎、大疱性表皮坏死松解症、腹痛等过敏反应，同时也可以使呼吸麻痹，并对心脑血管具有兴奋作用，重者可致死。因此，临床使用全蝎时需谨守病机，审查阴阳，合理用药，详慎组方。而全蝎作为有毒之药，其以毒攻毒之机制仍有待进一步研究。

通过对以上药对的分析归纳可提示：①全蝎与蜈蚣、蜂房都有毒，但两毒相配，毒性非但没有叠加，反而相制后发挥出了更佳效果，其具体机制值得研究。②两药组方古已有之，但有君臣无佐使，如此中医组方原则需要更多思路论证。③七情中只有相须、相使者，其中相须意味着一药独力难以显效，两药合力方可，这一点全蝎药对可证；相使意味着两药有相互激励的功能，对此全蝎药对显示度不高，是否还有其他药对具有此项功能，有待探索。

《雷公药对》在君臣佐使组方、七情配伍原则之外，单独提出药对概念，可见药对概念内涵深刻，外延广阔。

【全蝎、露蜂房】

蜂房属于攻毒杀虫类代表药物。蜂房味甘，性平，归胃经。其质轻扬，善走表达里，既可以毒攻毒、消肿止痛，又可拔毒攻坚、消壅导滞，还能攻毒杀虫、祛风止痒。《药义明辨》言其“入肝、肾二经”，《本草纲目》则谓蜂房“入阳明经，……皆取其以毒攻毒，兼杀虫之功耳”。另外，蜂房内有蜂胶，蜂胶有提高免疫力、蜂房有清热解毒功能，善治牙痛，治牙源性上颌窦炎、牙源性鼻窦炎有良好疗效。

全蝎、蜂房两味药物相互配伍，辛散甘缓，药力迅捷，内走脏腑，外达肢节，透骨搜风。此药对攻毒疗疮之功增强，可治疗各种恶性肿瘤、疮毒、瘰疬、痔瘘等症；具有祛风止痛、熄风止痉之功，治疗牙痛、风痫等症；同时可发挥以毒攻毒、杀虫之效，治疗破伤风、骨结核、百日咳、痔疮、烫伤、疖肿、急性乳腺炎、阳痿早泄等疾病。应用于以上疾病时，全蝎用量为 1.2 ~ 1.5 克，蜂房剂量为 3 ~ 5 克。两药合用，适用于邪朦脉络、久治不愈之病证，治疗面神经三叉神经痛，但因有毒，只宜暂用，不能久服。

【全蝎、地龙、僵蚕】

全蝎、地龙、僵蚕三味药组合应用，构成了角药的配伍形式，成为“全蝎、地龙、僵蚕”角药，既各有侧重，又能协同增效，扩大使用范围。郭子光认为顽固性疼痛属入络病证，既有络脉瘀滞之邪实，又有气血耗伤之正虚，但疼痛发作期需遵循“痛无补法”的原则，从实论治，以通为补，疼痛越甚，效果越佳。该角药中全蝎侧重祛风通络，地龙侧重通络平喘，全蝎配伍地龙，以祛除入络之风邪、瘀血，增强通络之功，恢复络脉气血畅达状态。全蝎侧重祛风通络，僵蚕侧重祛风化痰，全蝎配伍僵蚕，以祛除入络之风邪、痰湿，调和络脉之气血。地龙侧重通络平喘，僵蚕侧重祛风化痰，地龙配伍僵蚕，以祛除入络之血瘀、风邪及痰湿，增强通络之功。“全蝎、地龙、僵蚕”角药配伍，能祛风、通络、化痰、散结、活血，以祛除风、湿、痰、瘀等阻滞络脉之邪气，邪气去则络脉通，络脉通则疼痛自止，纳眠自得，气血渐复，阴阳调和，精神乃治。

全蝎首载于《蜀本草》，明确将其作为中药使用，但原书已散轶，其内容可见于《证类本草》《本草纲目》。历代医家在此基础上，对全蝎的性味归经及功效主治多有论述，《本草纲目》云："蝎，足厥阴经药也，故治厥阴诸病。诸风掉眩、抽掣，疟疾寒热，耳聋无闻，皆属厥阴风木，故李杲云，凡疝气带下，皆属于风，蝎乃治风要药，俱宜加而用之。"《本草求真》云："全蝎，专入肝祛风，凡小儿胎风发搐，大人半边不遂，口眼㖞斜，语言謇涩，手足抽掣，疟疾寒热，耳聋，带下，皆因外风内客，无不用之。"当今临床应用之全蝎，为钳蝎科动物东亚钳蝎的干燥体，认为其味辛，性平，有毒，归肝经，具有熄风镇惊，攻毒散结，通络止痛功效。临床用于治疗小儿惊风，抽搐痉挛，中风口歪，半身不遂，破伤风，风湿顽痹，偏正头痛，疮疡，瘰疬等。因此，运用全蝎治疗癌性疼痛，可以发挥其入络熄风，散结，通络，止痛之功。

地龙始载于《神农本草经》，将其列为下品，云："味咸，性寒。主治蛇瘕，去三虫（长虫、赤虫、蛲虫）、伏尸、鬼疰、蛊毒、杀长虫，仍自化作水。"明确阐明地龙的性味及主治疾病。地龙能清热，下行能利水。在此基础上，后世医家丰富了地龙的性味归经及功效主治。《本草拾遗》云："疗温病大热，狂言，主天行诸热，小儿热病癫痫。"《本草纲目》云："性寒而下行，性寒故能解诸热疾，下行故能利小便，治足疾而通经络也。"当今临床应用之地龙，为巨蚓科动物参环毛蚓、通俗环毛蚓、威廉环毛蚓或栉盲环毛蚓的干燥体，认为其味咸，性寒，归肝、脾、膀胱经，具有清热定惊，通络，平喘，利尿功效。临床用于治疗高热神昏，惊痫抽搐，关节痹痛，肢体麻木，半身不遂，肺热喘咳，尿少水肿，高血压等。因此，运用地龙治疗癌性疼痛，可以发挥其定惊以安神，通络以止痛之功。

僵蚕始见于《神农本草经》，将其列为中品，云："味咸。主小儿惊痫夜啼，去三虫，减黑皯，令人面色好，男子阴疡病。生平泽。"指出僵蚕的性味及主治疾病。后世医家丰富了对僵蚕性味归经及功效的认识。《本草备要》云："辛咸微温。僵而不腐，得清化之气，故能治风化痰，散结行经……治中风失音，头风齿痛，喉痹咽肿……瘰疬结核，痰疟血病，崩中带下，风热乘肝。"《本草便读》云："辛散风邪，咸可豁痰入肺部。温行肝络，轻能治上利咽喉，备宣疏攻托之能，疗惊通乳，有结化痹开之效，消肿除疳。"当今临床应用之僵蚕，为蚕蛾科昆虫家蚕 4 ~ 5 龄的幼虫感染（或人工接种）白僵菌而致死的幼虫干燥体，味辛、咸，性平 / 微温，归肝、肺、胃经，具有祛风定惊，化痰散结功效。临床可用于治疗惊风抽搐，咽喉肿痛，皮肤瘙痒，面神经麻痹等。因此，运用僵蚕治疗癌性疼痛，可以发挥其祛风邪，定惊以安神，化痰散结以通络之功。僵蚕轻清上扬，直达巅顶，中风属阳虚者疗效颇著，轻扬之上有沉降之性，下可达血海关元，且含丰富蛋白质，对营养不良、身体羸弱的男士有补充营养、兴肾阳作用。

地龙与僵蚕合用，能抗癫痫、止痛，适用于肝阳挟痰之癫痫、头痛。小儿按年龄适当减少。

"全蝎、地龙、僵蚕"组合应用方式符合角药的配伍形式与特点，既能独立成方，又能作为治疗"久病入络"证候方剂的核心配伍，临床以该角药为基础方加味治疗癌性疼痛具有显著疗效。以上基于角药理论，从传统认识、现代研究及角药作用三个方面系统阐述了郭子光"全蝎、地龙、僵蚕"角药治疗癌性疼痛的理论基础，并结合自身临床实践展现其应用效果。

【全蝎、地龙或天龙、土鳖虫（三味虫类方）】

久病入络，顽固性疼痛为脉络不通所致。虫类多搜风通络，常用于顽疾的治疗。全虫蝎、土鳖虫、地龙为活血通络常用药物，全蝎、土鳖虫活血散结、通络止痛；地龙清热熄风通络，三药于散、通、熄为一体，无大寒大热之弊，适合病久脉络不通的各种疼痛。若上肢疼痛用蜈蚣（天龙），下肢疼痛用地龙。

六、蜈蚣配伍药对

蜈蚣为大蜈蚣科昆虫小棘巨蜈蚣或其近缘动物的干燥全虫，性味辛、温，有毒，归肝经，有熄风止痉、解毒散结、通络止痛之功效。蜈蚣临床应用范围颇广，疗效确切，惜深知其用者鲜。

熄风止痉是蜈蚣最主要的功效。因其性善走窜，内通脏腑，外达肢节，玄府经脉，无处不到，故为熄风止痉之要药。《医学衷中参西录》曰："其性尤善搜风，内治肝风萌动、癫痫眩晕、抽掣瘛疭、小儿脐风；外治经络中风、口眼㖞斜、面肌痉挛、手足麻木。"蜈蚣通痹止痛，兴阳起痿，定痉止咳，抗癌消癥、瘰疬、痰核，解毒疗疮。现代研究发现，本品水煎液具有中枢抑制及抗惊厥作用，可能是其熄风止痉功效的现代药理依据之一。

需要注意的是，蜈蚣含有类似于蜂毒的毒性成分，即组织胺物质及溶血性蛋白质，可引起溶血效应及过敏反应。大剂量可致心肌麻痹，并能抑制呼吸中枢，个别患者可出现肝肾损害或神经系统中毒反应。应用蜈蚣时，即便是在常用量的范围，有部分患者也会出现头晕、头胀、头面潮红等症状。如用量达到 15 ~ 30 克，则可引起中毒。其中毒潜伏期为 0.5 ~ 4 小时，主要表现为恶心、呕吐、腹痛、腹泻、全身无力、不省人事，心跳及脉搏缓慢，呼吸困难，体温及血压下降等。重者引起溶血，可出现酱油色血尿及溶血性贫血等。出现过敏反应者可见皮疹、身痒，甚至出现过敏性休克。当出现蜈蚣毒副作用时，应立即停药，对症治疗，重者及时去医院治疗，以免延误。

蜈蚣内服常用量为每日 3 ~ 5 克，最好研末吞服，或装入胶囊内吞服，外用适量。本品有毒，应严格控制用量，不可多服，孕妇忌服。

【蜈蚣、全蝎】

蜈蚣与全蝎常配伍应用，两者均属节肢动物，功效基本一致，且均属味辛、有毒之药，俱归肝经，皆有熄风止痉、解毒散结、通络止痛三大功效。两者的不同之处在于：全蝎性平，毒力较弱，熄风止痉作用稍弱，解毒散结之力不及蜈蚣；蜈蚣力猛性温燥，善走窜通达，熄风止痉作用较强，毒力亦较大，攻毒疗疮，通痹止痛之力亦优。从熄风止痉作用来看，全蝎偏于频频抽搐，手足震颤者；蜈蚣对角弓反张，强直性痉挛者效果较好。而且，内科一般多用全蝎，外科则用蜈蚣。

【蜈蚣、当归】

扶正养血、祛风通络，适用于虚痹证。此药对与全蝎、蜈蚣药对相比，有通络治病效用，此药对养血祛风之扶正祛邪较佳，彼药对之通络搜邪力强。

小儿肝强而脾弱，凡外感时邪，化热入内，或暴受惊恐，常可引动肝风，突发急惊风，症见颈项僵直，四肢抽搐，甚则角弓反张，两目天吊，神志不清；或脾虚肝旺，或脾肾阳衰，土虚木摇，虚风内动，则发慢惊风，症见手足蠕动，神倦瘛疭，四肢不温。由于本品具熄风止痉之效，故对急、慢惊风均可配伍其他药物治之。急惊者，多与羚羊角、钩藤、水牛角、牛黄、蝉蜕、僵蚕同用；慢惊者，多与人参、天麻、白芍、炙甘草相伍。如《证治准绳》睡安散，以蜈蚣配伍全蝎、朱砂、乳香、血竭等，治急、慢惊风，症见头痛项强、神昏惊厥、手足抽搐、不得安睡者。

癫痫发作时神志不清，手足抽搐，口吐涎沫，属于肝风内动，本品平熄肝风，定痫止抽，所以对此病有效。在临床中发现，中医治疗各类癫痫均能收到不错的效果。单纯采用中药治疗还可以长时间控制发作，甚至也有停药后数年不发作者。治疗癫痫，蜈蚣是必用药之一，其与全蝎配伍，效果更佳。在蜈蚣、全蝎、蝉蜕、僵蚕、天麻、胆南星、磁石、青礞石、粗瓷片、生龙骨、生牡蛎、郁金、白矾等药中，选择五六味配伍，再略加针对病机的药物，治疗本病效果满意。

治疗面肌痉挛常以白芍、炙甘草、全蝎、蜈蚣、蝉蜕、僵蚕为主药，有热者加双花、连翘；寒重者加麻黄、附子、细辛；血瘀者加川芎、土元；肝旺者加钩藤、桑寄生、菊花。崔德成老中医曾治一名 35 岁女士，因工作紧张又受寒邪，导致面肌呈慢节奏但极重之痉挛，一分钟约 10 次，痉挛时面目狰狞，不可控制，发作 3 天，深以为苦。以芍药甘草附子汤、麻黄附子细辛汤合方，加全蝎、蜈蚣、金银花，重剂治之，服药 4 小时即见效，2 剂后痉挛即止，服完 3 剂，诸症皆除。

通痹止痛

《医学衷中参西录》记载：“(蜈蚣)走窜之力最速，内而脏腑，外而经络，凡气血凝聚之处皆能开之。”本品通络止痛，可用于风湿顽痹，偏正头风，以及中风中经络，症见口眼㖞斜者。现代药理研究发现，本品有改善血液循环、降低血液黏度、镇痛等作用。

肝阳化风、瘀血阻络所致的顽固性头痛或偏正头痛为当今中青年脑力劳动者的常见病。本病缠绵难愈，遇压力过大、睡眠不佳、情绪激动或经期则易发，痛时影响工作，痛苦难耐。由于蜈蚣走窜之力速，善于搜剔血络，又可熄风止痉，故适用于血瘀、肝阳化风所致头痛者。治疗此类头痛，常用蜈蚣与全蝎配伍，在天麻、钩藤、僵蚕、川芎、白芷、白芍、炙甘草、细辛、菊花等药中，根据辨证选择其中五六味配伍。如血瘀为重，以川芎、白芷为主；如肝阳上亢为重，以钩藤、白芍、甘草、菊花为主；如痰浊阻络为重，以僵蚕、细辛为主。临床治疗此病，经以上加减，鲜有不效者。

风寒湿三气杂至合而为痹。此病邪气久羁，注于经络，流于关节，气血痹阻不通，症见肢体麻木疼痛，重着不适，屈伸不利，甚至关节变形，影响活动。蜈蚣性善走窜，“凡气血凝聚之处皆能开之”，故为本病之有效药物，常与散风除湿通痹药物配伍而获效。现代临床用本品治疗痹病的报道不胜枚举。如飞马丹，以本品与马钱子配伍研末为丸，治关节痹痛，有很好的止痛之效；以本品配伍独活、桂枝、黄芩等清热祛风，治疗类风湿关节炎活动期患者，可除湿止痛；以加减乌头汤（本品配伍乌头、桂枝、川芎等）治疗坐骨神经痛有效；天麻蜈蚣汤（以本品配伍天麻、川芎、威灵仙、秦艽、制首乌、独活），治疗风寒湿热导致的颈椎骨质增生性疼痛有效。崔德成老中医在临床上对风寒湿邪侵入经络，症见疼痛较重、四肢屈伸不利者，用本品与制草乌、制川乌、穿山龙、细辛、麻黄、熟地、徐长卿、乳香、没药等配伍，收效满意。使用马钱子、乌头等药物时需严格控制用量，合理利用炮制法减毒增效。

本品对中风中脏腑或中经络所致后遗症，均可配伍应用。治中风左瘫右痪，口眼㖞斜，言语謇涩，筋脉拘挛，遍身麻木，可以本品配伍全蝎、僵蚕、乳香等，如《太平惠民和剂局方》之乳香应痛丸。张锡纯《医学衷中参西录》中亦有记载逐风汤，以蜈蚣配伍黄芪、当归、羌活、独活、全蝎等治疗中风抽掣。现代用本品治疗中风后遗症有很多案例，如以补阳还五汤为基本方，加本品与土鳖虫，治疗脑出血症见神昏、失语、半身不遂、口眼㖞斜者有良效。

起痿兴阳

阳痿与肝郁肾虚有关，阴茎乃肝所主之宗筋。现代医学认为，本病除与心理因素有关外，与阴茎海绵体的充血不足也有直接关系。从中医角度论，蜈蚣疏达肝脉，通达肝之筋络，从现代药理学角度来看，本品可以加强心肌收缩力，改善微循环，降低血液黏度，有利于提升阴茎海绵体充血，故近年来多用蜈蚣治疗阳痿，取得很好疗效。如有研究报道称，以当归、白芍、炙甘草配伍本品，用量较大，药专力宏，治疗阳痿有效。亦有研究报道称，以助阳散（海马、蛤蚧、蜈蚣、细辛）治疗阳痿患者65例，总有效率为96.92%。在辨证方中加入本品，每天2～3条打粉冲服，效果可靠。

定痉止咳

中医之风咳，多见于百日咳、咳嗽变异性哮喘，其症为平时咳少，但咽中痒甚，咳发则数十声连续而不止，咳痰少而黏稠，呈透明胶状，夜间为重，一般止咳药服之效不佳。由于其呈痉挛性咳嗽，加之咽中痒，有中医风邪善行数变的特点，且符合无风不作痒之说，故当以熄风止痉药治之。蜈蚣性善熄风止痉，故对此症有效。如有报道称以蜈蚣、甘草等分为末，每日3次，每次1.5～2克，连服5～7天为一疗程，治疗500例百日咳患儿，有效率为90%。崔德成老中医治疗咳嗽变异性哮喘，药用旋覆花、麻黄、白芍、甘草、荆芥、蝉蜕、僵蚕、桔梗、细辛、蜈蚣、全蝎，效果满意。多在1～2天见效，7～10天痊愈。

解毒疗疮

蜈蚣虽有小毒，但善于以毒攻毒，治疗疮疡、肿毒、瘰疬、痰核等有效。

热毒凝聚之疮疖痈肿，用蜈蚣攻毒拔毒，既可内服，也可外用。内服者，如《疡医大全》之小蟾酥丸（蟾酥、雄黄、蜈蚣），内服可以治疗多种疮疡疔疖初起，红肿热痛，根深坚硬，或伴恶寒发热者。其外用者，如《药蔹启秘》之八将丹，以本品配伍牛黄、冰片、麝香等为末，掺膏药贴患处，治痈疽大毒，未溃者可消，已溃者拔毒。

瘰疬痰核，即结核性淋巴结炎等病，当今比较少见，但古书中以本品治疗此症者不乏记载。既可外用，也可内服。现代药理研究发现，本品对结核分枝杆菌有一定的抑制作用。

臁疮，即小腿前侧的慢性溃疡。《外科正宗》以本品配伍独活、白芷、甘草，入桐油煎开，外搽患处，有拔毒去腐生肌之功。有研究报道称，用蜈蚣配轻粉、冰片、血竭等研细末，外敷疮面，治疗下肢慢性溃疡、压力性损伤等，效果满意。

以本品焙黄研细末，开水冲服可以毒攻毒，治毒蛇咬伤。亦可以本品配伍白芷、雄黄、樟脑研细，油调搽患处。如果遇到毒蛇咬伤，此法只能作为权宜之法，应尽快去医院抢救，以免延误病情。此外，本品治慢性骨髓炎也有效验。

抗癌消癥

近年来，以蜈蚣配伍其他药物治疗恶性肿瘤的报道日渐增多。例如国医大师张志远将其与全蝎、黄药子、半枝莲、石见穿、干蟾衣、山慈菇、白屈菜、菝葜、木鳖子、白花蛇舌草等分别配伍治疗肿瘤。崔德成老中医也常用本品与全蝎、干蟾衣、雄黄、麝香、人工牛黄、白花蛇舌草、守宫按一定比例配伍，装胶囊内服，配合辨证汤剂治疗多种癌症，可以起到带病延年的效果，少数患者可以达到肿瘤消失或缩小的效果。需要强调的是，据张锡纯记载，本品对于噎嗝，即食管癌效佳，可以在临床上观察使用。

外用诸法

蜈蚣内服、外用均可，外用有时可以收到内服不能取得的疗效，故对本品的外用之法不能忽视。现择其临床常用者介绍如下。

乳头风（乳头皲裂）：以乳风散（蜈蚣、制乳香、煨乌梅、制马勃、三七为末研细），敷患处有效。

银屑病：以蜈蚣、乌梢蛇、乌梅、黄柏入砂锅，菜油浸泡 2 小时后，以文火煎至发黄微黑，滤过，每天于皮损处涂 1 ~ 2 次，涂药后摩擦 5 ~ 10 分钟。

口疮：以整条蜈蚣大者 1 条，烘干至焦黄带香，研碎后加入 10 毫升香油中，装瓶备用，用时以棉签蘸蜈蚣油涂口疮处，疗效佳。

带状疱疹：蜈蚣、全蝎等分为末，香油调成糊状，每日 3 ~ 4 次涂于患处，内服 0.5 克。

鸡眼：治疗时以温水泡脚，去除鸡眼表层的角质层，使鸡眼露出，撒上蜈蚣粉少许，再抹上凡士林油，外用胶布盖贴，7 天后撕去胶布，用热水浸足泡洗，一般即可脱落，如不脱落，则再用上法治疗 1 次。

七、紫石英配伍药对

【紫石英、覆盆子】

紫石英甘，温，入心、肝血分，治心神不安，肝血不足，女子血海宫寒不孕。覆盆子甘、酸，微温，益肾脏而固精，补肝虚而明目，起阳痿，缩小便。两药合用，暖宫补肾、固精止带，适用于肝血不足，肾阳虚寒，宫寒不孕症。

第十一章　理　气　药

凡能调理气分、治疗气分疾病的药物，称为理气药。

气分疾病主要包括气虚与气滞两类。气虚的病症应该用补气药来治疗，这方面将在后面补虚药中介绍；本章所介绍的理气药主要是用于气滞病症的一类药物。

所谓“气滞”，是指气在人体内流行不通畅，发生停滞的情况。气滞发生的原因，大多是由于冷热失调，精神忧郁，或饮食不慎、饥饱失常，以及痰饮、湿浊、损伤瘀血等所引起。其表现的症状常因部位不同而异。现分述如下：

1. 脾胃气滞：脘腹胀满、食欲不良，或嗳气吞酸、恶心呕吐、胃腹疼痛、大便失常等。

2. 肝气郁滞：胁肋胀痛，疝气痛，妇女月经不调，以及乳房胀痛或结块等症。

3. 肺气壅滞：呼吸不畅、胸闷气塞，或咳嗽、气喘等。

本类药物分别具有行气止痛、疏肝解郁、顺气宽胸、破气散结、降气止呕等作用，故适用于上述气滞的病证。

理气药大多辛温香散，易耗气伤阴，故气虚、阴虚患者慎用。

一、橘皮配伍药对

橘皮处方用名又为“陈皮、广陈皮、陈广皮、新会皮”，味辛、苦，性温，入脾、肺经，具有理气健脾，燥湿化痰之功效。陈皮有升高血压，兴奋心脏，抑制胃、肠、子宫运动及抑尿的作用。橙皮苷有类似维生素 P

的作用，能降低毛细血管的脆性，防止微血管出血。

【陈皮、青皮】

陈皮又名橘皮，为芸香科植物橘及其栽培变种成熟果实的果皮，味辛、苦，性温，归脾、肺经气分药，具调中快膈、导滞消痰、利水破癥、宣通五脏、理气燥湿之功；有行气健脾、降逆止呕、燥湿化痰之效。《本草汇言》谓：“欲调气健脾者，橘皮之功居首焉。”青皮为芸香科植物橘及其栽培变种幼果或未成熟果实的果皮，味苦、辛，性温，色青气烈，归肝、胆、胃经气分药，具有疏肝泻肺下气、消积化滞、破滞削坚、除痰消痞之效，长于疏肝胆、破结气。陈皮左升，青皮右降，陈皮升肺脾之气，青皮降肝胆之气逆。两药相伍后能调和肝脾，理气止痛，理气健脾，适用于肝胃气郁之脘痞病症，效果较好。

【陈皮、青皮、当归】

陈皮性味辛、苦，温，归脾、肺经，功效理气，调中，燥湿，化痰，用于胃气滞所致的脘腹胀满、嗳气、恶吐，湿浊中阻所致的胸闷腹胀、纳呆、大便溏薄、舌苔厚腻，以及痰浊壅塞、肺失宣降、咳嗽痰多气逆等。陈皮为脾、肺二经之气分药，既能理气，又能燥湿；且气香性温，能行能走，具有理气运脾、调中快膈之功。常用量为 6 ~ 10 克。

青皮性味苦、辛，温，归肝、胆、胃经，可疏肝破气，散结消滞，用于肝气郁结所致的胁肋胀痛、乳房胀痛及疝气、食积不化等症。常用剂量为 6 ~ 15 克。青皮辛散温通，苦泄下行，其治与陈皮不同；陈皮性较温和，偏入脾、肺经。青皮则能疏肝胆、破气滞，性较峻猛且消积散滞之力较强，对气滞血瘀的癥瘕积聚，以及久疟癖块等皆有效。张景岳将郁证分为怒郁、思郁与气郁三种。所谓“怒郁”，是指“方其大气逆之时，则实邪在肝”。此“怒郁，实际上是指肝郁，亦为《内经》中的郁”。肝为风木之脏，主藏阴血，相火，性善条达而气宜疏泄流通，故阴而用阳。若大怒则伤肝，肝伤则闭塞不通而为肝郁。肝郁不疏，相两水火，动火则伤其脏血，故景岳称之为“气逆动火”，此为肝郁所导致的主要病机特点。唐远山认为临床辨证用此药首先要抓住其因郁怒发病或因郁怒证加重的特点。

当归性味甘、辛，温，归肝、心、脾经，可补血，活血，止痛，润肠，用于血证，月经不调、经闭、痛经、颈部、瘰疬，因其既能补血活血，又善止痛，故为妇科调经要药。还可用于虚寒腹痛、跌打损伤、痹痛麻木、痈疽疮毒、血虚肠燥便秘等。临床应用时补血用当归身，破血用当归尾，和血（即补血）用全当归。酒制能加强活血的功效。常用剂量为 6 ~ 10 克。

三药当归入血分，青皮、陈皮入气分，治疗怒气伤肝，因气逆动火导致的烦热胁痛、胀满动血等证。

二、枳实配伍药对

枳实味辛、酸、苦，性微寒，入脾、胃经，有破气消积、泻痰除痞的功效。枳实中含有橙皮苷，酸橙幼果含有挥发油、维生素 C、辛弗林、N- 甲基酪胺，半成熟果实含新橙皮苷、柚皮苷、野漆树苷和恶冬苷等黄酮水合物（当年成熟时新橙皮苷消失），因枳实与青皮化学成分十分接近，青皮是公认的辛苦温热药。

药理作用

1. 枳实注射液有较强和持久的升压作用。枳实含的 N- 甲基酪胺可兴奋肾上腺能及心肌 α 受体，表现正性肌力作用，并能使血浆和心肌细胞 GMP 含量增高，因此枳实、枳壳掺入人参附子汤中常用于治疗各种类型休克及心力衰竭。

2. 对胃肠的作用：枳实煎剂对胃肠有显著的抑制作用。

3. 对子宫的作用：30 ~ 90 克黄芪掺入枳实或枳壳 30 克，治疗子宫脱垂，能使子宫收缩有力，紧张性增强，甚至出现强直性收缩。

由此可见，枳实的药理作用主要是兴奋交感神经，使交感神经肾上腺素系统功能活动增强。

【枳实、厚朴】

生枳实苦、酸，微寒，入脾、胃、大肠经，破气消积，化瘀散结，除胀止痛。厚朴苦辛温，入肺、脾、胃、大肠经，燥湿除胀，行气除满。生枳实能升能降，长于理气导滞，除满消胀。厚朴辛温，善于行气散满除胀，又能燥湿健胃。邹润安在《本经疏证》一书中对枳实与厚朴的异同作了清楚的鉴别，为研究《伤寒杂病论》和临床用药提供了借鉴。

枳实向下，厚朴向表

《伤寒杂病论》中用枳实之方十七，用厚朴之方十四，枳、朴联用者八方，八方之中与大黄同用者六，不与大黄同用者仅二方，即枳实薤白桂枝汤、栀子厚朴汤。邹润安认为，两方中皆枳、朴联用，何以方名仅标其中一药？他分析说：枳实薤白桂枝汤，“一由里气壅逆，故‘心中痞，留气结在胸，胸满，胁下逆抢心’，乃气欲下归而不得，故方名但出枳实，不出厚朴，以枳实之性原向下也。”而栀子厚朴汤证，“一由表邪方炽而误下，故‘心腹烦满，卧起不安’，乃却欲出表而不得，故方名但出厚朴，不出枳实，以厚朴之性原向表也”。于此可见，枳、朴之性趋向有差异，一趋于向下，一趋于向表，仲景对经方方剂之命名并非无意。

枳朴之别，在一横一直

从经方中枳实、厚朴与他药的配伍，也可看出两药之药性有较大的差异，即枳实无横出之权，性原向下，一般不配麻黄而配柴胡，欲其通中泄里（如大柴胡汤、四逆汤）；而厚朴之性原向表，无直达之技，故一般不配柴胡而配麻黄，欲其横出开表（如厚朴麻黄汤）。但两药皆可配桂枝，以下气散饮（如桂枝厚朴杏仁汤、桂枝生姜枳实汤），说明两药异中有同。再如仲景书中，两药之不相联者，则与表药相配者较多（如枳实栀子豉汤、橘枳生姜汤、桂枝生姜枳实汤等），与里药相连者较少，不甚与补剂并用。有之，则仅枳术汤与厚朴生姜甘草半夏人参汤。若比较此二方证，可见枳术汤证属中虚，有形（心下坚，大如磐），病程稍久（日积月累），虚中有实，重用补中而不重（枳实七枚，白术只用一两），且此方药必少煎，使其气锐，是用枳实随根故而泄其坚；厚朴生姜甘草半夏人参汤证，亦属中虚，但无形，外胀满，重用泄满化饮，但方药必久煎，使之气淳而力优柔，是用厚朴随横溢以泄其满。这说明“一横一直之用，即枳、朴至理之所在矣”。

枳实首功主风疹瘙痒

关于枳实首功“主大风在皮肤中如麻豆苦痒”的问题，邹润安对此作了精辟的阐释。他说：“试思风本流动之邪，皮肤中又营卫所在，为环周不休之处，两动相合，犹能为如麻、如豆之形而不散，此非寒热结而何？夫形诸外必有诸内，皮肤中者，正肌肉之间，胃脾所主也。脾胃本有寒热，相结肌肉间，气自不能流转，风复袭之，于是内外相引，表里相通，屈伸进退，虽如麻如豆，而或起或伏，正以其根于内也。拔其根，枝叶又焉所附？治里之物，偏有此解表之能，不推之首功可乎？！”故在临床上凡遇皮肤瘙痒症之有类似症状者，常在处方中加枳实或枳壳，效佳。

邹润安通过对大承气汤、小承气汤、厚朴三物汤、厚朴七物汤和厚朴大黄汤等方证的分析，认为“是枳、朴明为胀满设矣”。但其中枳实重在泄满，厚朴重在消胀，且表证多者厚朴多，表证少者厚朴少。

总之，邹氏在《本经疏证》中明确地将枳、朴合并在一篇中论述，以比较两者的异同，他认为虽然据《本经》《别录》的记载，两药皆为苦，能疗胀满、益气、止利、消痰（或除痰癖）、下气（或治逆气），这是其共同点。然而二物之用，厚朴偏于外，枳实偏于内；厚朴兼能治虚，枳实为能治实；厚朴始终在气分，枳实却能兼血分；厚朴利气，利气之著于外者也，枳实利气，利气之悬于中者也；厚朴除满是除胀满，枳实除满，是除坚满；枳实除满而止除痛，厚朴除满而不能治痛；枳实不能误施于寒湿，而厚朴却可以治于惊热之结者，此二鉴别如此清晰，邹润安可谓其知枳实与厚朴矣。

两药合用，消胀除满，化导滞胃之功更强。除胀消痞，适用于气滞湿阻之痞满证，效果较好。临证所见胸胁满胀，食积痞塞，腹痛胀满，大便秘结或大便不畅，脾胃湿浊，舌苔厚腻、脉滑者皆可用之。仲景之枳实薤白桂枝汤，枳实、厚朴全为生品先煮。药性特征：生者上行，熟者下行，上行宣通气血阳明后降浊，使浊污秽污之邪下行，不扰胸阳。因两药相配下气降逆力猛，对平素大便溏稀者应慎用。用之不当，常出现大便稀水，便次增多，腹部不舒之症。对大便秘结者可配桃仁，对脾虚便溏者可配白术、芍药或干姜。缺血性胸痹心痛短气不用白芍，改赤芍。

【枳实、枳壳】

枳实为芸香科植物酸橙及甜橙的幼果，味苦、辛，性微寒，归脾、胃、大肠经，具有破气消积、导滞通便、消痰除痞之效。枳壳为芸香科植物酸橙及其栽培品种未成熟的果实，味苦、酸，性微寒，归肺、脾、大肠经，具有理气宽胸、行气导滞之效，枳壳作用较缓，长于理气宽胸，消胀除痞，用于胸腹气滞，痞满胀痛。两药相伍后能宽胸利膈、宣肺下气。胸腹并治，理气消痞；气行则痞满自除，疼痛自止。治肝经气逆用枳实，胆经瘀热胆囊炎用枳壳、威灵仙、九香虫。

【枳实、竹茹】

枳实味苦、辛、酸，性微寒，归脾、胃经。可破气消积、化痰散痞。竹茹味甘，性微寒，归肺、胃、心、胆经。可清热化痰、除烦止呕。此药对可泻中（痞）清热。其中，枳实降气除痰、消积导滞，竹茹清热化痰、和胃降逆。两药相伍，枳实得竹茹苦降清热之功，以增和胃降逆之效，竹茹得枳实破气散痞之用，使化痰之力效猛。两药相伍，合而清导开郁，斡旋中焦枢纽而运清降浊。对中焦脾胃气机阻滞、胸脘满闷、恶心呕吐或胃热噎膈等消化道不良反应，疗效颇佳。但孙桂芝指出，对于脾胃虚寒所致的呕吐、寒痰、湿痰者，则不宜用此药对。临证常用剂量为枳实 10 克，竹茹 10 ~ 15 克。

【枳实、芍药（枳实芍药散）】

枳实芍药各等分，杵为散。此方出自《金匮要略》，是治“产后腹痛，烦满不得卧”的气滞血瘀证，即指产后气滞血郁，气机不通，郁而生热，则腹痛烦满不得卧。方中枳实（烧黑勿太过）行血中之气，烧黑破气力缓，合芍药和血缓急止痛，则气结散而血亦行，既解郁又清热。故临床运用不必拘泥于“产后腹痛”，凡产后瘀滞腹痛（枳实必炒黑，使入血分，以行血中之气），气血郁滞成肠痈脓之腹痛、气机不畅之少阳热结腹痛、津亏气滞腹痛、肝胃不和腹痛而生热者，均能以此方为主化裁使用。

【枳实、槟榔】

枳实生辛酸微寒，枳实炒则辛苦温，破气消积，化痰散痞。槟榔辛苦温，其性沉降铁石之功，消积导滞行气，利湿。两者均具消积导滞、行气散痞之功效，寒温相配，同气相求，其力更强，适用于脾胃升降失常，气滞气逆的虚实夹杂证。调节脾胃升降失调所致病症，关键在于枳实、槟榔两药的配伍使用。古方枳实槟榔丸和今人所拟枳实槟榔散，木香槟榔丸虽药味多，但枳实、槟榔二味却是其主药。临证所见胃脘痞满，胃肠结气，心下疼痛用枳实，脘腹胀痛用槟榔，大便偏干者，皆有显效。此也符合胃“以通为用”“以通为补”之理，和降胃肠气机，通畅大便。

三、乌药配伍药对

乌药辛温，入脾、肺、肾、膀胱经，有顺气止痛，散寒温肾之功效。现代药理研究报道，乌药煎剂能增进肠蠕动，促进肠道气体之排除。

【乌药、金钱草】

乌药与金钱草相配伍，可解痉排石，缓解肾结石、输尿管结石、膀胱结石引起的绞痛。乌药辛温相窜，上入脾肺，下通肾经，现代医学报道治疗尿路结石有良效。乌药一般用量为 30 克，金钱草用量为 90 克。因大剂量乌药有止痛作用，再加上与金钱草、鸡内金、海金沙、夏枯草配伍，则可解痉止痛排石，治疗尿路结石屡收显效。

【乌药、香附】

乌药辛温香窜，上入肺脾，下通肾、膀胱经，顺气止痛，散寒温肾，治膀胱冷气，小便频数，疗胸腹邪甚逆之气导致胸腹积痛。乌药能疏胸腹邪逆之气，一切病之属气者皆可治，顺气，缩小便，其功较专。《良方集腋》之良附丸治寒凝之胃冷痛，《韩氏医通》清囊丸治一切气痛，行气除胀，香附之所以理气，善理肝之气郁，散气解郁是其本职。凡气滞所致之脘腹胀满、少腹胀痛均可用之。合平胃、二陈、金铃子散等方，治脘腹胀满疼痛。合胶艾四物汤等则可治痛经、附件炎、经闭等。

香附与乌药相配，《串雅内编》名青囊丸，谓邵应节母病，方士所授。亦有肝气散之名，民国时期就由上海徐锡骥创办的大生制药公司生产，云其效用："此散主治平肝和胃，消滞化湿，不论男女老少，统能治之，凡患饮食不进，面黄肌瘦，头目晕眩。舌燥胃呆，气闷饱胀，时吐酸水，或都怒伤气，中脘阻塞，或恶心呕吐，时痛时止，或痞积成块，痛如刀刺等症。此药服之其功如神，服法每日三次，每次一服或二服，饭后半点钟，开水送服。如肝气发时，痛不可忍，速服此药二包即能见效。"香附调气解郁除胁腹之痞胀，乌药顺气疏胸腹邪逆之气，兼能疗反胃吐食、宿食不消、妇人血凝气滞之证，故两者相配，既可用于肝脾不和之脘腹不舒，也可调顺妇人气血之逆。

此外，《妇人大全良方》治子气的天仙藤散（天仙藤、香附、乌药、陈皮、苏叶、木瓜、甘草、生姜）就用香附、乌药、陈皮，辛温以行郁气。王清任亦喜用此对药，如其膈下逐瘀汤中就有运用。

乌药、香附合用气实血未大虚引起腹痛、腹胀、胁痛，宜宣气机，不然则损气而燥血，愈致其疾愈甚。乌药 10 ~ 15 克，香附 10 克，香附疗胸腹积痛，治胸中热与上、中、下脘际闷痞，乌药偏于理下焦之气，气滞于脐下。石积于肾、膀胱、输尿管，加大量制乌药 30 ~ 60 克有良效。

治肝内胆管炎、胆结石加郁金 30 ~ 60 克内服，亦可两组药配合治疗胆管炎、胆囊结石、肾结石、输卵管结石、输尿管结石、膀胱结石，用量达 30 ~ 60 克。

【乌药、百合】

乌药味辛性温，归脾、胃、肝、肾经，能开郁、温肾散寒、行气止痛、舒畅经气、调肝宽中散寒。百合甘微寒，归心、肺经，有养阴润肺，清心安神，能疏理脾胃之气。两药相伍一动一静，一润一燥，润而不滞，行而不散，理气消胀之功倍增，可治疗各种原因引起的脘腹胀痛及排便不畅。

【乌药、川楝子、橘核】

乌药味辛，性温，归肺、肾、膀胱经，能行气止痛，温肾散寒；川楝子味苦，性寒，归肝、胃经，能行气止痛杀虫；橘核味苦，性平，归肝经，能理气散结止痛。乌药温通，而卵巢癌一般认为是寒邪所致，三药合用，可直达病所，为治疗卵巢、输卵管肿瘤之要药。

【乌药、山药、益智仁（缩泉丸）】

益智仁味辛性温，入足太阴脾兼入心、肾，补心气、命门、三焦之不足。乌药辛温相窜，归脾、肺，下通肾经，能舒胸腹邪逆之气。山药平，归心、肺、脾，补其不足，清虚热，固肠胃。三药合力温肾止遗，缩尿固涩。

四、川楝子配伍药对

川楝子处方用名又为“金铃子、苦楝子”，味苦，性寒，有小毒，入肝、小肠、膀胱经，有理气止痛，杀虫疗癣之功效。

【川楝子、延胡索】

川楝子与延胡索配伍，名为金铃子散，出自《圣惠方》。川楝子苦寒，疏肝泄热，行气止痛；延胡索辛苦而温，入脾、肝经，活血行气止痛，治气凝血结，内外上下诸痛，癥瘕崩滞，折伤积血，疝气。李时珍谓其

“能行血中气滞，气中血滞，故专治一身上下诸痛”，为活血利气第一药。

两药一苦一辛，一寒一温，辛散温通，具有良好的行气理气、活血止痛功效，适用于气滞血瘀之脘腹痛、胁下胀痛，治气滞血瘀，长于止痛。慢性脾胃病常见胃脘痛、胁下胀痛，用之得当，其痛立止。对慢性腹泻、小腹疼痛、寒疝腹痛也可用之。

金铃子散

金铃子散出自《素问病机气宜保命集》第二十：“治热厥心痛，或发或止，久不愈者，当用金铃子散。”金铃子苦，寒，有小毒，入肝、小肠、膀胱经，引心包相水下行，通利小便为治疝气要药，亦治伤寒热狂热厥，腹痛心痛。玄胡辛、苦，温，入脾、肝经，能行血中气滞，气中血滞，通小便，理气通血凝，内外上下诸痛，产后血晕，暴血上冲为活血利气第一药。辛温走而不守，血热气虚者禁用。金铃子、玄胡（各一两），上为细末，每服三钱，酒调下。行气疏肝，活血止痛。主治肝郁诸痛证候。《古方选注》：金铃子散，一泄气分之热，一行血分之滞。常用于妇科治疗痛经。

附：元胡索、木香

元胡性温味辛、苦，入脾、肝经，能行血中气滞，气中血滞，治气凝血结，上下内外诸病，为活血利气第一药。然辛温走而不守，血热气虚者不宜。木香辛苦而温，能升降诸气，泄肺气，疏肝气，和脾气，治一切气病。元胡治气凝血结，木香通畅胃肠滞气引起脘腹胀痛，运化失司，可达到解痉止痛，行气消胀，化瘀和血。元胡、木香配伍有类哌替啶样选择性止内脏性绞痛肌肉痉挛的作用，止痛效果相当哌替啶止痛作用的40%。元胡有抗胆碱酯酶和抗记忆缺乏、抗变态反应，还有天然抗帕金森病的治疗效果。

【川楝子、香附】

香附味辛，性平，气香，能散、能降、能和，乃血中之气药，宣畅、调气、开郁。川楝子微酸、苦降，引肝胆之湿热从小便出，治肝气横恣，胆火炽盛致胁下胀痛。两药合用，理气止痛，适用于肝郁气滞之脘胁痛、痛经病；亦治气分郁滞。

【川楝子、路路通】

川楝子苦寒，疏肝泄热，行气止痛。两药合用，疏肝通络，适用于肝郁之疝气。

五、薤白配伍药对

【薤白、瓜蒌】

薤白辛温，通胸阳，散阴寒，散胸中凝滞之阴邪，化结聚之痰浊，畅胸中阳气以宽胸，泄下焦寒凝糟粕，乃胸痹之要药，治疗胸痹除了宣痹通阳，活血化瘀外，必须润肠通便泄浊，保持体内的新陈代谢，吐故纳新。瓜蒌味甘性寒，入肺、胃、大肠经，涤痰散结、宽胸宣痹、润肠通便。瓜蒌除有扩冠作用外，还有活血化瘀之效，降脂、降糖、减轻体重，润肠通便以使痰浊垢腻瘀血污秽之物通过肠道排出体外。瓜蒌善清上焦之热，荡涤胸中瘀热垢腻，使痰气下降，开胸宣痹，润肠通便。上达胸中至高之分，下彻各道。甘寒不伤胃气，为治嗽要药，治结胸胸痹，生津止渴，清咽利肠，酒黄热痢，二便不通。瓜蒌、薤白联用切中胸痹病机，相须而用，相得益彰。

清代王朴庄云："薤白使人心内洞，使心胸开阔"，《本草求真》载："薤，味辛则散，散则能使在上寒滞立消；味苦则降，降则能使在下寒滞立下；气温则散，散则能使在中寒滞立除；体滑则通，通则能使久痼寒滞立解。是以下痢可除，瘀血可散，喘急可止，水肿可敷，胸痹刺痛可愈，胎产可治，汤火及中恶卒死可救，实通气、滑窍、助阳佳品也。"

现代药理研究证明，瓜蒌有扩冠作用，对急性心肌缺血有保护作用。

薤白提取物能明显降低血清过氧化酶、血小板聚集凝集，降低动脉脂质斑块，具有预防动脉粥样硬化作用；有改善心肌缺血、缺氧作用，以及对缺血再灌注后损伤的心肌有保护作用。

瓜蒌、薤白联合应用：宽胸涤痰、润中助阳、宣痹通阳疗胸痹刺痛。

【薤白、瓜蒌、白酒（瓜蒌薤白白酒汤）】

瓜蒌长于涤痰利水宽胸，因其性寒，故配辛温通阳散结的薤白以去性存用，配以米酒，白酒辛温轻扬，宣散阴霾，以振胸阳。三药合方，胸阳宣畅，痹阻得通。

六、香附配伍药对

香附性温，味辛、微苦，气香，味辛能散，微苦能降，微甘能和，乃血中之气药，通行十二经、八脉气分，主一切之气，利三焦，解六郁，生则生行胸膈，外达皮肤，熟则下走肝肾，旁彻腰膝，入血分则补虚，入血分而润燥；青盐炒则补肾气；酒炒行经络，醋炒消积聚；姜炒化痰饮；炒黑能止血，气病之总司，女科之仙药。

香附入肝经，疏肝理气，调经止痛，治肝郁气滞，胸胁脘腹胀满病，月经不调，痛经。主要成分为香附子烯、香附醇、异香附醇，其浸润膏对动物的离体子宫能抑制收缩，有弛缓子宫肌紧张，抗炎抗菌，降血糖、降血脂的作用。香附为血中气药，善疏肝理气，妇人调经止痛必用，通行十二经脉，八脉气分交一切气，内科气痛必备。香附性平。功用：行气活血。《本草备要》谓："性平气香，味辛能散，微苦能降，微甘能和，乃血中气药，通行十二经、八脉气分。利三焦，解六郁，止诸痛。"《本草从新》更言其"主一切气"，可见香附为气血通行之品。

【香附、紫苏】

香附配紫苏，发表消痰好。香附、紫苏两药合用首见于《和剂局方》香苏散。其中香附宣通肺气，疏理肝气；紫苏开发腠理，解表散寒。两药合用有理气解表之效。香附、紫苏两药均走气分，非唯解表，且能行气宽中，善理中焦痰病。清代吴仪洛在《成方切用》谓香附“行里气而消内壅”“盖气行则寒散，而食亦消矣”。《本草正义》谓：紫苏能“开胸膈，醒脾胃，宣化痰饮”。香附味苦，紫苏味辛，皆属温性，苦能燥，辛能散，有燥湿消痰、疏风解表作用。小儿风寒外感，每多夹痰、夹食，用此二味，可收表里双解、内外分消之效。两药药性平和，无耗气伤阴之弊，用于小儿较为合适。

【香附、苏叶】

香附味苦、辛、略甘，善能疏肝理气，血中气药，调经止痛，妇人调经必用，内科气痛必用，通行十二经脉，八脉气分交一切气，内科诸病必备。苏叶辛温，入肺、胃经，解表发散风寒，润心肺，下气定喘止嗽。苏叶昼日舒展以待阳光，暮夜叶卷缩收阴气使寐安，故疗夜寝不寐。

香附与苏叶相配加陈皮、甘草，《局方》名香苏散，治四时温疫伤寒，症见形寒身热，头痛无汗，胸脘痞闷，不饮，临床加党参为新加参苏饮，治四时体虚、年老、妊乳妇人感冒。

苏叶发表散寒兼益脾宽中，香附调气消溏，党参、陈皮、甘草和胃醒脾宣肺，补肺脾之气，养肺脾之津，益气扶正宣散风毒。日本汉方医报道，苏叶提取物有抗衰老物质。参苏饮疗老人气虚感冒疗效好。费伯雄《医方论》评其：“外疏风而内行气，正以轻松流利为佳。”

顺气调经之绀珠正气天香散，用香附、苏叶、乌药、陈皮、干姜相伍，功在疏解郁气，气行血活则痛除。其中香附、苏叶味辛入肺、色赤，入血分而利气，乌药、陈皮入气分而理气，此即香附、苏叶运用于内伤病的典范。

【香附、苏梗】

香附性平，入肝脾经，为血中气药，通行十二经脉，通三焦而解六郁。苏梗辛、苦，温，入肺、脾经，宽胸理气，和胃安胎。两药合用即香苏散，和胃止呕，宽胸理气。治急性胃炎，呕吐恶心，脘腹闷痛，合藿朴夏苓汤、左金丸、平胃散。治胸痹气滞者，合瓜蒌薤白汤、丹参饮。

治妊娠胎动不安，肚腹微痛，加黄芩、白术、砂仁、阿胶等。

【香附、黄连】

香附味辛，血中气药，妇人调经必用，通行十二经脉，八脉气分交一切气，内科气郁诸病必备。黄连苦寒泻火，镇肝凉血，厚肠胃，消心瘀，治肠澼泻痢。

香附与黄连相配，《医学入门》名香连丹，治久郁心胸痞痛，或嘈杂干噫吞酸等证；《串雅内编》名黄鹤丹，云朱衣翁在黄鹤楼所授，故名。青囊丸下注云："外治百病，男用黄鹤丹，女用青囊丸，此两药乃游方之祖方也。"香附调气和血开郁，黄连清热泻心，两者相合，可清泻心肝之郁火。《丹溪心法》连附四物汤（旋覆花、香附、黄连、生地、当归、川芎、白芍）亦有运用。

【香附、苍术】

香附味辛，血中气药，妇人调经必用，通行十二经脉，八脉气分交一切气，内科气郁诸病必备。苍术甘温辛烈，入脾胃经，燥胃强脾，发汗除湿，能升发胃中阳气，雄壮上行，能除湿，止吐泻、逐痰水，散风寒湿，为治痿要药，又能解六郁、脾湿下注、肠风、带证。

香附与苍术相配加黄芩，《丹溪心法》名苍莎丸，主治气郁于中变生诸证。痰因气滞，调气则痰化，痰因湿生，化湿则痰去。香附、苍术，一行气，一燥湿（痰），气行痰化则郁解，故诸症瘳。丹溪越鞠丸运用亦是此理。万密斋治妇人月经量少，经闭不孕，形体肥胖，痰多乏力等证的苍附导痰汤亦有运用，叶天士将万氏方中天南星改为胆南星，加神曲，治同。苍术治夜盲症，小儿软骨病（香附含有丰富的维生素 D、维生素 A），对糖尿病有降糖作用，有明显排钠、钾、氯的作用，无利尿作用，低钾、低氯、低钠者慎用。

【香附、砂仁】 详见"砂仁配伍药对"内容。

【香附、茯神】

香附味辛，血中气药，妇人调经必用，通行十二经脉，八脉气分交一切气，内科气郁诸病必备。茯神甘淡略同茯苓，茯神入心，开心益智，安魂养神，疗风眩多虚，健忘多梦。

香附与茯神相配，名铁翁交感丹。交，相也；感，通也，心肾交通，水火既济，故名交感也。《串雅内编》云其治“一切名利失意，抑郁烦恼，七情所伤，不思饮食，面黄行羸，胸膈诸症，极有神效”。香附开郁，茯神宁心，郁解心宁，故心肾交泰。亦可加琥珀以宁心神、定魂魄。

【香附、肉桂】

香附味辛，血中气药，妇人调经必用，通行十二经脉，八脉气分交一切气，内科气郁诸病必备。肉桂辛甘，大热，气厚纯阳，入脾肝肾血分，补命门相火不足，益阳消阴，治痼冷沉寒，能发汗，疏通血脉，腹中冷痛，咳逆结气。妇人冲任虚寒，痛经，闭经，治阴疽散肿不溃或溃久不敛。

香附与肉桂相配，见于《医垒元戎》香桂六合汤（旋覆花、香附、肉桂、熟地、当归、白芍、川芎），主治妊娠赤白带下等证。香附与肉桂相配，主在温经散寒而行肝木郁滞之气，与香附、艾叶相配，其用略同。

【香附、高良姜】

香附味辛，血中气药，妇人调经必用，通行十二经脉，八脉气分交一切气，内科气郁诸病必备。高良姜辛热，入胃经，暖脾胃，散寒，消食醒酒，治胃胀冷痛。

香附与高良姜相配，《良方集腋》名良附丸，《串雅内编》名独步散，谓其治心脾气痛，并言胸脘寒气结聚致痛，属胃脘有滞者，服此立愈。香附行郁气，良姜暖胃散寒兼以消食，合而行气散寒，是治疗胃脘冷痛的佳配。

良附丸

高良姜配伍香附名为良附丸，亦名“胃气止痛丸”，出自《良方集腋》。高良姜辛热，归胃经，温胃止呕，散寒止痛，高良姜辛辣之性强，散寒止痛之力大。香附辛、平，入肝、胃经，疏肝解郁，理气止痛，两药合用，治胃寒肝郁，脘腹胀痛。胃脘痛之证，多见虚寒与气滞并存，良附丸是常用之方。临床汤剂应用时，常与其他方剂合并加减运用，药简效宏。

【香附、乌药】 详见“乌药配伍药对”内容。

【香附、川楝子】 详见“川楝子配伍药对”内容。

【香附、川芎】

香附与川芎相配，见于《古方八阵》柴胡疏肝散，主治肝气郁结，胁肋疼痛等证。亦见于越鞠丸《丹溪心法》卷三方，又名芎术丸，香附、川芎均为行气药，香附行气解郁，以治气郁，川芎行气活血，以治血郁。本方则注重行气解郁，气行则血行，气畅则痰、水、湿、食诸郁自解。《症因脉治》的香芎二陈（香附、川芎、白芥子、法夏、陈皮、茯苓、甘草），主治寒痰。香附、川芎均为血中气药，功擅调血理气，既疏肝木郁滞又兼散表邪，亦能行气而和血，《蒲辅周医疗经验》有“气郁头痛，醋制香附四两，川芎二两为末，每服二钱，茶水调下”的经验介绍。

【香附、三棱】

香附与三棱相配，见于《儒门事亲》卷十二方木香槟榔丸（香附、三棱、莪术、青皮、陈皮、槟榔、枳实等），主治积聚内停，脏腑痞满胀痛，大便秘结，以及赤白痢疾，里急后重。《杂病源流犀烛》用此方治癖证（指两胁之间的积块，寻常触摸不到，痛时摸之有物）。香附、三棱均能入肝经而行气，香附功擅调气通经，三棱功擅破血中之气，兼能消积。化积必借气运，故两者相合，可化瘀行气消积。此外，《张氏医通》治蓄血暴起，胸肋小腹作痛等证的香壳散亦有用香附与莪术配伍行气逐瘀化积的用法。《医林改错》治血气痹阻经脉，肩痛臂痛、腰痛、腿痛或周身疼痛经久不愈的身痛逐瘀汤痛的用法。

【香附、五灵脂】

香附性平，血中气药，入十二经脉，通三焦而解六郁，五灵脂甘温气味俱厚，入肝经血分，治疗血痹郁结，治心腹血气一切诸痛，又能杀虫积。香附理气，五灵脂活血，用时可加二丑消水化痰。如研细末，米醋泛丸用，原出《赤水玄珠》。施今墨用治哮喘等麻疹等过敏性病症。王好古云："香附，阳中之阴，血中之气药，凡气郁、血气必用之。"李时珍称本品"乃气病之总司，女科之帅"。在临床，常用于胸、胁、脘、腹各部疼痛，见气滞血瘀者。

【香附、侧柏叶】

香附味辛，血中气药，妇人调经必用，通行十二经脉，八脉气分交一切气，内科气郁诸病必备。侧柏叶苦涩微温微寒，养阴滋肺而燥土，最清血分，为补阴之要药，祛冷风湿痛，历节风痛。治吐衄崩淋、肠风尿血痢血等一切血证。

香附与侧柏叶（同大黄伴蒸数次）相配，《银海指南·卷三》名柏香丸，专治肉板睛（胬肉攀睛），或眼生血疣。香附通行十二经、八脉气分，侧柏叶最清血分湿热，气血得通，湿热得清，故胬肉自消。胬肉攀睛，因脾肺积热或心肺两经风热壅盛，经络瘀滞而发，多用栀子胜奇汤，因肝经血热，气血瘀滞而致者，则宜柏香丸。《银海指南·卷三》亦有单用香附，曰："分四份：一份以酒浸，一份以盐浸，二份以蜜浸，一份以乳（或童便）浸，每浸三日夜后晒干。"和肝散临床治疗肝气不和，目赤肿痛，或因含怒未发，郁伤肝阴，以致肝阳上僭管，两目昏花，羞明翳雾，眵泪俱多，甚则瞳神散大，视物无形等证。

【香附、艾叶】

艾叶苦、辛，生温熟热，纯阳之性，通行十二经，能回垂绝之元阳，逐寒，温暖子宫，止诸血，温中开郁，调经安胎，治吐衄、崩带、腹痛、冷痢、霍乱转筋。香附与艾叶相配加当归，《普济方》名艾附丸，主治妇人宫寒气滞腹痛，月经不调等证。《仁斋直指方论》在此基础上，合入四物汤加官桂、吴茱萸、续断、黄芪，名艾附暖宫丸。主治妇人子宫虚冷，带下白淫，经脉不调，肚腹时痛，婚久不孕属宫寒等证。香附、艾叶均能通行十二经，然香附解六郁，艾叶走三阴，理血气而逐寒湿、暖子宫，故两者相配，最宜妇人气郁宫寒之证。

【香附、旋覆花】

香附味辛，血中气药，妇人调经必用，通行十二经脉，八脉气分交一切气，内科气郁诸病必备。旋覆花辛苦咸，性温，归肺、脾、肝经，下气行水，温通血脉，消痰结坚痞，唾如胶漆，噫气不除。

香附与旋覆花相配，见于《温病条辨》香附旋覆花汤（香附、旋覆花、苏子霜、陈皮、半夏、茯苓、薏仁），吴鞠通自注云：“香附、旋覆，善通肝络而逐胁下之饮”，其法用苦辛淡合芳香开络。香附、旋覆花除行气逐饮通肝络之外，两药均能下气，使胸胁脘腹之气顺降，故亦能治噫气不除之证。

【香附、贝母】

香附味辛，血中气药，妇人调经必用，通行十二经脉，八脉气分交一切气，内科气郁诸病必备。贝母微寒，入肺、脾经，辛散肺郁，苦泄心火，润心肺，清虚痰，咳嗽上气，吐血、咯血，治虚劳烦热，肺痈肺痿，喉痹，功专散结除热，敷金疮、敛疮。

香附与贝母相配，见于《医宗金鉴》香贝养荣汤（香附、贝母、人参、白术、茯苓、陈皮、熟地、当归、白芍、川芎、桔梗、甘草），实由八珍汤加香附、贝母而成。主治上石疽（指生于颈项两侧坚硬如石，形如桃李或鸡卵，难消难溃，既溃难敛的肿块），难消难溃等证。上方香附与贝母相配，主取行气溃坚之效，但香附性平而气香，善行气，贝母性微寒，能清火散结，燥湿痰，故两者相配亦可用于气滞化火痰凝之证。

【香附、椰白皮】

香附与椰白皮相配，见于《妇人良方》固经丸（龟板、白芍、香附、椰白皮、黄柏、黄芩），主治阴虚胞络火盛，月经量多或崩漏等证。方中龟板、芍药滋养壮水，黄芩、黄柏清热，妙在香附辛以散郁，椰白皮苦平无毒，入心肺经，涩以收脱，两者相伍，一散一收，固经血而解郁气，是方以滋阴为主，添香附与椰白皮则寓动于静，收涩相宜。此外，童便调香附末二钱，能治气郁吐血；香附、地榆煎服，能治小便尿血；香附与五灵脂相配，加黑白丑，名五香丸，功擅行气利水，可用于停水、停食、气郁等证（《蒲辅周医疗经验》)。《三因极一病证方论》有香附不拘量，为末，每服二钱，酒煎海藻一钱调服下，并嚼食海藻治阴膜作胀的记载。《中医方剂大辞典》有炒香附、炒槐花各半两，大黄一两研末，每服三钱，治眼赤肿痛，膨泪生疮的记载。《本草备要》谓："香附生则上下胸膈，外达皮肤，熟则下走肝肾，旁彻腰膝。童便浸炒，则入血分而补虚，盐水浸炒，则入血分而润燥，酒浸炒，则行经络，醋浸炒，则消积聚，姜汁炒，则化痰饮，炒黑又能止血。"李时珍谓："香附得参、术则补气，得归、地则补血，得木香则散滞和中，得檀香则理气醒脾，得沉香则升降诸气，得川芎、苍术则总解诸郁，得栀子、黄连则清降火热，得茯神则交济心肾……得三棱、莪术则消积磨块，得艾叶则治血气、暖子宫。"此实为集香附配伍运用提要之论。

【香附、柴胡、青皮】

香附、柴胡、青皮治胁肋胀痛。香附性平气香，微辛、微苦、微甘，能散、能降、能和，乃血中之气药，通行十二经。柴胡苦、辛，微寒，味薄气升为阳，为足少阳表药，治伤寒邪热、痰热结实……青皮辛、苦而温，色青气烈，入肝胆气分，疏肝泻肺。凡胁痛，宜小柴胡加青皮，气实血未虚者宜加香附尤良。

七、香橼配伍药对

【香橼、佛手】

香橼苦、辛、酸，温，入肝、脾、肺经，理气宽中，健脾化痰，治肝气不和，胸脘痞满，胁肋胀痛，气逆呕吐，痰饮咳嗽。香橼含有挥发油，主要成分为右旋柠檬烯、柠檬醛、水芹烯和柠檬青素，香橼皮含挥发油等对胃肠道有温和的刺激作用，能促进胃肠蠕动和消化液分泌，排出肠积气，并有祛痰作用，抗菌、抗炎、抗病毒，保护平滑肌，保护血管内皮，降血糖及改善胰岛素抵抗作用。

佛手辛、苦、酸，温，入肝、胃、脾、肺经，理气健胃，止呕止痛，治胸闷胁胀，食欲不振，嗳气呕吐，胃痛。佛手含有柠檬油素、香叶木苷、橙皮苷，果皮含挥发油，对十二指肠痉挛有显著解痉作用，降血脂、抗炎，松弛平滑肌，保护平滑肌。

香橼、佛手同用治疗消瘅期糖尿病自主神经病变及糖尿病胃轻瘫患者，治疗糖尿病性心脏病，人参汤配香橼、佛手与苏梗配伍理气和胃，舒肝同时增加理气宽胸，起到胃心、肝心、肺心同治。

八、玫瑰花配伍药对

【玫瑰花、月季花】

玫瑰花性温，味甘、微苦，入肝、脾经，具有理气开郁，和血散瘀作用，主治肝胃气痛，新久风痹，吐血咯血，月经不调，赤白带下，乳痈肿疡。玫瑰香气最浓，清而不浊，柔肝醒胃，益气活血，宣通窒滞而绝无刚燥之弊，推断气分药之中，最有捷效而最为驯良者。芳香诸品，殆无其匹，美白美容养颜。

月季花性温，味甘，入肝经，走血分，活血调经，消肿解毒，常用于治疗月经不调，经来腹痛，跌打损伤，血瘀肿痛，痈疽肿疡。《泉州本草》：“通经活血化瘀，清肠胃湿热，泻肺火，止咳，止血止痛，消痈毒。治肺虚咳嗽咯血，痢疾，瘰疬溃烂，痈疽肿毒，妇女月经不调。”可用于治疗月经拘挛性腹痛。

月季花重活血行气，玫瑰花理气解郁，散瘀止痛，在月经期过后，选两花配合石斛育阴养血，培育天癸，药在排卵期前服用可填精护卵，助卵排出，促进卵泡发育成熟，气血充和、气机畅达以冀填精补肾。

九、路路通配伍药对

【路路通、丝瓜络】

路路通通行十二经，可祛风通络，利水除湿；丝瓜络甘平能理气除风通经络。两药均擅通利，常用于乳腺炎，乳汁不畅，乳腺癌术后上肢水肿。

【路路通、穿山甲】

路路通苦，平，入肝、肾经，活血通络，行气宽中，利水消肿，活血之力佳。穿山甲咸，微寒，入肝、胃经，活血通经下乳，消脓消肿，直达病所，通络散瘀，活血消毒之力雄。两药因均为通利之品，故取其疏通之功，用于输卵管水瘀互阻、冲任不调之不孕症，常可收效。

十、甘松配伍药对

【甘松、栀子】

甘松味辛、甘，芳香性温，归脾、胃经，可理气开脾郁、芳香醒脾、止痛；栀子味苦，寒，归心、肺、三焦经，可泄心肺之邪除烦，清热解毒。两药合用主要用于热扰胸膈，化心胃湿浊之气，醒心脾，理气开胃，治疗烦躁、抑郁等胸中懊恼等胃心病症状。

【甘松、丹参】

甘松产在四川甘州，其气芳香，故名甘松香，亦名甘松。甘松辛甘性温，主治卒发心腹痛，治疗突发的心腹疼痛，能温开寒郁，行气止痛；丹参甘苦寒，可活血通经，清心除烦，祛瘀止痛。两者均入心经，用于蒽环类药物引起的心脏相关并发症。

十一、沉香配伍药对

【沉香、槟榔】

沉香辛、苦，微温，入脾、胃、肾经，下气而坠痰涎，能理诸气而调中，暖精助阳。槟榔辛、苦，温，泻胸中至高之气，使之下行，有如铁石沉降能坠诸药至于下极，攻坚去胀，消食行痰。槟榔、沉香为四磨汤之主药，两药合用，理气降逆，适用于气滞气逆证，药力峻猛。

【沉香、小茴香】

沉香辛、苦，微温，下气而坠痰涎，能降亦能升，气香入脾，故能理诸气而调中，暖精助阳，行气不伤气，温中不助火，治心腹疼痛，癥癖邪恶。小茴香辛，温，理气开胃，亦治寒疝。两药合用，理气止痛，适用于肝郁气滞之腹痛，药力和缓。

第十二章 理血药

凡能调理血分，治疗血分疾病的药物，称为理血药。

所谓血分疾病，一般可分为血虚、血热、血瘀、血溢（即出血）四种类型。血虚者，宜补血；血热者，宜凉血；血瘀者，宜活血祛瘀；出血者，宜止血。其中补血药、凉血药已分别列入补虚药、清热药中叙述，本章只介绍活血祛瘀药与止血药。

第一节 活血祛瘀药

活血祛瘀药具有通行血脉、促进血行、消散瘀血的作用，适用于血行障碍形成瘀血所致的各种证候，如跌打损伤、胸胁刺痛、痈疽肿痛、癥瘕积块，以及经闭、痛经、产后瘀滞腹痛等症。

气与血是相互联系的，往往气滞则血凝，血凝则气滞，故在使用活血祛瘀药时常与行气药同用；并须根据各种不同的证候和不同的药物性质，作适当地选择和配伍。

本节药物大多能活血通经，故对妇女月经过多或孕妇，当忌用或慎用。

一、川芎配伍药对

川芎辛，温，入肝、胆、心包经，有活血行气、祛风止痛之功效。川芎对冠脉血流量有明显增加作用，与其扩张冠脉血管床、降低血管阻力、抑制血小板凝集作用，对已聚集的血小板有解聚作用，并能降低血小板的表面活性，减轻高黏血症引起肺动脉高压，对改善心肌代谢和冠脉循环有直接作用。

【川芎、薏苡仁】 详见“薏苡仁配伍药对”内容。

【川芎、人参】

川芎辛，温，入肝、心经，活血化瘀，散风止痛，治冠心病、心绞痛、胸胁痛、偏正头痛、月经不调、瘀滞腹痛、痛经、闭经。人参乃补气要药。人参生凉熟温，入肺、心、脾经，补气固脱，补脾益肺，宁心生津安神。治重病、久病，大出血后虚脱，津伤口渴，肺虚气促、喘促，心悸、怔忡，失眠，脾虚食少，久泻，尿频。

动脉硬化是心血管疾病的主要病因，动脉硬化可归属中医学“胸痹”“真心痛”“脉痹”“眩晕”“中风”等。“虚”是动脉硬化的主要病机，气虚是动脉硬化不可分割的密切因素。人参是补气要药，人参总皂苷是人参中提取物，其中多种成分有抗炎、改善内皮功能，调节脂代谢等功效。川芎的有效成分为川芎嗪，川芎嗪可通过多种途径发挥改善血管内皮功能，抑制血管重塑等功能。人参总皂苷、川芎嗪各自药理优势作用结果表明，两药结合具有扶助正气，活血化瘀的功效。根据两种中药优势互补开发的中药制剂，如振源胶囊、川芎嗪注射液。

【川芎、黄芪】

川芎直接扩张血管，是具有钙离子通道阻滞作用的中药，相当于常规口服血管扩张药钙离子拮抗剂每日剂量的40%降压效应。黄芪甘温，入脾胃经，性温能升阳、补中益气、温暖脾胃，凡中气不振、脾土虚弱、清气下陷者最宜，其效直达人之肌表肌肉、充实表里是其专长，表虚诸症最为神剂。黄芪直接扩张血管，具强心利尿、调经免疫功能及代谢等多种药理作用，使心肌收缩力增加，显著增加心脏、脑供血量，改善由高分子右旋糖酐造成的小鼠耳廓微循环障碍，黄芪虽补但不通调血流，必赖辛苦而温、芳香窜动、温通血流之品才能完成血液输注。

气的作用在血管，扩张血管中气推动血流。益气降压：益气药在血管弹性好，通过作用气药，具有动能推动血液前行，通过扩血管作用推动气血前行，从而扩大增加血容量，心脏血流阻力变小，血压下降。阴虚：血管弹性已改变，由于血管内膜变厚、弹性减低，血管扩张回缩差、血管扩容性减低，血管中血流阻力无改善，肝肾阴亏性高血压病采用益气活血药治疗无效，肝肾阴亏型高血压必须滋阴填精改善血管内膜弹性，减轻血流阻力。

【川芎、当归】

川芎性辛温，归心包、肝经，为少阳胆经之引经药，气中之血药，畅其未达之血气。当归味苦甘温而润，入心肝脾经，专能补血，其气辛而轻，故又能行血，称血中气药。两者配伍，为佛手散《太平惠民和剂局方》卷九方：治产后、伤胎、崩中、金疮等失血过多而致的昏晕欲倒；并治妊娠伤胎腹痛、难产、胞衣不下。两者互补为用，活血、养血、行气三者并举，且润燥相济，当归之润制川芎之燥，川芎之燥制当归之腻，使祛瘀而不伤气血，补血而不致气滞血瘀，从而达活血祛瘀、养血活血之效。芎归和血行气而通阴阳。《医宗金鉴》亦曰："古人俱必君川芎………然施之于气郁血凝，无不奏效。故用以佐当归而收血病之功，使瘀去新生，血各有所归也。"气血两虚《医学入门》云："血随气行，气行则行，气止则止"，气为血之帅，有形之血生于无形之气。当归具有活血化瘀，从而改善局部皮肤微循环，扩张毛细血管，纠正气滞血瘀，经络阻滞及肌肤失养状态，血氧得以及时供应。

川芎辛温能行气分，使气调而血和，芎归和血行气而通阴阳。四物汤中当归为君，白芍为臣，地黄为佐，川芎为使，治血之总剂，治妇人诸不足及一切血证。

当归活血化瘀，从而改善局部皮肤微循环、扩张毛细血管、纠正气滞血瘀，经络阻滞以及肌肤失养状态，血氧得以及时供应，从而促进黑色素生成而生血乌发。

【川芎、露蜂房】

川芎有活血调经，祛瘀止痛之功。露蜂房甘平，有毒，入肝、胃经，治风痹、头风、惊痫、隐疹，附骨痈疽，根在脏腑；治乳痈；治湿疹、头癣。两药合用，散风止痛，适用于剧烈的偏头痛、血管神经性头痛。仅可治标，中病即止，不宜久服。治鼻渊病以川芎、露蜂房、辛夷、鱼腥草、姜黄，连服两个月可见显效。

【川芎、川红花、川牛膝】

川芎味辛，性温，归肝、胆、心包经，祛风湿、补血、清头，具有活血行气，祛风止痛之功效。红花味辛，性温，入肝经，活血调经，祛瘀止痛，善通利经脉，为血中气药，既能泻又能补，各有妙用，分量大小各有功用，若只有 2 ~ 3 分（0.6 ~ 1 克），入血以配心血，解散心中伏火，以其滋阴而生血；若少用 7 ~ 8 分（2 ~ 2.5 克），以疏肝气，以助血海，大补血虚，以其调畅而和血也；若多用（9 ~ 12 克）则过于辛温，使血走散，此分量多寡而效用之味。川牛膝味苦、甘、酸，性平，归肝、肾经，强肾补精兼疗腰痛，具有活血通经，补肝肾，强筋骨，利水通淋，引火下行之功效。三药都选自四川地道药材，辛开苦降，酸甘化阴，辛甘化阳，行中有补，以行为主又不伤正，活血祛瘀通经有奇效，简称为“三川”，常用于经前期以促经血来潮。

二、丹参配伍药对

丹参味苦，性微寒。功用：活血化瘀，和血通脉。现代药理研究报道，丹参能扩张冠状动脉、增加血流量，并能降低血压、降血糖、降三酰甘油，又有镇静作用。丹参在体外对福氏痢疾杆菌、金黄色葡萄球菌、霍乱弧菌、结核分枝杆菌、大肠埃希菌、变形杆菌、伤寒杆菌都有抑制作用。

【丹参、三七】

丹参微寒，入心、肝经，破瘀血，生新血，调经脉。三七甘、苦，微温，入心、肝经，散血，定痛，治吐血、衄血、血痢、血崩、目赤痈肿，为金疮杖疮要药。丹参活血通脉、祛瘀生血，三七苦温，散血化瘀定痛，小剂量0.5 ~ 1克为养血，中剂量2 ~ 3克为活血，大剂量9 ~ 10克为止血，为治心绞痛主药。痰湿加菖蒲、远志，气滞加木香、香附、苏梗，胸闷合瓜蒌、薤白，心悸怔忡气阴虚亏者可合生脉散用之。目前市场销售的同仁堂丹七片、双丹胶囊即由此配方制造。

【丹参、刺猬皮】

丹参苦寒，活血祛瘀，除烦止痛；刺猬皮苦平，化瘀止痛，收敛止血。两药合用，活血祛瘀止痛之力更强，对瘀血中焦，胃痛日久，疼痛时隐时显，痛不太甚，舌紫黯、脉涩的慢性萎缩性胃炎、胃溃疡患者辨证求因基础上配合应用。瘀血严重者，也可用三七粉或云南白药冲服。

【丹参、乳香、没药】

丹参微寒入心肝经，破瘀血，生新血，调经脉。乳香温、苦，香窜入心，通行十二经脉。没药苦平，入十二经散结气，通滞血消肿痛。

各种疼痛，如胃痛、痛经、胁痛等，以瘀血阻滞者效。李时珍曰：“丹参能破宿血，补新血，安生胎，落死胎，止崩中带下，调经脉，其功大类当归、地黄、芎藭、芍药。”故有“丹参一味，功同四物”之说。三药合作通血脉、化瘀血。

【丹参、杜仲、续断（腰椎方）】

“腰为肾之府”“肾主骨生髓”，腰椎病多与肾相关。杜仲、续断具有补肝肾、强筋骨作用，为治疗肾虚腰痛之要药。《本草汇言》言：“续断，补续血脉之药也。大抵所断之血脉非此不续，所伤之筋骨非此不养，所滞之关节非此不利。”丹参养血活血，能通利血脉，《别录》言有“腰脊强”作用。三药配伍，可用于腰椎病所致疼痛、仰伏不利，辗转不侧等疾患。

三、桃仁配伍药对

【桃仁、红花】

《本草备要》："桃仁，苦重于甘，辛温，归入厥阴心包、肝经血分，苦以泄血滞，甘以缓肝气而生新血"，故瘀血须用。又去血中之热。故桃仁破血行气，主治经闭、癥瘕、热病发热如狂、血热皮肤燥痒，蓄血、瘀血肿痛；通大肠血秘，治热入血室冲脉，血燥血痞，损伤积血，血痢。红花辛温入肝经，活血润燥、止痛散肿、通经，善通利经脉，为血中气药，既能泻又能补，各有妙用，分量大小各有功用，若多用（9 ~ 12克）则过于辛温使血走散；若少用七八分（2 ~ 2.5克）以疏肝气，以助血海，大补血虚，以其调畅而和血也；若只用2 ~ 3分（0.6 ~ 1克）入血以配心血，解散心经邪火，令血调和，以其滋养而生血也，此分量多寡之义，岂浅解哉。《药品化义》（详见"川牛膝、川红花、川芎"篇），主治经闭、瘀血作痛。焦树德《用药心得十讲》云："桃仁治瘀血偏于局部有形。红花治瘀血偏于散在全身无定处者。两者常同用，有协同作用。"两药均有活血祛瘀之力，配伍相须用为治疗瘀血阻络型紫癜之妙品，但须注意药物量效关系。两药合用，濡润行散、活血化瘀，适用于血瘀证。

【桃仁、红花、黄芪（黄芪赤风汤）——肢体麻木方】

本方由补阳还五汤简化而来，功能益气活血通络，仍遵王清任"元气既虚，必不能达于血管，血管无气，必停留成瘀"的理论，从"因虚致瘀"立法，虚者气虚也，瘀者血瘀也。治疗气虚血瘀所致的肢体经络失养之麻木疼痛。黄芪数倍用量要大于桃仁、红花，立意为气行则血行，气足则血活。

四、泽兰配伍药对

【泽兰、益母草】

泽兰辛、苦，微温，味香，苦泄热，甘和血，辛散郁，香醒脾，入脾、肝经，上通九窍，利关节，中养血气、长肌肉，下破宿血，调月经，消癥瘕，散水肿，配防已为使，是女科要药。益母草辛、苦，微寒，消水行血，去瘀生新，通大小便，调经解毒，治血风血运、血痛血淋、胎漏产难、崩中止带，为经产良药，消疔肿乳痈。益母草用量 8 ~ 10 克活血化瘀，调月经；15 ~ 30 克活血消水肿；60 克治高血压。两药合用，活血调经、利尿退肿，适用于血瘀挟湿的鼓胀、闭经病。此对药性平和，有久服不伤正之特点。

【泽兰、茺蔚子】

泽兰辛、甘、苦，入足太阴、厥阴。行血，流行营卫，畅达肤窍，和血悦脾，长养肌肉，入脾行水，入肝活血，是以窍能通，关节能利，宿食能破，破瘀血，调月经，消癥瘕，散水肿，治疗产后血沥腰痛，瘀行未尽。茺蔚子苦、辛，性微寒，入肝、心包经。功用：活血调经益精，清肝明目，通经化瘀，活血通经，治月经不调、崩中、带下、产后瘀血腹痛、高血压病、目赤肿痛等。两药合用活血通经，治疗妇女闭经，常与胶艾四物汤、失笑散同用。

茺蔚子与石菖蒲活血通窍，茺蔚子与白蒺藜通络止痛，分别见石菖蒲、白蒺藜，于兹不再复述。茺蔚子为益母草的种子，量不宜大，以 3 ~ 9 克为宜，过量中毒。据研究其有收缩子宫及降压药理作用。施今墨尚取之治疗偏头痛、癫痫、中毒性脑病，是其发展者。

【泽兰、水蛭】

泽兰、水蛭，化瘀活血。泽兰苦、辛，微温，味香，苦以泄热，甘和血，辛散郁，香醒脾，入脾、肝经，上通九窍，利关节，养血气，长肌肉，破宿血，调月经，消癥瘕，散水肿。水蛭咸、苦，平，入肝经，破血祛瘀，通经消癥，治血滞经闭，瘀血内阻，癥瘕积聚，跌打损伤。两药合用可活血化瘀，舒气通脉。血不利则病水，气不行则水肿。泽兰、水蛭活血化瘀解除开通微小血管痉挛瘀阻，解除心脏循环外周阻力血压下降。

五、益母草配伍药对

【益母草、泽兰】 详见“泽兰配伍药对”内容。

【益母草、茺蔚子】

益母草为常用的养血活血药物，味苦、辛，性微寒，归肝、心包、膀胱经，具有活血祛瘀、行血消肿、调经解毒之功效。本品苦泄辛行，主入血分，功擅活血调经，治妇女血瘀、血疡、血淋、胎漏、难产、崩中、带下，为经产良药，为妇科经产要药，故有“益母”之称，又善利尿消肿，兼可清热解毒，对水瘀互结之水肿及瘀毒阻滞之热毒疔肿乳痈，有很好的治疗作用。茺蔚子为唇形科植物益母草和细叶益母草的果实，味甘，性微寒，有小毒，归心包、肝经，具有活血调经、益精、清肝明目、通脑化瘀，行中有补阴血之功效。两药伍用后能活血调经、凉肝明目，改善眼供血，治干燥综合征、干眼症配麦冬有良效。

【益母草、茜草】

《易经》中将乾坤定义为天地，乾为天，属金，为阳属男；坤为地，属土，为阴属女。益母草又称坤草，味辛苦，性微寒，活血调经，利水消肿，清热解毒；茜草味苦性寒，入心、肝，色赤入营，气温行滞，味酸走肝，而咸走肾，能行血止血，凉血化瘀，止带通经。两药合用有清热解毒，清血调经之效。用于活血调经时，益母草 20 克，茜草 5 克（益母草：茜草 =4：1）；用于清热利湿通经的作用时，益母草用 15 克，茜草改用茜草炭 15 克。

益母草 50 ~ 60 克时治疗高血压方可取效，取其活血利尿降压作用。

【益母草、黄芪】

黄芪作用有五：补诸虚不足一也，益元气二也，壮脾胃三也，三去肌热，四活血生血，五内托阴疽，为疮家圣药。中气不振，脾土虚弱，清气下陷最宜。黄芪还有利尿、消除蛋白尿的作用，治疗慢性肾炎有效。黄芪、益母草配伍用于慢性肾炎、肾病综合征，证属气虚血瘀水停者。

黄芪一般用量为30克，益母草有降压作用，降压则要60克以上。黄芪补气，益母草利水，两者配伍，益气活血行水，可治气虚血瘀水停之证，若消水肿，益母草用量90 ~ 120克效果始佳。

六、鸡血藤配伍药对

【鸡血藤、桑枝】

鸡血藤味苦、甘，性温，归肝、肾经，有散瘀活血止痛，舒筋活络，养血调经之效，可行血补血通络，活血优于补血，治疗腰膝酸痛、麻木瘫痪、月经不调，为强壮之补血药，又可治疗月经闭止。现代药理研究证实：鸡血藤使血细胞增加，血红蛋白升高，确有补血作用；鸡血藤煎剂能抑制血压升高和降低血压，能调节脂质代谢；鸡血藤水提取物有抗噬菌体作用，能抑制肿瘤，起到抗癌作用；鸡血藤具有抗单纯疱疹病毒和抗炎活性的新查尔酮的分离。桑枝味微苦，性平，归肝经，可祛风湿、利关节。两药合用可治疗妇科肿瘤引起的下肢水肿，根骨滑囊炎，根骨骨刺，活动不利。

【鸡血藤、海风藤、络石藤（三藤汤）】

藤类药物可通经入络，有祛风湿、止痹痛、舒经活络功效，长于治疗肢体经络疾患。鸡血藤养血活血舒筋，络石藤清热通络止痛，海风藤祛风除湿通络。三藤合用，具有养血通络、祛风除湿、清热止痛的功效。养通结合，药性平和，可用于因风湿热邪所引起的肢体疼痛及麻木等。

七、牛膝配伍药对

【牛膝、黄芪】

牛膝善引阴精气血下行，补肝肾，强筋骨，活血行恶血，舒筋通络，通淋利尿；黄芪补诸虚不足益元气，兼能升气，盖元气旺，则全身气血充盛，气化流通。牛膝以引血下行补肝肾降低血压为要；黄芪以补气活血治肢体痿废为主。两药参合，一升一降，相互制约，补气活血，引血阴精下行，降血压甚效。主治肢体痿废（张锡纯认为因脑部充血以致肢体痿废，脑充血治愈，脉象和平，而肢体仍痿废者）。

【牛膝、透骨草、熟地黄（足跟痛方）】

肾主骨，肾经达足根，足跟痛为肾虚，必须补肾。熟地黄补肾填精益髓，为治疗肾精不足之君药。牛膝除补肾强筋、活血通络外，可引药下行达病所。透骨草可引药透入经络、血脉，并有祛风活血止痛作用。三味药既有补肾强筋固本作用，又有祛风活血止痛功效，还有引经达病所作用，随证加减，常取良效。

八、莪术配伍药对

【三棱、莪术（气血双施，相须为用）】

三棱味辛、苦，性平，归肝、脾经，具有破血行气，消积止痛之效，主要用于治疗癥瘕痞块、瘀血经闭、食积胀痛等。王好古云：“三棱，破血中之气，肝经血分药也。”《本草纲目》：“三棱能破气散结，故能治诸病，其功可近于香附而力峻，故难久服。”莪术味辛、苦，性温，气微香，归肝、脾经，具有行气破血、消积止痛之效，主要用于治疗饮食积滞、胸腹满闷作痛、血滞经闭腹痛、腹部包块、积聚等。《药品化义》：“莪术味辛性烈，专攻气中之血，主破积消坚，去积聚癖块，经闭血瘀，扑损疼痛。与三棱功用颇同，亦勿过服。”邓铁涛认为，瘀血是肿瘤形成的一个主要因素，且血瘀常伴有气滞，日久有形之血不得畅行，凝结于内，瘀而不化，则为结块。三棱化血之力较强，莪术理气之力较强，两药皆辛，微温，为化瘀血之要药，相互配伍，各取所长，从而破血逐瘀，活血消癥，以消包块。临证常用量为三棱、莪术各 10 ~ 15 克。久服三棱、莪术各 6 ~ 9 克。

两者性皆微温，可破血行气消积，为化瘀血之要药，治疗气滞血瘀型癥瘕。妇人之病，多病在肝脾，气血郁结，肿大成积，发为妇科肿瘤。现代研究发现，莪术对多种癌细胞有直接破坏作用。两药合用，行气散血，适用于血瘀气滞胀病，如子宫肌瘤、子宫内膜癌、卵巢癌、宫颈癌等瘀象明显者。

张锡纯谓："化血之力三棱优于莪术，理气之力莪术优于三棱。"破血药中，独喜用三棱、莪术，诚以其既善破血，尤善调气。补药剂中以党参、黄芪为佐使，有瘀者瘀可除消，无瘀者亦可借其流通之力以行补药之滞，而补药之力越大也。且两者能消癥化瘀血，善理肝胆之郁，善开至坚之结。两药伍用，气血双施，补破相须为用，不但气血不受伤损，瘀血之化亦较速，破血消癥，行气止痛，运化药力。用于治疗虚劳，肌肤甲错，妇女血瘀气滞经闭不行，或产后恶露不尽，结为癥瘕。亦治妇女经闭血枯，治疗子宫肌瘤、子宫内膜炎、子宫肌腺症、卵巢囊肿及肿瘤；治男子劳瘵，一切脏腑癥瘕、积聚、气郁、脾弱、满闷、痞胀、溃疡，皆收殊效。

三棱泻真气，真气虚者勿用，故凡以消导，必资人参、芍药、地黄之力，而后可以无弊。看东垣五积方皆有人参，意可知矣。凡积聚癥瘕，必由元气不足，不能运化流行致之，欲其消者，必借脾胃气旺，能渐渐消磨开散，以收康复之功，如一味攻消，则伤脾胃之气越弱，后天之气越亏，故使旧痰不去，新病复至。

张锡纯独擅用三棱、莪术，以其善破血，尤善调气，论述极为精辟，谓药剂中以为佐使，将有瘀者瘀可除消，无瘀者亦可得流通之力，以行补药之滞，而补药之力越大通也。三棱、莪术与参、术、芪并用，大能开胃进食，故此数语对临床具有很大指导意义，临床将三棱、莪术用于消化系统常见食积、气滞、痞积、瘀阻等症，每与香砂六君、大安丸相伍，气滞者佐以理气，食积者参与消导，药中肯綮，辄获良效。桂枝茯苓丸、当归芍药散合方加入三棱、莪术攻补兼施取得良好疗效。

【莪术、黄芪】

莪术辛、苦、温，入肝、脾经，行气破血，消积止痛，治癥瘕积聚、血瘀经闭。黄芪甘温，入肺、脾经，补中益气、固表、利水、托疮、生肌。益气活血法是中医治疗肿瘤的重要方法，而黄芪与莪术作为补气药与活血药的代表药物，临床常配伍应用于肿瘤的治疗。研究表明，黄芪、莪术中的有效成分对肿瘤细胞的黏附具有显著调节作用，两药配伍还可通过促进肿瘤细胞凋亡、抑制肿瘤细胞增殖分化等多表型干预模式产生抗肿瘤活性。现代研究使用黄芪、莪术水煎液进行体外实验，观察两药配伍对CT26细胞间黏附细胞与细胞外基质黏附及迁移能力的影响，以进一步探究其抗肿瘤机制。

【莪术、白术】

白术甘、苦，温，入脾、胃，燥湿和中，健脾益气。莪术辛、苦，温，入肝经血分，开胃化食，消痞散结，两药一补一消，一守一攻，有枳术丸之意。胃气弱则痞气结，脾气虚则痰瘀凝，两药相合，补消不伤正。每将之用于脾胃虚弱兼有痰瘀之证，如闭经、卵巢囊肿、子宫肌瘤。《日华子本草》载：莪术有开胃消食之效，亦有健脾之功。

九、水蛭配伍药对

水蛭为环节动物水蛭科的蚂蟥、水蛭及柳叶蚂蟥的全体，味苦、咸，性平，归肝经，有破血逐瘀、通经消癥之效，破血消瘀之良药。其功效颇多，但是近世以来唯以其破血之功为众医所重。

【水蛭、泽兰】 详见“泽兰配伍药对”内容。

【水蛭、虻虫】

水蛭咸、苦，平，有小毒，入肝经，破血祛瘀，通经消癥，治血滞经闭，瘀血内阻，癥瘕积聚，跌打瘀痛。虻虫苦，微寒，入肝经，破血逐瘀，散结通经，治血滞经闭，癥瘕积聚，跌打瘀痛。两药合用，破血消癥，适用于血积癥块、妇人血积经闭。两者为峻猛破血药，《伤寒论》抵当汤、下瘀血汤、桃核承气汤皆用之。水蛭、虻虫合用，适于瘀热夹湿。孕妇禁用，体质虚者应加入益气养血药。可服用大黄䗪虫丸。

【水蛭、鸡内金、郁金】

水蛭味咸，性平，归肝经，能破血通经消瘕；鸡内金味甘，性平性涩，有除热止烦，酒食涩精止遗，化坚消石之功；郁金味辛、苦，性寒，归肝、胆经，可行气活血解郁，为血中之气药。张锡纯认为“鸡内金之消癥瘕，诚不让三棱、莪术矣”。女子癥瘕，多为气滞血瘀之病理产物，三药合用兼顾气血还能消癥瘕，化积滞，多用于各种妇科子宫肌瘤、卵巢囊肿，消食化谷。

十、乳香配伍药对

乳香为其茎干皮部伤口渗出之油胶树脂，垂滴成珠入药，呈淡黄色，或微带蓝绿或棕红色，半透明，质坚脆，以无砂石树皮杂质及粉末黏手、气辛香烈者为佳。

乳香性温辛窜不润，为树体受伤后分泌的树脂，以弥补创伤，具外溢之象，得锐利之气，入心归脾，又似人身之脓血，故为痈疽疮疡、风水肿毒、跌打伤痛之要药，亦治产后瘀血、癥块痞积，皆取其性烈走散、可破一切留结之性。

血因气逆，凝而不通，则心腹绞痛；毒气滞于内，则血聚积不散，所以痛楚为甚。乳香于十二经无所不入，可调气活血，香彻疮孔，能使毒气外出，故能消肿止痛生肌。清医陈士铎在《本草新编》中称：“（乳香）疗诸般恶疮及风水肿毒，定诸经卒痛并心腹急疼。亦入散膏，止痛长肉。更催生产。且理风邪，内外科皆可用。大约内治止痛，实为圣药，研末调服尤神。”

宋医陈自明所著《妇人大全良方》中，有催生神妙乳珠丹：乳香研细，用猪心血为丸如梧桐子大，以朱砂为衣，每服一粒。如催生，冷酒化下；良久未下，再服一粒。产前胎滞，催生需用迅利之药，故以乳香为君；朱砂通血脉，其体重性急，善走善降；猪心血用作向导，盖取以心归心、以血导血之意。

乳香可活血舒筋而止痛，清医黄宫绣在《本草求真》中道："凡人筋不伸者，敷药宜加乳香，其性能伸筋。复能入肾温补，使气与血互相通活，俾气不令血阻，血亦不被气碍，故称功能生血，究其实为行气活血之品。"

乳香入药，宋医陈自明的仙方活命饮（白芷、贝母、防风、赤芍、当归尾、甘草节、炒皂角刺、炙穿山甲、天花粉、乳香、没药各一钱，金银花、陈皮各三钱，用酒煎服），主一切疮疡肿毒，具有脓未成者即散、脓已成者即溃之效，有"疡门开手攻毒第一方"之美誉；入明医张介宾的五香连翘汤（乳香、木香、沉香、丁香、香附、黄芪、射干、连翘、升麻、木通、独活、桑寄生、甘草各一钱，水煎服），治脑疽、痈疽等时毒邪气郁滞不行者。

乳香可灭杀幽门螺杆菌活性，是中成药胃力康之主要成分。

临证中，乳香多与同为树干皮部伤口渗出的树脂没药为伍，没药气香而特异，呈不规则颗粒状或黏结成团块，为黄棕色或红棕色，多无光泽，质坚脆，嚼时黏牙，以块大、香气浓、杂质少者为良。

乳香辛苦温，气香窜，色明亮，善透窍以理气活血，功可致新；没药辛苦平，气香异，色凝重，长于散瘀以破血，效能推陈。女子月经不以时下、行经腹痛，以及产后瘀血作痛，大凡气血瘀滞疼痛、风寒湿痹者，皆可取乳香、没药并用以治。然气血之瘀滞，有邪气入于肌肉所致气血凝滞，亦有气血亏虚而不行者，故在临证时须细审虚实，或治以补，或治以散，不可仅恃其散血活血之性而为专功。

【乳香、没药（气血双施，相须为用）】

乳香辛、苦，温，气香窜，入心、肾，通行十二经，能祛风伸筋，活血调气，托里护心。善透窍以理气，能于血中行气，舒筋活络，消肿止痛。没药味辛、苦，平，性温，入十二经，散结气，通淋血，消肿定痛生肌，补心胆虚，肝血不足，功擅化瘀理血，消肿痛。乳香行气活血，以活血为主，没药活血散瘀，以散血为要。或兼喘逆药参合，气血兼顾，相须为用，取效尤捷，共奏宣通脏腑，流通经络，活血祛瘀，消肿止痛，敛疮生肌之功。两药伍用，活血止痛，适用于血瘀痛证，特别是跌打损伤痛证，治疗急性乳腺炎具有良好疗效。主治脏腑经络气血凝滞，以致脘腹疼痛，女子经血不畅，行经腹痛、产后腹痛，月事不以时下，疙癖、斑痕，心腹疼痛，腰臂痛，内外疮疡，以及胁下胀痛，跌仆伤痛，风湿痹痛等证。也可治疗经络瘀滞之偏枯，肢体痿废、痹木诸证。此药对味苦气浊重，易致恶心呕吐，有胃病史者慎用。

乳香提取物有杀灭幽门螺杆菌作用；没药与姜黄配伍具有良好的抗血小板凝聚作用，有类阿司匹林抗血小板抗凝作用，且无阿司匹林引起胃溃疡的副作用。

【乳香、没药、姜黄】

乳香辛、苦，温，入心、肝经，活血，行气，止痛。①治瘀血气滞，脘腹疼痛，可祛风伸筋，治风湿痹痛、跌打损伤、痛经、产后腹痛；②痈疽肿毒。没药辛、苦，平，入肝经，散结气、通滞血，消肿定疡，生肌，治金疮杖疮、恶疮痔漏，破癥堕胎。姜黄辛、苦，温，入脾、肝经，色黄，理血中之气，下气破血，除风消肿，治气胀血积，产后败血攻心，通月经、疗扑损，尤擅温通经络，行散血中之污血。

没药入血分，解除血中气机郁结，使血流通畅，姜黄走气分，理血中之气，尤擅流通、温通经络，行散清除血中污血。现代药理研究证实，没药有降低血液黏稠度，姜黄有良好降脂作用。姜黄、没药联合使用，具有减低血流黏稠度，对抗花生四烯酸类阿司匹林样抗血小板凝集作用，且不会导致出血的副作用，有抗脑缺氧作用。

十一、郁金配伍药对

【郁金、枳壳】

郁金辛、苦，寒，凉心血，开心窍，散肝郁，行血止痛，凉血清心，利胆退黄。枳壳理气消胀，宽胸快膈。枳壳纯属气药，郁金活血之中兼能理气，两药配用，一气一血，气血同治，行气活血，解郁止痛，擅治胁下痛。

【郁金、贝母】

郁金合贝母化痰，降气豁痰可开胃。川郁金本为疏肝解郁、祛瘀止痛之要药。因其有开肺解郁之功，多与浙贝母合用。两药均有味辛苦泄、微寒的共性，辛开苦泄，合用可开胃降气豁痰。浙贝母为化痰止咳药，治外感风热及痰火郁结之咳嗽。川郁金非化痰药，具行气解郁、活血破瘀的功用。两药同用，一取贝母化痰，一取郁金下气。使在肺之痰随肺气肃降而下行。郁金又具有轻扬之性，能上行入心及包络。《外科全生集·马氏试验秘方》中白金丸以郁金配白矾治惊痫癫狂，痰热蒙闭心窍，即取其有解郁清心之用。其余诸药协同二味清肺化痰，宽胸导滞，以奏全功。

十二、姜黄配伍药对

姜黄苦、辛，温，入肝、脾经，理血中之气，下血破血，除风消肿，治气胀血积，产后败血攻心；通月经、疗扑损，尤擅温经通络，行气止痛，性能行散血气。醋浸炒黑去血中之湿，能使污血去尽，则郁结顿开，新血自生，经脉完复，有推陈致新之功。

姜黄对修复老年痴呆症等老年退化性疾病患者大脑起到关键作用。

1. 姜黄对酒精性脑病有疗效。

2. 姜黄素可抑制多种肿瘤细胞生长并诱导凋亡，抑制血管管腔形成并能破坏已经形成的血管结构。

3. 姜黄挥发油有强烈广谱抗真菌作用，姜黄有效成分制成溶液不同的浓度平均 1 ~ 3 天有效率为 43%。

4. 姜黄酮具有抗病毒作用：30% 姜黄酮治疗带状疱疹和单纯性疱疹平均治愈时间为 4 ~ 8 天。肝胆湿热予龙胆泻肝汤加姜黄，肝胆热毒予当归芦荟丸加姜黄，疗效可大大提高。

5. 治疗口腔溃疡用清胃散加五倍子、冰糖、姜黄粉，具有加快血液循环，促进消化，减轻疼痛刺激的功效。

6. 姜黄能治疗前列腺肥大。予金匮肾气丸加夏枯草、芍药、姜黄、炙甘草、刘寄奴合用。

7. 姜黄具有抗溃疡活性作用。予半夏泻心汤、柴陷汤、柴胡半夏泻心汤合用疗效好。

8. 姜黄素钠盐抗菌活性——1/20000 浓度的姜黄素钠盐稀释液能特异地抑制化脓性球菌，其挥发油 1/10000 仍对革兰氏阴性菌有抑制作用。

9. 姜黄、没药合用有抗血小板聚集似阿司匹林样抗血小板凝结作用，且不导致胃黏膜出血。分别与补阳还五汤、天麻钩藤饮合用，疗效可提高。

10. 芳姜黄酮对修复老年痴呆神经退化疾病患者大脑起到关键作用，多项实验室测试结果显示，芳姜黄酮可显著促进大脑干细胞增殖及大脑神经元生成，该物质可帮助科学家研究出治疗老年痴呆症和卒中等疾病大脑细胞丧失的新疗法。予开心散（人参、茯苓、远志、菖蒲），用当归芍药散（当归、白芍、白术、茯苓、泽泻、川芎），尽管研究发现有几种物质可促进大脑干细胞增殖，但很少有药物能够促进大脑干细胞分裂为神经细胞，这是再生医学的一大主要目标。芳姜黄酮研究逐渐靠近这一目标。辨证分别与当归芍药散、开心散、安神定志配合使用。

11. 行散血气，醋浸炒黑，又祛血中之湿，止气郁，活化湿中之瘀血，能使瘀血去尽，则郁结顿开而新血自生，去腹内、胸内之瘀血。

姜黄挥发油可抑制水肿，其活性是由于它能刺激肾上腺 - 垂体轴的作用所致。姜黄挥发油可以增加胆汁中总胆汁酸和固体性物质，用于治疗胆疾、厌食、鼻炎、咳嗽、糖尿病、肝病、风湿病和鼻窦炎。姜黄挥发油具有强烈的广谱抗真菌作用，姜黄有效成分制成溶液对各型采用不同浓度治疗，平均治疗时间为 1 ~ 3 天，有效率达 93%。姜黄捣碎外敷可治疗乳汁分泌，与大蒜、洋葱共用治肠胃胀气。

【姜黄、乳香、没药】 详见“乳香配伍药对”内容。

十三、五灵脂配伍药对

【五灵脂、生蒲黄】

蒲黄配五灵脂为失笑散，又名“断弓弦散”，出自《和剂局方》。五灵散酒炒、蒲黄炒香，先用酽醋调，熬成膏，再用水煎煮，食前服，功能活血行瘀，散结止痛，治瘀血内阻，月经不调、小腹急痛、恶露不行，为治疗瘀滞疼痛之名方。蒲黄甘平，入心肝经血分，生用性滑，行血消瘀止痛，通经脉、利小便，祛心腹膀胱寒热。五灵脂甘咸温纯阴，气味俱厚，入肝经血分，通利血脉，散血活血，血闭能通，化瘀止血、止痛。

两药合用利湿祛瘀，活血化瘀止痛作用更强，适用于瘀湿相兼证，祛瘀之力大于利湿之功。胃痛之处固定不移，且痛有定时，病程时间长，舌紫黯，脉沉涩，用失笑散合丹参饮加减治疗。胃痛无定处，或痛连两胁，情绪不稳，多属肝气犯胃，则用四逆散合金铃子散，疏肝理气，和胃而达止痛之目的。若正当胃脘，按之疼痛，并伴有舌脉有瘀血者；对脾胃病寒热互结，湿热并存，升降失序，而出现的胃脘烧灼，痞满吞酸，心烦失眠，口疮，舌红少苔，脉细数者，用之甚效。

现代妇科主治：月经不调，痛经，产后腹痛，宫外孕等症。不通则痛，痛则不通，这是中医认识痛证的高度理论概括，也是临床用药的理论依据。失笑散中五灵脂通利血脉、散瘀止痛；蒲黄能行血、止血。两药配用，共奏祛瘀止痛，推陈致新之功。

第二节 止血药

止血药物具有制止人体出血的作用，适用于各种出血的证候，如咯血、吐血、衄血、便血、尿血、崩漏及创伤出血等。

在应用时，根据出血的原因和不同的症状，应选择适当的药物进行配伍，以增强疗效。如出血属于血热妄行的，应与清热凉血药同用；属于阴虚阳亢的，应与滋阴潜阳药同用；属于气虚不能摄血的，应与补气药同用。

在使用止血药时，除一时大量出血应急救止血外，还须注意有无瘀血的证候，若有瘀血未尽，应酌加活血祛瘀药，不能单纯止血，以免有留瘀之弊。

一、仙鹤草配伍药对

仙鹤草味苦、涩，性平，归心、肝经，单味止血、强壮、消肿，调补气血，恢复体力，消除疲劳，适用于劳动过力引起的脱力劳伤。还具有收敛的作用，治吐血、衄血、齿龈出血、尿血、便血、崩漏带下、赤白痢，又可止利、止泻，多用于慢性泄泻。仙鹤草还有良好的止咳作用，对少痰或无痰的顽固性咳嗽止咳效果明显；还可用于阴道滴虫、疮肿、痔疮治疗。

【仙鹤草、阿胶】

仙鹤草味苦、涩，性平，归心、肝经，单味止血，调补气血，恢复体力，消除疲劳，适用于劳动过力引起的脱力；还有收敛的作用。阿胶性微温，味甘、平，归心、肝、脾经，善于止血补血，治血虚之要药，因其能补血，为妇科血证必用之药。因其能止血，虚劳失血最宜。用阿胶取陈固者宜，因其熬炼之火性已退，温性得减，止血之力增加，对吐、咳、咯、衄、便血、尿血、崩漏等，用之得心应手。广泛应用于各种出血，如紫癜、尿血、便血、久痢脓血、咳血、子宫出血等。月经淋漓不净，用仙鹤草、鸡冠花、伏龙肝、荷叶，大剂量煎汤代水，用此水煎煮辨证方药，其止血作用较好。且能用于各种心脏病，补血强心，可调整心律，治疗心律不齐，以心阴（血）不足者为宜。临床治疗放疗后引起白血球、红血球减少症，配合鱼腥草、牛蒡子、灵芝、仙鹤草、鸡血藤取得良好疗效。

【仙鹤草、卧蛋草】

两药合用可养血强心，治疗心悸怔忡、心动过速。可与龙眼肉、远志、茯神等同用。仙鹤草为常用止血药，且有养血、强心作用，故有补虚作用。民间称为脱力草，用治疲乏无力者。施今墨除用于血证之外，还常用于各种心脏病，仍以心血不足、心阴亏损者为佳。

【仙鹤草、黄芪、五爪龙（肢体酸困方）】

肢体酸困为气虚证。黄芪为补气之圣药，李时珍称为“补者之长”，善补肺脾之气。五爪龙为南方补气药，与北方黄芪同功。仙鹤草又名脱力草，有补虚、强壮的作用，可治劳力过度所致的脱力劳伤。民间单方，用仙鹤草30克，大枣10枚，同煮去药液，饮之，治疗劳力后脱力困乏者。

二、地榆配伍药对

地榆处方用名又为“生地榆、地榆炭”，味苦、酸，性微寒，入肝、大肠经，有凉血止血，泻火敛疮之效。现代药理研究报道，地榆尚有降压作用。

【地榆、槐米】

两药为双清肠热，便血搭档，地榆性味苦酸微寒入下焦肝、肾、大肠，有凉血、除血热、收敛止血之功，可用于诸吐衄崩中、肠风出血之证，尤适宜于下焦血热所致的便血、痔血、血痢及崩漏等。地榆尚能泻火解毒，降低尿素氮、肌酐的作用并有收敛作用，为治疗外科烫伤的要药。槐米性凉苦降，能清泄血分之热，适用于血热妄行所致的各种出血病证，尤善治下部出血，炒炭用可增强其止血之力。槐米为槐树的花未开时采收的花蕾，归心、肺、肝经，入大肠血分能凉血。槐花能清肝火，坚肾水，降血压，止吐衄，治风热目赤，赤血泄痢，吐崩诸血。在《本草经解》曰："气平，味甘，无毒。主五痔，心痛，眼赤……肠风泻血，赤白痢。"槐米与槐角是同种植物不同部位，槐角"息肉痔"，是槐角丸中的君药，可凉血，清泄血分之热。两药相伍，槐米阴柔，长于滋润肠道，地榆有微弱泻下作用，可使肠道保持畅通而排出血肌酐及尿素氮。便血选用两药而不选其他止血药物，是因便燥势必擦伤疮面，加剧出血，便时用力亦要加剧出血之势故此。临床常用此对药治疗大便前、后出血，或粪中带血，以及痔疮出血，血色鲜红或晦暗。地榆、槐米配伍用于治疗结肠炎或其他大便下血属风热或湿热邪毒，壅遏肠道，损伤脉络者。亦治疗糖尿病肾病、肾功能不全，合并糖尿病眼底病、眼底出血效果显著。临床恐苦寒药伤及脾胃，故用两药时常配伍海螵蛸 15 克。

【生地榆、生槐角】

生地榆味苦、性微寒，入下焦，除血热、吐衄、崩中、肠风、血痢。生地榆与生槐角为治痔疮要药、治淋药对。药对中，生地榆凉血清热力专，直入下焦凉血泄热；生槐角味苦微寒，入肝经血分，疏风热，润肝燥，凉大肠，清泄血分之湿热。淋为前阴之疾，足厥阴肝经循阴器，绕腹里，肝胆湿热循经下行，导致小便淋漓。生槐角泻肝凉血利湿。两者配伍治痔血、肠风，治淋，能迅速缓解尿频、尿急与尿痛等尿路刺激阴疮湿痒症状，且有明显的解毒、抑菌与消炎作用。治疗肝胃滞热引起痔疮下血，肠毒便秘，热毒下趋大肠引起便秘、肛裂、痔疮有良效。

【生地榆、石榴皮】

石榴皮性温酸涩，入大肠经，功用涩肠止血，收敛止泻。石榴皮酸涩主收，地榆苦涩，皆入下焦。

石榴皮为石榴科植物石榴的果皮，味酸涩，性温，归大肠经。功能涩肠止泻、止血、驱虫，用治久泄久痢、肠易激综合征。治久泻、久痢、便血、脱肛、滑精、带下、虫积、腹痛、外科疥癣。石榴皮治疗难治性复发性口腔溃疡、扁平苔癣有良好疗效；对肠道有益菌群（如乳酸杆菌、双歧杆菌）有保护作用；对过敏性结肠炎疗效好，治疗小肠癌作用良好。

石榴皮含大量鞣酸、树脂，石榴皮碱能抗菌、抗炎、抗病毒，对结核分枝杆菌、流感病毒有明显抑制作用，治疗扁桃体炎、喉头炎、咽头炎、口腔伤口、口内炎、肌肉或关节炎。

石榴皮味酸、涩，性温，入大肠经，涩肠止血，收敛止泻，杀虫驱虫，能治脱肛。石榴皮配五倍子尤善治疗直肠炎引起的泄泻伴脱肛。

鞣质是生石榴皮抗生殖器疱疹病毒的有效成分，它不仅能够抑制病毒在细胞内繁殖，更为重要的是具有较强的直接杀灭病毒和阻止其他细胞的吸附作用。

生地榆苦涩，微寒，入下焦，主治除血热、吐衄、肠风、下血，有微弱的泻下作用，保障肠道顺畅，有利于肌酐和尿素氮的排除。生地榆凉血清热，滑肠降浊，泻下尿素氮除去肌酐；石榴皮温肠止泻、固精升清。合用温清并用，涩滑相配，寒温相兼，可取得扶正祛邪效果。

三、茜草配伍药对

茜草苦寒，入肝经，有凉血止血，行血祛瘀之功效。现代药理研究报道，茜草根能缩短家兔出血时间和凝血时间；在体外对金黄色葡萄球菌有抑制作用；还有镇咳作用。

【茜草、旋覆花】

旋覆花、茜草，去脏间寒热，疗血滞。仲景创旋覆花汤，用治肝著，亦治妇人半产漏下，可见攻补兼施，病位在肝。方中新绛一味，乃古人以茜草根提取的一种色素，故径以茜草用之。习用旋覆花、茜草合变通一贯煎治疗肝硬化、慢性肝炎、脂肪肝属阴虚肝瘀者。方如：旋覆花、茜草、女贞、旱莲、丹参、枸杞、首乌、木瓜、川楝、水蛭等，每能奏效。旋覆花开胸胁结气，又有下气通血脉之功（《本草纲目》）。茜草“气温行滞，味酸入肺，而咸走血，专于行血活血”（《本草纲目》）。《珍珠囊》言：“去诸死血。”活血力强，又善通络。

两药既主入肝经，亦为治经水不调、崩漏之要药。李时珍考《素问·四乌鲗骨一芦茹方》，认为芦茹当是茜草。是方治经闭取活血化瘀法，仲景治半产漏下，亦是此意。而旋覆花搜通肝经，肝血归经，瘀血化散，月水适来。两药可用治肿瘤。《注解伤寒论》说："旋覆之咸以软痞硬。"尚有"主结气""皮间死肉""治乳岩"等记载。茜草则能治"癥瘕鼓胀"(《药鉴》)，东京药科大学川崎秀治10年研究发现茜草根含许多物质具强抗癌作用，且对正常细胞毒性很低，对白鼠多种癌症及防癌细胞转移均有效。

旋覆花性味苦、辛、咸，微温，归肺、脾、胃、大肠经。旋覆花治肺病，消痰结坚痞，唾如胶漆，治疗咳喘痰多、痰饮蓄结、胸膈痞闷等证。常用剂量10克，入汤剂需包煎。茜草性味苦，寒，归肝经，可凉血止血，活血祛瘀，用于血热所致的各种出血证。炒用凉血止血；生用既能活血化瘀，又能止血，消瘀通经，常用剂量10克。叶天士于《本草经解》中言："旋覆花气温，味咸，有小毒。主积气，胁下满，惊悸，除水，去五脏间寒热，补中下气………去五脏间寒热者，五脏藏阴者也，痰蓄五脏，则寒不藏而寒热矣；咸温可以消痰，所以去寒热也。补中者，中为脾胃，水行痰消，则中宫脾胃受补也。下气者，咸性润下也。"黄元御《玉秋药解》言："茜草。味苦，微寒，入足厥阴肝经，通经脉瘀塞，止营血流溢。亦行瘀血，敛新血，吐衄、崩漏、跌打、损伤、痔瘘、疮疖俱治。"两药相伍即为肝着汤。《金匮要略·五脏风寒积聚病脉证并治第十一》曰："肝着，其人常欲蹈其胸上，先未苦（苦：形容词作动词，症状发作，在症状未发作之前服药）时，先其时，但欲饮热"，积气与瘕既成，经脉凝瘀，则应治以行气活血，通阳散结之肝着汤，以旋覆花疏通肝络，茜草活血祛瘀，葱白通阳散结。

【茜草、海螵蛸——乌贼骨丸】

海螵蛸、茜草，止血活血。海螵蛸味咸涩，性微温，归脾、肾经，咸入血可收敛止血、固精止带，并能制酸止痛、燥湿敛疮。《神农本草经》载："主治女子漏下，赤白经汁，血闭，阴蚀，肿痛，寒热，癥瘕，无子”。茜草味苦性寒，归肝经，凉血止血，祛瘀通经，用于吐血、衄血、崩漏，外伤出血，治经闭瘀阻，关节痹痛，跌扑肿痛，炒炭可增强止血之效。海螵蛸常用剂量为 15 ~ 20 克，两药比例为 4∶1。

两药相伍，一涩一散，一行一止，补少阴以生血，补中宫以统血，止血而不留瘀，化瘀而不耗血伤正，用于治疗脾胃虚弱之反酸，妇人崩漏下血，癥瘕积聚，带下经久不愈者，妇人血瘀所致宿有积块（子宫肌瘤），月经量多或漏下不止，血色紫暗，多血块，小腹隐痛拒按，舌质暗有瘀斑，脉涩或细等。

四、蒲黄配伍药对

蒲黄又有“生蒲黄、蒲黄炭、炒蒲黄”之处方用名。蒲黄甘，平，入肝、心包经，有收敛止血，活血祛瘀之功效。现代药理研究报道，蒲黄有收缩子宫作用，能缩短凝血时间。

【蒲黄、滑石（蒲黄散）】

滑石甘，寒，归肺、脾、肾、膀胱经。利窍，渗湿，通六腑九窍津液，荡热除湿之要剂，又能清暑散结。蒲黄甘，平，性滑，入心包、肝经血分，行血瘀，通经脉，利小便，祛心腹膀胱寒热，炒黑性涩，止一切血，崩带泄精。两药合用出自《圣济总录》卷五十三“产后大小便不通，腹胀”；《医略六书》“蒲黄通经破瘀，滑石通闭利窍，使血化气调，则经府清和，而腹痛自退，安有浮肿之患？”；《济阴纲目》卷十四“男子跌仆，女子经停，致血结经络，经气不能施化，内连脏腑而腹痛浮肿，脉沉涩微数”，亦称金钥匙散。滑石、蒲黄各等分，上为细末，每服 2 钱，酒调下。利湿不伤津，清热不伤阴，排毒不伤正，通淋不伤血，两药合用，利湿排毒，清热通淋，又治转胞不得小便。

【蒲黄、阿胶、琥珀】

蒲黄甘，平，入心包、肝经血分，生用性滑，活血化瘀止血，兼利小便，且现代药理研究证明蒲黄既能增加血小板数量，又可抑制血小板聚集。阿胶甘，平，清肺养肝，滋肾益气，除风化痰，润燥定喘，利大小肠，养血止血。琥珀甘，平，入心、肝、小肠经，活血散瘀，镇惊安神，利尿通淋。三药合用，养血与化瘀同功，止血而不留瘀，化瘀而不伤血，养而能利，相得益彰。杜慧兰合用此三味为治疗月经过多、崩漏等阴虚血热夹瘀的要药。

五、血余炭配伍药对

血余炭性味苦，平，入肝、胃经。功用：收敛止血，补阴消瘀生新，通利二阴，治诸血疾。

【血余炭、韭菜子】

血余炭通淋止血，韭菜子味甘辛性温，补肝肾、助命门，兴阳涩尿，暖腰膝，治阳痿、遗尿、泄精、溺血、白浊带下。用于泌尿系统疾患见尿频、尿血者。

【血余炭、左金丸】

左金丸又名萸连丸、回金丸，《丹溪心法》黄连六两、吴茱萸一两，功用：清泻肝火，治肝郁化火，胁肋胀痛，呕吐吞酸，嘈杂嗳气，口苦咽干，舌红苔黄，脉弦数，也可用于以反酸、口苦为主症的慢性胃炎者。三药合用，治溃疡病，胃酸过多，胃出血。有止酸、止血作用。

【血余炭、仙鹤草、阿胶珠】

《神农本草经》言阿胶："主心腹内崩，劳极洒洒如疟状，腰腹痛，四肢酸痛，女子下血。"阿胶主治范围：有失血史，失血量大，适合长期的慢性失血或急性大量出血而引起的血虚证。阿胶补血作用是体现在止血之后而获得补血之功。

三药合用，治慢性肾炎、肾结核、有尿血或尿检有红细胞，肾虚者合六味地黄汤，脾肾气虚者服补中益气汤等。

【血余炭、血琥珀、血竭】

琥珀味甘，性平，入心肝经血分，通塞平心，定魂魄，疗癫邪，能消瘀血，破癥瘕，生肌肉，合金疮，通五淋、利小便。血竭甘咸，色赤入血分，入心肝经，专除血痛，散瘀生新，为和血之圣药。血竭止痛生肌，治内伤血聚，金疮折跌、疮口不合。三药合用，治疗动脉硬化症，有化瘀通脉作用，常合益气活血通络药用。

《本草纲目》曰："发乃血余，故能治血病。补阴，疗惊痛，去心窍之血"，书中载血余诸方主治，包括口、鼻、齿、皮下、二阴出血，以及血淋、崩漏、月经不通、大小便闭结等。施今墨之用血余炭止血，以小便、大便、阴道出血为多，良有以也。朱丹溪谓本品可"消瘀血，补阴血"。张景岳谓本品可"培形体，壮筋骨""益神志，温气海"。以血余为君培元赞育，有景岳赞育丹；以血余为臣化瘀通窍，有仲景猪膏发煎。施今墨用血余治脱发、动脉硬化，或从此出。

【血余炭、鹿角、紫河车】

鹿角咸温，生用清热、凉血、行血、消肿；紫河车咸温，本为人之血气所生，故能大补气血，治一切虚劳损极，恍惚失志、癫痫。

三药合用，补益精血，生发。用治血虚脱发，加桑麻丸、二至丸、四物汤。

【血余炭、益元散】

血余炭味苦，性苦微温，入肝胃经。功用：收敛止血，补阴消瘀生新，通利二阴，治诸血疾。益元散：又名六一散、无水散、太白散，滑石六两、甘草一两为末，每服 9 克。功用：清热清暑利湿，治暑温身热，心烦口渴，小便不利及三焦湿热，小便淋痛。

两药合用，清热通淋，治热淋、血淋、石淋，泌尿系统炎症有尿急、尿痛、尿血者。可选加车前子、海金沙、琥珀。

【血余炭、薏苡仁、六一散（益元散）】

四药合用，用于尿路结石，可预防其复发。或加"三金"（金钱草、海金沙、鸡内金），通淋排石之效倍增。

【血余炭、赤石脂、禹余粮】

涩肠止血。用治久泻久痢，如慢性结肠炎、阿米巴痢疾、肠结核之便血或有黏液。见后重积滞，可用血余炭、蚕砂，有通便导滞作用。

六、白及配伍药对

【白及、海螵蛸】

白及、海螵蛸，愈血衄之疾。白及性味苦、甘、涩，微寒。归肺、肝、胃经。治跌打折骨，可收敛止血，祛瘀祛腐生新。用于咯血、吐血及外伤出血；疮痈肿毒，手足皲裂。海螵蛸性味咸、涩，微温。归肝、肾经血分。通血脉，祛寒湿，有收敛止血，固精止带，制酸止痛，收湿敛疮之功。用于崩漏下血、肺胃出血、创伤出血，遗精、带下，阴蚀肿痛，胃痛吐酸，湿疮湿疹及溃疡多脓，目翳泪出、耳出脓。海螵蛸常用剂量为 15 ~ 20 克，白及常用剂量为 10 克。两药同用均有收敛止血，收湿敛疮之功，海螵蛸还兼制酸止痛，主要用于治疗肺、胃出血，如咯血、胃溃疡等，颗粒剂兑服更佳。

七、三七配伍药对

【三七、血竭】

三七甘、微苦，温，入胃、肝血分，活血散瘀止血，消肿定痛。血竭甘、咸，平，入心、肝两经血分，补心包、肝血不足，去除血痛，为和血之圣药，活血止痛，化瘀止血，对瘀血痛经有殊效。两药合用，祛瘀止痛，既可内服，又可外用，适用于血瘀型血证。两药为治疗瘀血痛经的要药，对子宫内膜异位症、膜样痛经伴实质性结节、月经量多者，屡获奇效。

第十三章　消 导 药

凡能健运脾胃、促进消化，具有消积导滞作用的药物，称为消导药，又称消化药。

消导药一般适用于宿食不消所致的胸脘胀满，嗳气吞酸，恶心呕吐，大便失常，以及脾胃虚弱，消化不良等症。

本类药物的使用常根据不同病情而配伍其他药物同用。如脾胃虚弱者，可配健胃补脾药；脾胃有寒者，可配温中暖胃药；湿浊内阻者，可配芳香化湿药；气滞者，可配理气药；便秘者，可配通便药；若积滞化热，则又当配合苦寒清热药同用。

一、山楂配伍药对

【山楂、炮姜】

生山楂具有消食化积、健脾益气、行气止痛、化瘀散结的功效，然不得久服，久服则伐生发之气，《内经》“味过于酸，肝气以津，脾气乃绝”。而炒焦以后兼能止泻止痢，用于食积引起的泄泻、腹痛、里急后重，有很好的疗效。炮姜为姜科多年生草本姜经过炮制后而成，性味变为味苦涩温，可以温经止血、温中、止泻。适用于脾阳不足引起的虚寒腹泻，脾不统血引起的虚寒性出血。

两药同用，可以温中、温散下焦虚寒止泻、行气和血消食，焦山楂每用于消化不良、急慢性胃肠炎、溃疡性结肠炎、痢疾引起的腹痛、赤白下痢、大便不成形、宫中虚寒，皆有良效。

二、鸡内金配伍药对

【鸡内金、金钱草】

鸡内金甘，平，入脾、胃、小肠、膀胱经，健脾胃，消食滞，止遗尿，化结石。金钱草甘、咸，微寒，入肝、胆、肾、膀胱经，清热解毒，利尿排石。两药合用，一以化石，一以排石，金钱草清热利尿，消肿排石，破积止血，大剂量对尿路结石排出尤有特效，三金汤（金钱草、鸡内金、海金沙）合六一散（滑石、甘草）加桂枝、茯苓，疗效可冀。

鸡内金有化坚消石之功，金钱草有清热利尿、消肿排石及破积止血的功效，临证通常需要较大剂量使用。两者配伍治疗尿路结石效果明显。化浊、清热去石、和胃止呕、醒脾开胃、增食益彰。此两药煎煮时宜后下。临床三金一石（金钱草、鸡内金、海金沙、滑石）治疗尿路结石疗效好。

【鸡内金、三棱】

鸡内金甘，平，健脾开胃能消水谷，消食化积而除热止烦，通小肠、膀胱，涩精止遗，治泻痢、便秘、遗精、溺血、崩带肠风、膈消反胃、小儿食疾。两药合用，消癥瘕、通月经，适用于血瘀型闭经、癥瘕。但要节房欲、忌冷物、勿劳乏，坚持数月才能奏效。

【鸡内金、白术】

鸡内金甘，平，能消水谷，除热止烦，治小儿食积，能消水谷，泻痢便数，崩带肠风。白术甘、苦，温，温胃和中，健脾祛湿，利小便，止泻，风寒湿痹去死肌。两药合用，补脾健胃，适用于脾胃虚弱之食滞病证。

三、麦芽配伍药对

【麦芽、谷芽】

麦芽味甘，性平，入脾、胃经，消一切饮食积聚，其性善消化，通利二便，舒肝宜生用，大麦芽二两（炒），为末，每服 16 克，白汤送服。谷芽为粟的成熟果实经发芽干燥制成，入脾、胃经，健脾开胃，消食和中，治宿食不化，脘闷腹胀，泄泻，不思饮食。两药合用，消食健脾，适用于食积不化。此药对含酶量较高，若炒焦则降低酶的活力，影响其疗效，故以微炒为好。

第十四章　化痰止咳药

凡以化痰为主要作用的药物称化痰药。以止咳平喘为主要作用的药物称止咳药。由于化痰药大多能用来止咳，止咳药又多兼有化痰作用，所以本章将化痰药和止咳药合并介绍。

化痰药不仅用于因痰引起的咳嗽、气喘，并可用于瘰疬、瘿瘤、癫痫、惊厥等症。

临床使用化痰止咳药时，应注意以下几点：

1. 凡内伤外感的病症，均能引起痰多与咳嗽，治疗时应仔细分辨病因，进行适当的配伍，例如有外感的配合解表药同用，虚劳的配合补虚药同用。

2. 咳嗽而咯血时，不宜用燥烈的化痰药，以免引起出血。

3. 麻疹初期虽有咳嗽症状，但不宜用温性和带有收涩性的止咳药。

根据化痰止咳药的不同性能，可分为温化寒痰药、清化热痰药和止咳平喘药。

第一节　温化寒痰药

温化寒痰药物多属温性，适用于寒痰、湿痰的证候，如咳嗽气喘、痰多稀薄，以及肢节酸痛，阴疽流注等病证。为了加强疗效，此类药物常与温散寒湿的药物同用。如属阴虚燥咳，或有吐血、咯血病史者，应当慎用。

一、半夏配伍药对

半夏为天南星科多年生草本植物半夏或其变种植物的块茎。处方用名又有“制半夏、生半夏”。半夏辛，温，有毒，入脾、胃、肺经，有降逆止呕，燥湿化痰，消痞散结之效。

1. 消瘀止血：阳明厥逆，喘咳身热，善惊、衄、呕血，诚以阳明为多气多血之经，冲为血海，隶属于此，若胃气逆行，冲气于上，气逆则血逆，而吐衄之痰作矣，是以吐衄多以伤胃论治，以降胃消瘀为第一要义。近代张锡纯曾创“寒降汤”以半夏、赭石配合瓜蒌仁、白芍、竹茹、牛蒡子、甘草治吐衄“胃热而胃气不降”者。

2. 和解寒热：《本经》称半夏主“伤寒寒热”；仲景于小柴胡汤中用之治寒热，半夏泻心汤用之治胸满肠鸣，少阴咽痛亦用之，亦助柴胡、黄芩主往来寒热。《本经》称半夏主“伤寒寒热”“心下坚”者，邪积于半表半里之间，其主之者，以其辛而能开也。胸胀咳逆，咽喉肿痛，头晕上气者，邪逆于巅顶胸膈以上，以其气平而能降也。《本经》非泛指一切寒热而言，而指寒热往来，寒热互结。

3. 交通阴阳。

4. 消肿散结：痰之为病，变幻甚多，尚留著于皮里膜外，则为痰核，是状如瘤如栗，皮色不变，多无疼痛感，或微觉酸麻。半夏长于化瘀软坚，消肿散结，故为治疗痰核之要药，凡痰核症之顽疾，恒非生半夏不为动，生者一经煎煮，则生者已熟，毒性大减。

【半夏、人参】

半夏辛，温，有毒，入脾、胃、肺经，为燥湿化痰，降逆止呕，消痞散结之良药。治湿痰、痰饮，咳喘痰多，痰厥头痛，眩晕，不眠，恶心呕吐，反胃，胸脘痞闷。凡痰饮、痰湿阻滞引起的胃气厥而上逆，证见呕、哕、嗳气等。半夏降可降之平之，寒热搏结，痰热互阻所致之痞证、结胸等，半夏亦可散而消之。人参生凉熟温，归心、肺、脾、肾经，大补元气，复脉固脱，益气摄血，安精神，定魂魄，止惊悸。人参既补益元气，又斡旋中气，使脾土健运，气化水行，阴消阳长，津液输布。

两药配合，补中有降，降中有补，益中有散，散而不伤正，服用可令脾气散精，上归于肺，通调水道，下输膀胱，水精四布，五经并行。生痰之源绝，行痰之气清，胃气和降，清者自升，浊者自降，哕、呕吐等证止；寒热互结散解，气机宣畅，则湿痞之证除；气化津生，湿逆平；痰饮温化，痰火降，则肺痿咳喘愈，气逆欲吐停。《伤寒论》含有半夏、人参的方有人参半夏丸，治疗胃寒寒饮阻恶；用小柴胡汤治疗少阳病之呕吐，且半夏、人参可以截断邪入太阴之络；用半夏泻心汤治疗伤寒误下所致之痞证及其他疾患，用麦门冬汤、竹叶石膏汤、大半夏汤分别治疗湿热肺痿、胃热津伤之逆以及胃反呕吐。

【姜半夏、麸炒山药】

姜半夏、麸炒山药，固护后天之本。半夏性味辛，温，有毒。归脾、胃、肺经。燥湿化痰，降逆止呕，消痞散结。用于脾不化湿、痰涎壅滞，早期肾功能不全痰饮水毒停蓄（半夏生姜合用）。所致的痰多、咳嗽、气逆，胸脘痞闷，梅核气，以及瘿瘤痰核、痈疽肿毒等。临床常用姜半夏。山药性味甘，平。归脾、肺、肾经。可益气养阴，补脾肺肾。用于脾虚气弱，食少便溏或泄泻。肺虚喘咳。肾虚遗精、尿频、妇女白带过多，常用麸炒山药。

姜半夏常用剂量为 10 克，麸炒山药为 30 ~ 60 克。半夏用姜汁炮制后即为姜半夏，姜半夏既能燥湿化痰，又能降逆和胃。山药麸炒后可增强其补脾健胃功效。脾胃为后天之本，治病从不忘固护脾胃。大便稀溏者可增加麸炒山药用量，此用法为薯预丸之精髓。

【半夏、麦冬】

麦冬、半夏，培土生金，润燥得宜。麦冬性味甘、微苦，微寒。归肺、心、胃经。润肺养阴，益胃生津，清心除烦。用于肺胃阴不足导致的舌干口燥，阴亏火旺，燥咳痰黏，劳咳咯血。麦门冬汤中麦冬、半夏比例为7∶1，即麦冬21克、半夏3克。竹叶石膏汤中麦冬、半夏比例为2∶1。此外，还有润肠通便的功效，可治阴虚肠燥，大便秘结之证。常用剂量为15～30克。半夏性味辛，温，有毒，归脾、胃、肺经，燥湿化痰，降逆止呕，消痞散结，用于胃气上逆导致的恶心呕吐，脾不化湿、痰涎壅滞所致的痰多、咳嗽、气逆等证。半夏既能燥湿以化痰，又能降逆以和胃，用于胸脘痞闷、瘿瘤痰核、痈疽肿毒等。用生姜炮制后的半夏，寓顾护胃气之意。临证处方遵张仲景《金匮要略》麦门冬汤之意，本证虽见证于肺，而其源实本于胃，胃阴不足则肺津不继，取麦冬甘寒清润之性，既润肺养胃之阴，又清肺胃虚热，佐以半夏以降逆化痰，麦冬半夏比例为7∶1。半夏虽属温燥之品，含培土生金，虚则补其母之法。半夏伍麦门冬，能开胃行津以润肺，使麦冬滋而不腻；燥润相宜而降逆之并存，又使健脾养胃与补肺同在。竹叶石膏汤治疗热病之后，余热未清，气阴两伤，虚羸短气，气道不通致咳，舌干红少苔，脉虚数。

【半夏、秫米】

半夏秫米汤即《内经》十三方之一，治疗目不瞑取得良效，方由半夏和秫米两味药组成。

半夏秫米汤

半夏秫米汤即《灵枢·邪客》中所言的半夏汤，为《内经》十三方之一，其主症为目不瞑，历代医家多有应用并常获奇效。下面从病机、主症、治法、方药四方面对半夏秫米汤进行分析。

病机分析

《灵枢·邪客》对半夏秫米汤的解释为："厥气客于五脏六腑，则卫气独卫其外，行于阳，不得入于阴。行于阳则阳气盛，阳气盛则阳跷陷，不得入于阴，阴虚故目不瞑。"厥气者，邪气也。非人体正常产物和所需皆可称为邪，从以方测证的角度来看，此处所言之邪气当为痰湿邪气。《素问·阴阳应象大论》：“阴在内，阳之守也；阳在外，阴之使也。”表明阴阳之间的互根互用，但阴阳二气之间的相互作用必须要有道路来沟通，这就形成了“阳—道路—阴”的一种关系。阳入于阴则寐，阳出于阴则寤，若邪气阻滞道路，必然导致阴阳不相交合，此时就会造成目不瞑的一种病理表现。另外，由于胃络上通于心，“胃不和则卧不安”，胃中痰湿阻滞上扰于心也会造成目不瞑。

半夏秫米汤的病机归纳为以下三点：痰湿内阻、卫气不入、阴阳不交。其中痰湿内阻为其病理的本质，卫气不入、阴阳不交由痰湿内阻所致。

主症分析

从《内经》原文对半夏秫米汤的解释来看，目不瞑即失眠为最主要的症状，但在临床上引起失眠的原因有很多，故不能出现失眠皆用半夏秫米汤。半夏秫米汤的舌脉当为脉弦缓或弦滑，舌苔白腻。缓脉为有胃气的表现，在临床上一般不作为病脉来看。出现缓脉时重点看其兼脉，滑脉可主痰饮，此点并无争执，故而出现弦缓之脉象时可从痰湿考虑；弦脉可主痰饮，滑脉亦可主痰饮，故弦滑之脉可从痰湿考虑。舌苔白腻者，当为痰湿壅盛。故舌、脉、症相参才可断为半夏秫米汤证（注：脉象缓脉与弦脉临床很难相兼，缓脉形若风吹柳，气象和平动徐舒，比迟脉略快。滑脉往来流利不别滞，如盘走珠可形容。缓脉比正常脉至数略慢，滑脉比正常脉略快，比数脉少一点。一般临床缓、滑两脉不会相兼，故脉象应是弦缓或弦滑）。

综上所述，半夏秫米汤的主症当为：失眠、舌苔白腻、脉缓滑或弦滑。

治法分析

针对半夏秫米汤证的病机所在，《灵枢·邪客》已提出了治法：“补其不足，泻其有余，调其虚实，以通其道而去其邪。”在此把治法分为两点：一为补中，邪之所凑，其气必虚，若本无虚，邪安能凑，脾虚为前，后可痰生，故当补中以绝后患；二为泻痰湿，虽本有虚，但实邪已成，故当去其实邪，通其道路，使实邪去，道路通，阴阳交。

方药分析

半夏秫米汤由半夏和秫米两味药组成。半夏燥湿化痰，泻痰湿以通道路。《本经》中记载半夏主“心下坚”，当取其燥湿化痰之功效也。《本草纲目》一书中亦有对半夏燥湿化痰的解释。《本草纲目》记载：“半夏能主痰饮及腹胀者，为其体滑而味辛性温也，涎滑能润，辛温能散亦能润，故行湿而通大便，利窍而泄小便，所谓辛走气能化痰，辛以润之是矣。”另外，半夏生于夏至之后，此时虽阳气充盛，但阴气正渐渐萌生，自然界正处于阴生阳消之时，故而先贤们认为半夏有交通阴阳的作用，可从阳引阴使目得瞑。

《中华本草》对于秫米的解释为：“为禾本科植物粱或粟的种子之黏者。”秫米味甘、性微寒。李时珍认为其可“益阴气而利大肠”。秫米既为谷物则有补益脾胃之作用，可化生水谷精微，可补中。由于秫米现在不太常见，现代医家在临床应用时常用薏苡仁代替秫米，亦取得良好效果。薏苡仁既可利水渗湿，又可补益脾胃，其亦符合半夏秫米汤证的病机。

【半夏、天南星、天麻（化痰玉壶丸）】

半夏辛温有毒，归肺、脾、胃经，燥湿痰，润燥，宣通阳明。生天南星味辛而苦，气温而燥，入肝、脾、肺三经，治风散血，除湿化痰，破结下气，利水堕胎，性更烈于半夏。天麻辛温，入肝经气分，祛风，益气强阴，通血脉，强筋力，疏痰气，治诸风掉眩、头晕目眩、语言不遂。三药合力，治风痰吐逆、头痛目眩、胸膈烦满、饮食不下、咳嗽痰盛、咳吐涎沫。

玉壶丸远非此三味药，生天南星、生半夏各一两，天麻半两，头白面三两，上为细末，滴水为丸，梧桐子大，每服三十粒，将水先煮沸，下药煮五至七沸，候药浮即熟，漉出放温，用生姜煎汤送下，不拘时服。

二、胆南星配伍药对

【胆南星、地龙】

胆南星味苦性凉，有清热、祛风、化痰之功，现代研究证明可以增强呼吸道黏液分泌。地龙味咸性寒，能降肺平喘、清化热痰，下行则利水，肾风脚气。两药合用能清解肺热、祛风化痰、止咳平喘，适用于由风热犯肺、热邪壅肺如上呼吸道感染、支气管炎、肺炎等所致咽痒、呛咳、咳痰不利等病症，疗效确切。

【胆南星、白芥子】

胆制南星，取牛胆汁制生南星之燥，“俾善于豁痰除热耳”（《本草经疏》）。既清胆热胆火，又祛风痰，开痰窍。白芥子利气豁痰，消肿散结。痰热之病理，包括当今多种急性热病、精神神经疾病、肿瘤及某些疑难杂症。胆南星、白芥子相配，奏清热豁痰之功。清代叶天士、张聿青、丁甘仁诸贤治“温病”“暑病”“痰饮”“神志”“中风”“癫狂”取之，有案可查。陈士铎尤善治胆，以为“胆经受邪，正因胆气之太郁也。”“胆虚则怯，怯则外邪易入矣。”常在七情郁结、积聚癫狂等疑难杂症中用胆南星、白芥子。取胆南星“斩关夺门”“补胆气之不足，则胆汁自生”，用白芥子则“宣膈膜之气，是一身上下之气尽行流通”。胆南星得白芥子，豁痰力更强；白芥子得胆南星，清胆火木郁之痰结。温热病有用之，癫狂郁证有用之，眩晕胸痹有用之，积聚肿瘤有用之，经络痹阻亦有用之。

三、旋覆花配伍药对

【旋覆花、海浮石】

海浮石、旋覆花，止咳平喘功倍。海浮石味咸寒，入肺、肾经，功能清肺化痰，清肺中有形之痰热，软坚散结，利水通淋。主治痰热喘嗽，老痰积块，瘿瘤，淋证，疝气，疮肿，目翳，善清有形之痰结。《日华子本草》载："止渴，治淋，杀野兽毒。"《本草衍义》载："水飞，治目中翳。"《本草纲目》载"浮石，气味咸寒，润下之用也。故入肺除上焦痰热，止咳嗽而软坚，清其上源，故又治诸淋。"海浮石常用量为 9 ~ 15 克，入煎剂。虚寒咳嗽者忌服。旋覆花辛、苦、咸，性温能通血脉，入肺、脾、大肠、胃经，能通血脉，消痰散结，下气，软坚散结，行水消肿。温能通经脉，主治胸中痰结，胁下胀满，咳喘，呃逆，唾如胶漆，心下痞硬，噫气不除，大腹水肿等病症。《神农本草经》载："主结气，胁下满，惊悸。除水，去五脏间寒热，补中，下气。"《药性论》载："主肋胁气，下寒热水肿，主治膀胱宿水，去逐大腹，开胃，止呕逆不下食。"《本草纲目》载："旋覆所治诸病，其功只在行水，下气，通血脉尔。"

两者合用清有形痰热，用于痰黏稠，色黄，胸闷痛，咳嗽气喘，甚而咯血，由肺热所致者。如急性肺炎、肺脓疡、支气管炎、肺结核、结核性胸膜炎、支气管哮喘、百日咳等。《丹溪心法》咯血方，用青黛、海浮石、诃子、山栀、瓜蒌仁，治肺热咳嗽痰血，可见其清肺止咳化痰之功，有一定止血作用。海浮石有两种，水沫日久结成，海中者味咸更良，就是浮石主含氧化硅，另含铝、镁、钾、钠、氯或以碳酸钙为主要成分的石花，具中和胃酸之作用。古方曾用治血淋，施今墨用于尿路结石之石淋，或有所宗。

现代药理研究发现，本品对金黄色葡萄球菌、炭疽杆菌和福氏痢疾杆菌Ⅱa 株有明显的抑制作用，对阴道滴虫和溶组织阿米巴均有强大的杀原虫作用，并可提高中枢兴奋性，增加胃中盐酸的分泌量，并能使脉搏变慢，增进胆汁分泌，平喘；镇咳，增强肾上腺素的作用等多种药理作用。旋覆花用量 6 ~ 10 克，入煎剂。阴虚劳嗽，风热燥咳，不可误用旋覆花。海浮石清肺降火，润肺化痰，以化为主；旋覆花辛温开肺，消痰下气，以宣为重。两药合用，一化一宣，一清二温，一润一消，如此则诸痰可祛，满喘可平，对各种痰喘咳嗽、痰吐不易，以及胸胁不舒等病症有良好的治疗作用。

四、白前配伍药对

【白前、前胡】

前胡、白前同用，下痰止咳效佳。痰阻气道，肺失肃降所致之咳嗽，前胡、白前专主降气下痰，气降痰消则咳逆自愈。前胡微寒，白前微温，两药相伍，其性平和，小儿咳嗽无论新久、寒热均可投之。加杏仁、橘红、甘草、桔梗、黄芩、贝母、枇杷叶等药，其肃肺降气、化痰止咳之效尤佳。

【白前、紫菀、半夏】

白前、紫菀、半夏相配，治疗肺寒咳嗽。

五、桔梗配伍药对

【桔梗、苏梗】

桔梗味辛、苦，性平，归肺经，宣肺祛痰，利咽排脓，用于咳嗽痰多、胸闷不畅，咽喉肿痛，肺痈吐脓。《中国药典》(2020 年版）载其规范用量为 3 ~ 10 克。桔梗质轻浮，性上行，能引诸药上行，《重庆堂随笔》言："桔梗，开肺气之结，宣心气之郁，上焦药也。"然桔梗味辛能开，苦能降，性质平和，不仅用于上焦，《本草崇原》言："桔梗为气分之药，上中下皆可治。"桔梗炮制多取芦头切片生用，《雷公炮炙论》"凡使桔梗，去头上尖硬二三分"。

苏梗为唇形科植物紫苏的干燥茎，其味辛，甘，性微温，归肺、脾经，功效理气解郁，宽胸利膈，顺气安胎，用于胸腹气滞、痞闷作胀、胎动不安、胸胁胀痛。《中国药典》（2020 年版）载其规范用量为 5 ~ 10 克。苏梗与苏叶性味相同，但苏梗发表之力略弱，理气之功更强；苏梗与苏子相比下气之力略缓，攻实之劲不足，《本草备要》言："苏梗下气稍缓，虚者宜之。"紫苏梗性和缓不燥，《雷公炮炙论》言："薄荷茎性燥，紫苏茎和。"《得配本草》载苏梗功效最详，书中言其可"疏肝利肺，理气和血，解郁止痛，定嗽安胎"。对于苏梗的采收、炮制，《本草害利》言："夏采茎""茎去节尤良"，临证多以生用为主。苏梗配桔梗为临床常用组合，《本草撮要》言："梗（苏梗）得桔梗，治梅核气，蟹毒。"桔梗非"梗"，乃是桔梗科植物桔梗的根，桔梗之梗茎又被称为桔梗芦头。

桔梗、苏梗同用，辛苦并用，具有理气开郁，和解表里的功效。桔梗在临床应用时，载药上行与豁痰消痈量不等同，载药上行量要轻，6 ~ 9 克为妙，豁痰消痈量可重。方歌：载药上行用量轻，6 ~ 9 克后下行；豁痰散痈量可重，中病即止不可攻。

叶天士运用苏梗、桔梗医案

叶天士运用苏梗、桔梗配伍组方的医案十分丰富，《临证指南医案》有 11 则、《未刻本叶氏医案》有 7 则，苏梗、桔梗对药被用于咳嗽、肿胀、伤风、风寒、头痛、胃脘痛、脘痹、产后腹胀等多种疾病治疗。

叶天士认为此对药功效有二：一为辛开苦降，调和肺气。辛开苦降是叶氏治疗肺系疾病的常用治法，又因辛入肺，即张仲景所谓"五脏病各有所得者愈""夫诸病在脏，欲攻之，当随其所得而攻之"。叶天士有言"微苦微辛之属，能开上痹""肺气不和，则上焦不肃。用微苦辛以宣通"。华岫云总结叶氏此法，曰："一切药品总皆主乎轻浮，不用重浊气味，是所谓微辛以开之，微苦以降之，适有合乎轻清娇脏之治也。"二为和解表里，宣畅气机。表里双解治法是针对表里俱感邪气，既有表证，又有里证而确立的解表通里的治法。刘完素首倡表里双解治法，叶天士承其学《临证指南医案》中载："邪着表里，当用双和""须辨表里上中下，何者为急施治""表里俱不宣畅，双解固宜"。

方，烦劳卫疏，风邪上受，痰气交阻，清窍失和，鼻塞音低，咳嗽甚，皆是肺病。辛以散邪，佐微苦以降气为治。杏仁、苏梗、辛夷、牛蒡子、薏苡仁、橘红、桔梗、枳壳（《临证指南医案·嗽》）。风邪犯肺，痰气阻内，故肺窍不利，肺气失和，患者出现鼻塞、咳嗽症状。邪虽不一，所犯却同，均着眼于肺脏。辛苦降法为叶氏常用治法，辛以散风，微降气，分而治邪，且合肺主宣肃之性。方中桔梗、牛蒡子、辛夷味辛，宣肺祛风；杏仁、苏梗、薏苡仁、枳壳、牛蒡子味苦降气；橘红化痰，全方共凑辛散苦降之功。

吴，五五，气逆膜胀，汩汩有声已属络病，难除病根。老苏梗、生香附、浓朴、白蔻仁、土栝蒌、桔梗、枳壳、黑山栀（《临证指南医案·肿胀》）"气逆膜胀，汩汩有声"，其病属肿胀。《素问·胀论》"凡此诸胀者，其道在一，明知逆顺，针数不失……补虚泻实，神归其室，久塞其空，谓之良工"。络病理论、治法详于叶氏，叶氏言"久病入络"，此案载"已属络病，难除病根"，可知病久根深。故立法以理气通腑，畅达气机为要。方中苏梗、香附、厚朴、白豆蔻、瓜蒌、桔梗、枳壳均是疏畅气机之品，然其性多燥，故加山栀一味制之。

某，二一，风邪外袭肺卫，畏风发热咳嗽脘闷。当用两和表里。淡豆豉一钱半、苏梗一钱、杏仁三钱、桔梗一钱半、连翘一钱半、通草一钱（《临证指南医案·风》）。风邪袭于肺卫，证见畏风发热，此为表证；风邪郁于肺脏，证见咳嗽脘闷，此为里证。表受邪则皮毛不利；里受邪气机不畅，立法两和表里。方中淡豆豉、桔梗、连翘解表、祛风散邪，苏梗、桔梗、杏仁、通草肃降肺气。方中苏梗、桔梗两药是解表和里不可缺也。

温邪挟食。咽痛腹痛。桑白皮、紫苏梗、枳壳、广橘红、白通草、桔梗（《未刻本叶氏医案》）。外感温邪，内有食滞。证见咽痛、腹痛。立法表里双解，苏梗、枳壳、橘红理气畅中，和里止痛；桑白皮、桔梗解表散邪，止咽痛，通草有引热下行之功，合温病之病情。

气郁脘痹。苏梗汁、香附汁、枳壳汁、桔梗汁（《未刻本叶氏医案》）。气郁脘痹，法应理气开痹。叶氏立四汁方，颇具特色。通过对鲜品中药捣烂、绞取、榨汁、烘烤，获取中药汁液的方法，被称为取汁。中药汁液较煎熬汤剂药性更加柔和濡润。方中苏梗、香附、枳壳、桔梗皆是香燥理气之品，取汁液而用，减燥制弊，颇具特色。

【桔梗、冬瓜子】

桔梗味辛苦性平，入肺经，既升又降，以升为主，下气利胸膈而治咽喉，功擅宣肺祛痰，利咽排脓，清源利水，疏通胃肠；冬瓜子味甘，性寒，入肺，以降为主，长于清肺化痰，消痈排脓，补肝明目，且冬瓜子醒脾，实为饮食之资。两药伍用，一升一降，升降调和，清上安下，通便甚妙。冬瓜子入肺经和桔梗一起肃降肺气，肺与大肠相表里，肺与大肠同治含有“提壶揭盖”之妙。

【桔梗、牛膝】

桔梗味苦、辛，性平，归肺经，主胸胁痛如刀割，腹满肠鸣幽幽，惊恐悸气，具有宣肺、利咽、豁痰、散痈、排脓之功。牛膝味苦、甘、酸，性平，归肝、肾经。主寒湿痿痹，四肢拘挛，腰痛不可屈伸，逐血气、伤热火烒、堕胎，可逐瘀通经、补肝肾、强筋骨、利尿通淋、引血下行。临床上，桔梗与牛膝常被作为引经药使用。临证应擅用引经药，临床使用恰当，可将全方药力引至病所，增强药效。肝癌之本为脾虚。脾虚则气血生化乏源，脾虚日久可导致各种病理改变，形成不同证型。孙桂芝治疗脾虚血瘀型肝癌，多气血同治，擅用血府逐瘀汤。方中桔梗苦辛而平，苦能通泄，辛能行散，开宣肺气，为“舟楫之剂”，可载药上行；牛膝通利血脉，引血下行。两药相伍，为活血与行气药同用，一升一降，既行血分之瘀滞，又解气分之郁结，可达气血同治之目的。研究表明，血府逐瘀汤中桔梗、牛膝可引领方中芍药苷直达脏腑，增加芍药苷在相应脏腑中的分布，从而增强肝藏血作用，提高治疗作用。

【桔梗、甘草、诃子】

三药合用名诃子亮音丸，治声音嘶哑。治急性咽炎，合僵蚕、天花粉、金果榄、锦灯笼；治肺结核之失音，加凤凰衣、沙参、麦冬。声带结节、息肉也可用之。诃子对各种痢疾杆菌有抑制作用，对肠炎形成的黏膜溃疡有收敛作用。诃子素有罂粟碱样的平滑肌解痉作用，诃子有一定抗实验性肿瘤作用。施今墨于20世纪30年代时即用于急性痢疾，未必以“涩”字为拘泥。

六、白芥子配伍药对

【白芥子、苏子、莱菔子（三子养亲汤）】

白芥子辛温入肺，温肺利气，快膈消痰。苏子辛温，入肺、胃经，降气行痰，止咳平喘。莱菔子辛、甘，平，入肺、胃、脾经，消食导滞，行气去痰。三者合作，痰化食消气顺，咳嗽得平。

第二节　清化热痰药

清化热痰药物多属寒性，适用于痰热郁肺，咳嗽痰多而黏稠，以及由于痰热而致的癫痫、惊厥、瘰疬等症。

运用这类药物治疗癫痫、惊厥等并见痰涎壅盛的热证，须配清热、镇痉的药物同用。

一、贝母配伍药对

【浙贝母、山慈菇】

山慈菇微辛，凉，功专清热散结，有化痰散结、解毒消肿，消痈疮疔毒、瘰疬结核的功效，其鳞茎及叶、茎、种子含秋水仙碱，有抗癌功效；

浙贝母可散结除热，消痰散结。两药可合用于各种原因所致乳腺增生，甲状腺肿、甲状腺炎、淋巴结肿大，亚甲炎。

【贝母、乌贼骨】

乌贼骨咸涩性温，咸走血，温和血，入肝肾血分，通血脉，祛寒湿，治血枯，制酸止痛。浙贝母苦寒，清热化痰散结。两药合用为乌贝散，方出自《中国药典》。乌贼骨性善收涩，浙贝母性善散结，合用散收兼施，制酸和胃，化瘀止痛，和血通脉，辨证无论虚实，对胃脘嘈杂、反酸诸症皆有良效。临床处方时，多与其他方药合用，或在辨证用方基础上，加服乌贝散冲服。

二、竹茹配伍药对

【竹茹、薏苡仁】 详见“薏苡仁配伍药对”内容。

【竹茹、橘皮】

竹茹味甘，性微寒，归肺、胃、心、胆经，可清热化痰，除烦，止呕。橘皮味苦、辛，性温，归肺、脾经，可理气健脾、燥湿化痰。取橘皮辛苦温，竹茹甘淡微寒之性，入脾胃经，开胃土之郁，清肺金之燥。竹茹性虽微寒，然配伍辛温之橘皮，则其寒性去而降逆之功尚存，是以竹茹助橘皮清热理气和胃降逆。使虚热清，胃气降，则呃逆自平。两药一温一寒，温清相济，和胃降逆以止呕。常用于治疗肿瘤患者化疗过程中有恶心、呕吐症状者。临证时常用量为：橘皮 10 克，竹茹 10 克。本方适用于慢性消化道疾病、妊娠恶阻、幽门不全梗阻及胃炎等症，以及神经性呕吐、腹部手术后呃逆不止属于胃虚挟热之证者。

【竹茹、黄芩、瓜蒌】

竹茹、黄芩、瓜蒌相配，治疗热痰咳嗽。竹茹甘而微寒，开胃土之郁，清肺金之燥，凉血除热，治上焦烦热、湿气寒热、肺痿惊痫。黄芩为苦寒之品，入肺、胃、胆经，善清上焦之热。瓜蒌甘，寒，入肺、胃经，瓜蒌甘养胃，寒清热，善清上焦火热使痰气下降，甘寒不伤胃气，为治痰热之要药，擅治结胸、胸痹、黄疸、乳痈。三药合用，竹茹轻清凉解，引黄芩、瓜蒌径入上焦，清肺中火热，荡涤胸中郁热痰热，为治热痰咳嗽之良配。

三、海浮石配伍药对

【海浮石、瓦楞子】

海浮石味咸，性寒，入肺、肾经。功用：入肺清其上源，清上焦肺中有形之痰热，止渴止嗽，通淋软坚，软坚散结，消瘿瘤结核。瓦楞子甘、咸，消血块，散痰积，治一切气血癥瘕。

海浮石、瓦楞子两药合用，软坚散结。与滑石、鱼枕骨、风化硝、海金沙同用，治疗尿路结石，有排石作用。与苏木、地榆同用，治疗子宫颈癌；与消瘰丸（玄参、贝母、夏枯草）同用，治颈淋巴结核，有软坚散结作用。配代赭石、乌贼骨等，治溃疡病胃酸过多症，有中和胃酸作用。施今墨还用治肝脾大、胁腹包块等。

四、瓦楞子配伍药对

【瓦楞子、海浮石】 详见“海浮石配伍药对”内容。

【瓦楞子、海蛤壳】

瓦楞子甘咸、平，归肝、脾、胃经，具有消痰化瘀、软坚散结、制酸止痛之效，主要用于顽痰积结、黏稠难咳，瘿瘤，瘰疬，癥瘕痞块，胃痛反酸。《医林纂要》：“去一切痰积血积，气块，破癥瘕，攻瘰疬。”邓铁涛认为，肿瘤患者无论是虚证、实证，还是虚实夹杂证，都不同程度兼有阴虚火旺的表现。如五心烦热、少寐，咽干潮热，舌质红或红绛，脉细数等，这些都是由于肿瘤的形成，无论是气郁、热毒，还是瘀血、痰凝所致，久之均可郁而化火，由于火热燔灼，使阴分受损。养阴软坚法正是针对肿瘤的这一病理机制而采用的相应治疗措施。海蛤壳咸、平，归心、肾经，具有清热利水，化痰软坚之效，主要用于热痰喘嗽、水肿、淋病、瘿、瘤、积聚、血结胸痛、血痢、痔疮、崩漏、带下等。《本草纲目》："清热利湿，化痰饮，消积聚，除血痢，妇人血结胸，伤寒反汗，搐搦，中风瘫痪。"

瓦楞子消痰化瘀，海蛤壳清热利水，两者皆咸、平走肾，均是这一治法的代表药物，质重味厚，性善下趋，导痰湿从下窍泄，故用治阴虚致郁而化火之肿瘤，甚为相合。临证常用量为海蛤壳 10 ~ 15 克，瓦楞子 10 ~ 15 克。

【煅瓦楞子、海螵蛸】

海螵蛸味咸微温，入肝肾血分，可制酸和胃养血。煅瓦楞子味甘咸、性平，归胃经，可消痰化瘀，软坚散结，制酸止痛。无论胃热、胃寒证均可随证应用，具有和胃制酸作用，为治疗血虚胃酸过多之佳品，而且具有扩张食管平滑肌作用，治疗食后作咳，膈逆而上之症。

五、海藻配伍药对

【海藻、昆布】

海藻味苦、咸，性寒，归肺、脾、肾、肝、胃经，具有软坚散结、消痰利水功能之效。主要用于治疗瘿瘤瘰疬、睾丸肿痛、痰饮水肿。《神农本草经》："主结气瘿瘤是也。"昆布咸，寒，具有消痰软坚、泄热利水、止咳平喘、祛脂降压、散结抗癌之效，主要治疗瘿瘤、瘰疬、疝气下堕、咳喘、水肿、高血压、冠心病、肥胖病。《本草经疏》："昆布，咸能软坚，咸性润下，寒能除热散结，故主十二种水肿、瘿瘤聚结气、瘘疮。"东垣云："瘿坚如石者，非此不除，正咸能软坚之功也。"邓铁涛认为，饮食失宜，劳倦过度，情志内伤等，均可降低水液代谢，加速水湿积聚，水聚于内，蓄而成结、瘿、瘤等，湿毒泛滥，经久不愈。海藻与昆布均咸、寒，相须为用，软坚散结效用更强，用于治疗瘰瘤、瘰疬、痰核已有两千多年历史，现临床上除用于治疗甲状腺肿瘤外，亦较多地应用于肺癌和鼻咽癌颈部淋巴结转移等。临证常用量为海藻 10 ~ 15 克，昆布 10 ~ 15 克。

第三节　止咳平喘药

止咳平喘药物的主要作用是制止咳嗽，下气平喘，适用于咳嗽和气喘的证候。

喘咳的证候较为复杂，有干咳无痰，有咳吐稀痰或稠痰，有外感咳嗽气急，有虚劳咳喘等，寒热虚实各不相同，必须辨证施治，选用相适宜的配伍。

止咳平喘药有宣肺、敛肺、润肺、降气等不同，在应用时还须加以区别。关于敛肺止咳药，将在收敛药一章中介绍。

一、紫菀配伍药对

【紫菀、款冬花】

紫菀味辛、苦，性温，归肺经，辛温润肺，苦燥下气，消痰止咳。款冬花味辛温，归肺经。可润肺下气、止咳化痰。紫菀与款冬花均性温而不燥，属于以降气为主的宣肺平喘药对，以降气药配伍宣肺平喘药，可使气降而喘平。款冬花偏入气分，可温肺，治疗以寒性痰饮所致的咳嗽。紫菀偏入血分，可散肺气郁滞，用于风热郁肺的咳嗽。紫菀偏于止咳，款冬花偏祛痰，两药同气相须，性味相同，功用相似，无论寒热皆宜。紫菀蜜炙后，可增强其润肺止咳的作用。此药对用于肺胀咳逆上气、烦热喘促、痰涎黏稠、涕唾腥臭等症者，以达到疗效增敏。

【紫菀、款冬花、百部】

紫菀辛温润肺，苦温下气，辛温而不燥，质润而不寒，色紫走血分，专入肺经，长于润肺降气、开肺散郁而止咳化痰，专治血痰、咯吐脓血、吐血，用于咳嗽痰多，肺经虚热，能开喉痺，取恶涎滑，保肺收为上剂，新久咳嗽均可用之，诚金玉君子。款冬花辛而不燥，润而不寒，补而不滞，性味功效似紫菀，而长于润肺祛痰除烦，但其味辛性温，更适宜寒痰咳嗽，治咳逆上气，肺痿肺痈，为治嗽要药。两者常相须为用，以增强止咳化痰功效，并根据外感内伤、寒热虚实的不同而随证配伍。百部微温甘润，长于润肺止咳，尤善治肺痨咳嗽，为久咳之良药。三药合用具有温肺润肺止咳化痰功效，适用于肺气壅滞，肺部气机不畅引起的咳嗽气喘，痰白清稀、咳痰不爽都有良效，可随证加减应用。

二、桑白皮配伍药对

【桑白皮、白芷、茵陈】 详见“白芷配伍药对”内容。

【桑白皮、黄芩、地骨皮】

桑白皮、黄芩、地骨皮相配，治疗肺热咳嗽。桑白皮甘、辛而寒，泻肺中火邪，甘固元气不足而补虚，辛泻肺中有余之邪而止嗽。黄芩苦寒，入肺、胃、胆经，善清上焦风热。地骨皮甘淡而寒，入肺、肾经，降肺中伏火，泻肝肾虚热，能凉血而补正气。三药合用，治疗肺热阴亏之咳嗽尤宜。

【桑白皮、地骨皮、穿心莲】

桑白皮、地骨皮、穿心莲相配，治疗肺热咳喘。桑白皮甘、辛而寒，泻肺中火邪，甘固元气不足而补虚，辛泻肺中有余之邪而止嗽。地骨皮甘淡而寒，入肺、肾经，降肺中伏火，泻肝肾虚热，能凉血而补正气，故内治五脏内邪热，外治肌热虚汗，上除头风痛，中平胸胁痛，下利大小肠，疗在表不定之风邪，传广之骨蒸。穿心莲苦寒，入心肺经，清热解毒，治咽喉肿痛、咳嗽咳痰，为治肺系痰热之良药。三药合用，穿心莲清热解毒，透肺表热；地骨皮、桑白皮泻肺中伏火，表热透解，痰热清肃，共疗肺热咳嗽。

【桑白皮、地骨皮、白前】

桑白皮、地骨皮、白前相配，治疗肺热咳嗽。桑白皮甘、辛、平而寒，泻肺中火邪，甘固元气不足而补虚，辛泻肺中有余之邪而止嗽。地骨皮甘淡而寒，入肺、肾经，除肺中伏火，泻肝肾虚热，能凉血而补正气，内治五内邪热，咳嗽、消渴。白前辛、甘，微寒，入肺，长于降气、泻肺、下痰、止嗽，治肺气壅实，胸膈逆满。三药合用，治肺气壅实、胸膈逆满所致肺热咳喘有良效。

【桑白皮、枇杷叶、沙参】

桑白皮、枇杷叶、沙参相配，治疗燥热咳喘。桑白皮甘、辛而寒，归肺经，辛泻肺中有余之邪而止嗽，寒清肺中火邪，甘固元气不足而补虚。枇杷叶苦，平，入肺、胃经，清肺和胃而降气，气下火降而痰消，治热痰、呕逆。沙参甘、苦，微寒，味淡体轻，专补肺气，清肺养肝，专补肺、脾、肾。三药合用，寒则清热，辛则散邪，甘则补虚润燥，共治燥热咳喘。

第十五章　补益药

凡具有补虚扶弱作用，治疗虚损不足病证的药物，称为补益药。

补益药在临床主要用于两个方面：一是增强机体的抗病能力，可配合祛邪的药物，用于邪盛正虚的患者，以达到扶正祛邪的目的，从而战胜疾病；二是用于久病体虚的患者，能增强体质，消除衰弱的症状，辅助机体的康复能力，使之能早日恢复健康。因此，补益药在临床上的应用是具有积极意义的，绝不是消极地用于“延年益寿”；在身体健康、机体活动能力正常的情况下，则无须用这类药物。

补益药主要用于虚证。所谓虚证，一般说来，有气虚、阳虚、血虚、阴虚等不同类型。补益药根据其效能及应用范围，一般也分为补气药、助阳药、养血药、滋阴药等。临床用药应该根据虚证的不同类型而选用不同的补益药，如气虚则补气，阳虚则助阳，血虚则养血，阴虚则滋阴等。

但是，人体的气、血、阴、阳有着相互依存的关系。气虚和阳虚是表示机体活动能力的衰退，血虚和阴虚是表示体内津液的损耗。临床上阳虚每多兼有气虚，气虚常易导致阳虚；阴虚每兼血虚，血虚常易导致阴虚。因此，益气和助阳，养血和滋阴，又往往相须为用。更有气血两亏，阴阳俱虚，则补益药的使用更须兼筹并顾，灵活掌握，用气血并补或阴阳两补的方法。

此外，补益药对于实邪未尽的患者应予慎用，以免病邪留滞。

第一节 补 气 药

补气药又称益气药，指能滞留气虚病证的药物。其具有补肺气、益脾气的功效，适用于肺气虚及脾气虚等病证。

脾为后天之本，生化之源，脾气虚则神疲倦怠，大便泄泻，食欲不振，脘腹虚胀，甚至浮肿、脱肛等症。

肺主一身之气，肺气不足，则少气懒言，动则喘乏，易出虚汗等。

凡呈现以上证候，都可用补气药来治疗。

补气药又常用于血虚的病证，因为气旺可以生血。尤其在大失血时，必须运用补气药，因为“有形之血，不能速生；无形之气，所当速固”。所以，临床有“血脱益气”的治法。

补气药如应用不当，有时也会引起胸闷腹胀、食欲减退等症，必须注意。

一、人参配伍药对

【人参、葛根】 详见“葛根配伍药对”内容。

【人参、柴胡】 详见“柴胡配伍药对”内容。

【人参、黄连】 详见“黄连配伍药对”内容。

【人参、茯苓】 详见“茯苓配伍药对”内容。

【人参、干姜】

人参生凉熟温，入心、肝、脾、肺经，大补元气，复脉固脱，益气摄血。干姜苦、辛、大热，入脾、肺、胃经，温中回阳，温肺化痰，则气道通畅，有利于新鲜空气摄入，宗气充足畅达，治胃腹冷痛，虚寒吐泻。

干姜为治脏寒之要药，尤擅温运中焦，驱散阴寒，化肺中寒痰水饮以复脾肺心之阳。人参振奋元气，安补五脏，强壮体质，挽救危亡。两药配伍，散陈寒痼冷，通心助阳，补虚之力更彰，凡是由于中土虚寒，调补不振，以及由此派生的多种疾病，甚见阳亡阴脱，悉可治之。

【人参、代赭石】

人参味甘，其性微温，能大补元气，赈济贫瘠，安定中土，恢复脾胃升降之机。代赭石苦寒，其质重坠。张锡纯言其“善镇逆气，降痰涎，止呕吐……用之得当能见奇效。”

两药配伍，具有益气和胃、重镇降逆之效。人参得赭石，其补益之力可直趋下焦，以培元气之根基；赭石得人参，其降逆之用稳而不猛，以平上逆之病势，故对伤寒经发汗，或吐，或下后，表证缓解，胃气受伤者，尚未复之，以致胃气逆，痰饮停聚而现噫气不除，心下痞硬者，正如罗大益在解释旋覆代赭汤说：“观仲景治少阴水气上逆，用真武汤镇之，治下焦滑脱不守者，用赤石脂蜀余粮固之。此谓虚气失升降，多用此法治之，则胸中转痞为泰，其方归为固下之法，各极其妙用之诊。”

【人参、川芎】 详见“川芎配伍药对”内容。

【人参、苏木】

人参味甘、微苦，性温，归脾、肺、心、肾经。可大补元气脉固脱、补脾益肺、生津养血、安神智。苏木味甘、咸，性平，归三阴血分，行血祛瘀，发散表里风气。可活血祛瘀、消肿止痛。人参一两、苏木二两，两药为古方二味参苏饮，古方主治产后血晕，妇人产后血入于肺，面黑发喘欲死者。此药对用于治疗肺癌面黑气促，大量血者，每获良效。认为人参为补气之药，主治元气亏虚、阳气虚脱之证。然临证时，常可见到气虚而兼有血瘀证：盖气为血之帅，气虚则血运不畅，形成瘀之候，乃虚中夹实之证。临证时老补气而不顾其瘀，则较难获效。苏木阴中之阳，降多升少，可下气行血祛将其与人参相伍，乃取补中宜行之意，属反佐法。药治病，开必少佐以合，合必少佐以开，升必少佐以降，降必少佐以升，或正佐成辅助之功，或反佐以作向导之用。阴阳相须之道，有如此者。临证常用剂量为：人参 9 克，苏木 3 克。

【人参、莱菔子】

莱菔子辛、甘，平，入肺、脑、胃经，下气，化痰，消食，治咳嗽痰喘，食积气滞，脘闷腹胀，便秘，下利后重。生研服吐风痰，醋研敷消肿毒。

临床相当一部分医生或患者认为人参与莱菔子为“相恶”配伍，认为这两种药配伍使原有功效降低，宋代官府组织编写《和剂局方》中紫苏子散就是莱菔子与人参同用，莱菔子中含有淀粉酶，能助消化而消除胃肠胀气，有的人吃人参后由于气机不畅会出现胸腹胀满、虚满症状，此时以莱菔子配人参服用，不仅解除吃人参引起胸腹胀闷不适症状，还有助于人参补气作用的吸收，《本草新编》说的“人参得莱菔子补益其功更神”理在于此。

凌耀星教授曾撰文指出：长期以来，有许多人认为萝卜（莱菔子）能减人参功力，这是一种误解，其实人参补的是正气、元气；萝卜（莱菔子）升、降消泄的是邪热气、恶气、风气、逆气、积滞气、痰浊气。邪去则正安，使气机通畅调顺，这正与人参的补气相辅相成。药物有情，变化万千，在七情理论的引导下合理配伍，以期发挥更大效果。

【人参、白术】

白术性温味甘，入脾、胃经，有补气健脾、燥湿利水、固表止汗、益气安胎之功。《本草经》言其“主风寒湿痹，死肌，痉，疸，止汗，除热消食”。《本草逢原》曰：“白术生用除湿益燥，消痰利水。治风寒湿痹、死肌痉疸、散腰脐血及冲为病，逆气里急之功；制熟则和中补气，止渴生津，止汗除烦，进饮食，安胎之效”。《别录》言其“暖胃消谷”。《新修本草》言其“利小便”。《珍珠囊》言其“除湿益气、和中补阳、消痰逐水、生津止渴、止泻痢、消足胫湿肿”。总之，白术健脾而增加纳运，升阳渗阴布散津液气血，使气血生化有源、营卫之气充利、水道通调、气行路通、血行水运通达。现代药理研究表明：本品可促进胃肠消化液的分泌，并且有明显持久的利尿作用，可护肝、防止肝糖原减少。

人参味甘（生者，甘、苦，微寒；熟者，甘，温），归心、脾、肺经。大补元气，补脾益肺，安神生津，治重症多病或大多血后虚脱及津伤口渴、多汗，肺虚气短、喘促，脾虚食少、倦怠、久泻、尿频、心悸、怔忡、久虚及一切气血津液不足之症。现代药理研究表明，人参有促性腺、促进动脉生长、促进蛋白生成作用，升高白蛋白，纠正A/G倒置，为治疗慢性肝病及肝硬化贯彻始终的临床要药。

人参、白术两药配合，古今经方、名方显现，两药性味相近，功用互补，人参得白术温补肺脾之虚，人参得白术则津液气血化源不断，白术得人参则后天之源得先天之元的激发，脾胃之气得以斡旋运转，胃游溢精气上输于肺，与肺吸入清气结合为宗气充于胸中，贯心脉行气血，循咽喉而司呼吸。两药配合则使精微升高，扶正以祛邪。

【人参、山药】

人参、山药并用，一补助气分，一峻补真阴。人参甘，生凉熟温，以总提气化用而斡旋之也。山药甘、平，温，入肺、脾、肾经，汁浆液多，擅滋脏腑之阴，以溉周身之液。张氏认为："其收涩也，能助人参以补气，其气味甘温，又能固下焦气化也，而兼有收摄之功。人参回阳，山药滋阴，又能温固下焦，以补元气，滋补真阴，协同人参以回肾中元气之下趋，使之上行也。"两者同用，一气一阴，一补一固，除补气生津外，又具补肾敛冲之功。将两者配伍，用于治疗阴分亏损已久，肺虚有痰，咳嗽劳喘，虚劳发热；阴阳两虚，喘逆迫促，有将脱之势；肾中元气亏虚不摄，冲气上干；脾弱不能健运，或腰膝酸痛，或黎明泄泻；吐衄证，其人下元虚损，中气衰惫或吐血过多，气分虚甚，喘促咳逆，血脱而气亦将脱；久痢不愈，身体因病羸弱者；还可用于霍乱吐泻已极，精神昏昏，气息奄奄，至危之候，以及妇女倒经、膏淋等的治疗。

【人参、蛤蚧】

人参，生者甘苦、微凉，甘补阳，微苦、微寒又能补阴；熟者甘温，入心、肺、肝、脾经，大补肺中元气，明目，开心益智，添精神，定惊悸，除烦渴。蛤蚧味咸平，性平或微温，入肺肾两经，有补肺益肾，纳气定喘，助阳益精之力，常用治虚劳久咳，肺痿喘促，消渴，阳痿，小便频数余沥不尽。

历来医家常将蛤蚧与人参配伍，以增强益火补虚固元之效，蛤蚧为血肉有情之品，其补肾益精，滋髓固元气的功效十分明显。

【人参、当归】

人参性平微苦微温、味甘（生：甘苦微寒，熟：甘温），归心、脾、肺经，大补元气、补脾益肺，安神、生津，治重症多病或大出血后虚脱及津伤口渴、多汗；肺虚气短喘促、脾虚食少、倦怠、久泻、尿频；心悸怔忡、失眠，久虚不复一切气血津液不足之症。当归甘温和血，辛温散寒，苦温助心散寒，凡通脉者必先补心，当归苦温助心，归肝、心、脾经，其味甘而重，故专能补血，其气轻而辛，故又能行血，补中有动，行中有补，诚血中之气药，使气血各有所归，亦血中之圣药也。“以补则补，故能养营养血，补气生精”（《本草正义》）。两药合用，益气又补血，以使气得血而生，血得气而化，气血互生，共奏补气养血，活血化瘀之功。

【人参、麦冬（补润相合，温凉相调）】

人参大补中气，补脾益肺，为补肺之主药；麦冬养阴润肺，益胃生津，为润肺之要品。两者伍用，一补一润，一温一凉，补润相合，温凉相调，补气生津之功更著，且清心除烦，又有补气益阴利水之用。将两者相伍，用于治疗阴分亏损已久，肺虚咳嗽劳喘，或兼肺有结核者。还可用于气弱不能宣通，小便不利及妇女倒经。

【人参、山萸肉】

人参味甘，生凉熟温，归心、肺、肝、脾、肾经，大补元气，复脉固脱，益气摄血，宁心复神。山萸肉酸、苦，温，归脾、肾经，收敛固脱，舒畅气机且具调达之性，诚如《医学衷中参西录》言其：“大能收敛元气，振作精神，固涩滑脱。收敛之中兼其条畅之性，……，且敛正气而不敛邪气。”两者配伍补敛固脱，治疗心气亏虚，神气涣散，元气欲绝者，疗效显著。

人参含多种人参皂苷，大部分皂苷分解后产生人参二醇、人参三醇；小部分产生齐墩果糖酸，其生理活性不强，又含挥发油，其成分为人参炔醇。人参能提高体力和脑力劳动的效率，有明显的抗疲劳作用，有抗应激作用，能提高机体对各种刺激（如温度或气压过低、过高，各种有害有毒物质，细菌，放射线或移植癌等）的抵抗力，使物理改变趋向乃至恢复正常。人参皂苷有促性腺激素，具有兴阳机制，促进动物生长，蛋白质合成的作用。

山萸肉含有维生素 A、山萸肉苷、鞣酸，本品对机体的非特异性免疫力能有增强作用，能促进巨噬细胞的吞噬能力及升高白细胞，有明显的降血糖作用，能抑制血小板聚集，抗血栓形成，抗心律失常同时能增强心肌正性肌力收缩效应，扩张外周血管而能调节血压，明显增强心脏泵血功能，而具抗失血性休克作用，还具有抗菌、抗病毒、抗炎、抗肿瘤、利尿；提取物能提高 SOA 活性，减轻自由基提形成，从而达到抗疲劳、抗衰老、增强记忆力等作用。

附：红参、山萸肉

红参甘、温，入心、肺、脾经，大补元气，复脉固脱，益气摄血。山萸肉收敛固脱，《医学衷中参西录》言其：大能收敛元气，振作精神，固涩滑脱。收敛之中兼具调畅之性……敛正气而不敛邪气，两者配伍，补敛固脱，可用于治疗心气亏虚，神气涣散，元气欲脱者，如糖尿病合并心力衰竭。心肾气阴亏虚者，具有远期疗效。

红参配山萸肉，用于急救，大剂量应用方可救人于危，一般红参用 60 ~ 90 克，山萸肉 60 ~ 120 克，急煎频服，一日内可服数剂，直至病情缓解。

其他：现代药理研究证实，山萸肉具有重要的抗失血性休克作用。

红参、山萸肉用于治疗冠心病亦收到良好疗效，补心肾之虚，补益宗气与固秘精气相结合，使元气有根，宗气元原充裕。

【人参、干姜、川椒（大建中汤）】

人参生凉、熟微温，归肺、脾、心、肾经，气雄体润，升多于降，有补气固脱，健脾益肺，宁心益肾，养血安神，生津之效。主治大病、多病、久病，失血、脱液、元气欲脱，神疲脉微，心肺虚弱之短气、喘促，气血虚衰之失眠多梦、惊悸健忘，体虚多汗，津亏口渴，气阴两亏之消渴；血虚之萎黄、眩晕；肾气、肾阳亏虚之阳痿、尿频。

干姜辛、大热，入脾、心经，主治胸满、咳逆上气、温中、逐风湿痹、肠澼下痢。

山椒辛、热，纯阳，入肺、脾经，发汗散寒，治风寒咳嗽，入脾暖胃燥湿，消食除胀，治心腹冷痛，吐泻肠痢，痰饮水肿，入右肾命门补火，治肾水上逆，阳衰溲散，阴汗泄精，破血通经，除癥安蛔。山椒有促进记忆作用。

大建中汤治胸腹部主动脉夹层Ⅲ b 型，保守治疗腹腔内脏器特别是下消化道血流减少，内服泻下剂，外用栓剂，灌肠均对便秘无效。

腹主动脉人工血管置换术后、搭桥术引起轻度腹胀，但无恶心、呕吐、明显腹痛，术后粘连性肠梗死。山椒可促进上消化道运动，干姜可促进上消化道运动和增加肠管血流，治疗动脉血流异常所致的肠缺血性疾病引起的肠粘连性肠梗阻。

大建中汤可增加小肠黏膜血流量，不影响血压和心率，但增加空肠血流量；山椒主要作用于十二指肠及空肠上段；干姜主要作用于幽门。大建中汤治疗上述疾病疗效好，尤其是术后粘连性肠梗阻疗效尤佳。

二、党参配伍药对

【党参、黄芪】

芪参擅补气虚，甘温入肺脾以补之。参、芪健脾气，培中土，益气升阳，对妇科脾肾气虚所致的崩中漏下、月经过多、子宫脱垂、白带稀绵等症均为临证首选之品。对于气虚血弱之闭经、月经量少等，参、芪加入四物内，同乌鸡白凤丸重用之，补气以生血，从而频奏殊功。党参还能加强黏膜保护作用而加速溃疡的愈合。

附：太子参、黄芪

太子参甘，平，入肺、脾经，补气健脾养血生津，治体倦乏力，食少便溏，肺虚咳嗽，自汗少气，心悸，津伤口渴。黄芪甘，温，入肺、脾经，补中益气，固表利水，托疮生肌，治脾胃虚弱，表虚自汗盗汗；治气虚浮肿，痈疽久不破溃，溃久不敛。太子参、黄芪合作，产生益气利尿及补肾作用，现代药理报告大剂量黄芪能增强机体抵抗力，在人和动物身上均有利尿作用，并能减轻肾病综合征、慢性肾炎患者的尿蛋白，并能降低血压、扩张血管。太子参含皂苷，有党参样益气健脾生津作用，另具益气养阴作用，久服大量方可取效，大剂量生芪 30 ~ 60 克、太子参 30 ~ 50 克，治疗扩张型心肌病、慢性心力衰竭可提高疗效。

【党参、白术】

党参味甘性平，归脾、肺经，有补气的作用，性质和平，不燥不腻，为肺脾气虚之要药。气能生血，气旺津生，故又有养血、生津的功效，适用于血虚、津亏之证。白术味甘、苦、微辛，性温，归脾、胃经，甘温补中，苦温然其性燥湿，功专健脾补气又可燥湿利水。两药配伍，共奏补气健脾、消积化食、散结消痞之功。

白术升高白蛋白，纠正 A/G 比值倒置，有抗凝血和明显利尿作用。党参、白术治脾虚食少、虚汗有良好疗效，治疗纠正糖尿病酮症于葛根黄连汤加入党参、白术合方具有不可替代的重要机制及作用。

【党参、菟丝子】

安胎之基本原则，重在补肾健脾以固胎元。肾主先天，脾主后天。故安胎还须兼顾脾胃，益气养血。补肾安胎的药物以菟丝子为首选，《本草正义》说："菟丝子多脂微辛，阴中有阳，守而能走，与其他滋阴诸药之偏于腻者绝异。"在补气健脾药中，党参甘、平，入脾、肺，补中益气，生津，治食少便溏，四肢无力，面目浮肿，心悸，气短，口渴，自汗，脱肛，子宫脱垂，是首选之品，《本草正义》谓其："健脾而不燥，养血而不滋腻，能鼓舞清阳，振动中气而无刚燥之弊。"两药配合，补肾健脾，固护胎元。

【台党参、山茱萸（酸平相合效补建功）】

山茱萸味酸性温，入肝肾经，能收敛元气，固涩滑脱。因得木气最厚，收涩之中兼具条畅之性，故又通利九窍，流通血脉，且敛正气而不敛邪气，盖山茱萸之性，不独补肝也，凡人身若阴阳气血将散者，皆能敛之。台党参味甘、性温，益气补虚，益气摄血，复脉固脱。参萸并用，补敛固脱，治疗心气亏虚、神色涣散、元气欲绝者；补脾胃之气，并收敛脾胃真气，且重用参以回阳，山茱萸以敛汗固脱，借其收敛下行之力，能大补肾中元气，元气既旺，相火不妄动。两药参合，补益元气，固阳救逆，敛汗固脱之功独胜。将两者相伍，用于治疗外感诸证，大病瘥后不能自复；寒热往来，虚汗淋漓，或但热不寒，汗出而热解，须臾又热又汗，目睛上窜，势危欲脱，或喘逆，或怔忡，或气虚不足以息，诸证若见一端，即宜急服。还可用于治疗脾胃真气外泄，或阴阳两虚，喘逆迫促，有将脱之势，或下焦元气虚惫，相火衰微，以及霍乱吐泻已极，精神昏昏，气息奄奄，至危之侯。

三、黄芪配伍药对

黄芪甘，微温，入脾、肺经，有"补气升阳，固表止汗，托疮生肌，利水退肿"之功效。黄芪能直接扩张血管，且有强心、利尿、调节免疫功能及代谢等多种药理作用，使心肌收缩力明显增加，显著增加心脑供血量，改善由高分子右旋糖酐造成小鼠耳廓微循环障碍。

【黄芪、豨莶草】 详见"豨莶草配伍药对"内容。

【黄芪、代赭石】

代赭石甘、色赤性凉，其质重坠下行，平肝潜阳，善镇逆气；黄芪性温味甘，其补气行滞作用，善治肢体痿废，因有补气升阳作用，善治胸中大气下陷。代赭石以镇肝降逆见长，生黄芪藉补气活血、补血升阳收功，无温通血脉之功。两药相伍，一补一降，一温一凉，相互制约，补气活血，镇肝潜阳降逆。大剂量黄芪有降压作用，纠正心力衰竭（30 ~ 120 克），可治高血压，脑梗死或脑出血等症；小剂量黄芪（5 ~ 15 克）加重心力衰竭。同气相求，升降有序，温凉适度收效。

【黄芪、地龙】

黄芪味甘，微温，归脾、肺经，功能补气健脾，益卫固表，利尿消肿。现代医学认为黄芪可调整蛋白和脂代谢紊乱及保护肾功能；地龙有清热蠲痹之功，治疗风湿闭塞所致的痹病，症见关节疼痛、臂痛、腰痛、肌萎缩等。地龙中提取的纤溶酶具有抗凝、抗肿瘤及抗免疫作用。《中国药典》注意禁忌证，每次口服 0.6 克，剂量偏小。黄芪与地龙相伍，可改变肾炎患者血液流变学，抑制肾小球局部血栓的形成，从而延缓慢性肾衰竭进展。对于慢性肾病，用药强调平稳，以免滋腻助邪。黄芪配地龙，益气开瘀，利尿消中。黄芪每日用 30 ~ 60 克，地龙每日用 5 ~ 10 克。以黄芪充养大气，无滋养之能，依赖气血，调节肺、脾、肾三脏功能，促进全身血液循环、提高免疫力，同时兼利尿；以地龙为化瘀要品，走窜通络，利尿降压，两药相伍，有益气化瘀、利尿消肿、降低血压等作用。在辨证论治的前提下，以两药为主组成方剂，服药后常可收浮肿消退、血压趋降、蛋白转阴之效。

【黄芪、牛膝】 详见“牛膝配伍药对”内容。

【黄芪、党参】 详见“党参配伍药对”内容。

【黄芪、白术】

黄芪甘温入脾胃经，性温能升阳，补益中土，温暖脾胃，凡中气不振，脾土虚弱，清气下陷者最宜，其效直达人之肤表肌肉、充实表里是其专长，故表虚诸证最为神剂。刘完素指出黄芪作用有五：补诸虚不足一也，益元气二也，壮脾胃三也，祛肌热四也，排脓止痛、活血生血、内托阴疽，为疮家圣药。现代药理研究表明：黄芪对正常的心脏有加强收缩作用，对疾病或疲劳而陷于衰竭的心脏，其强心作用更加显著，还有扩张冠状动脉及全身末梢血管的作用，能使血压下降，并改善皮肤血液循环及营养状况；黄芪还有利尿和消除蛋白尿的作用，可治疗慢性肾炎、肾病综合征。

白术甘苦温，入脾胃经，甘温、苦温，甘温相助，益气升清，健脾和中，燥湿利水，治脾虚食少，消化不良，虚胀泄泻，水肿，胎动不安。白术能升高白蛋白，纠正 A/G 倒置，有抗凝血和明显的利尿作用，故慢性肝病及肝硬化自始至终均可应用，注意两点：一是剂量要大，少则无效，一般 30 ~ 45 克，重则 60 ~ 90 克；二是苔腻舌淡湿盛者用炒白术或焦白术或苍术，舌质红苔少真阴亏损宜用生白术，生用可以柔养生津，是化湿不伤阴、生津不碍湿之妙品。

黄芪与白术相伍益气升阳，利尿降压，健脾升清，升高白蛋白，消除肺肾气虚、脾肾两虚，治蛋白尿可取得良好疗效。

【黄芪、山药】

黄芪甘、温，入肺、脾，补气升阳，利水消肿，而偏于补脾阳；山药甘、平，归肺、脾、肾，补脾养肺，养阴生津，益肾固精，而侧重于补脾阴。两药伍用，一阳一阴，阴阳相合，相互促进，相互转化，共收健脾胃、促运化，敛脾精、止漏浊，消除尿糖之功。黄芪、山药伍用，系施老临证经验所得，用于降低尿糖，意即取黄芪的补中益气、升阳、实腠、理气作用，与山药的益气阴、固肾精的功用相合，谓之相互为用，益气生津，健脾补肾，涩精止遗，使尿糖转为阴性也。

【黄芪、当归】

黄芪、当归，乃补血好搭档。黄芪性味甘，微温，归脾、肺经。用于脾肺气虚或中气下陷证，有补气升阳，益卫固表，托毒生肌，利水退肿之功。还可用于卫气虚所致表虚自汗及气血不足所致痈疽不溃或溃久不敛，浮肿尿少等。常用单剂量为 15 ~ 100 克。当归性味甘、辛，温，归肝、心、脾经。可补血，活血。用于血虚、血瘀诸证，跌打肿痛，肠燥便难。常用剂量为 6 ~ 30 克。两药合用黄芪当归比例为 5∶1，重用黄芪以补元气而专固肌表，即有形之血生于无形之气，故用黄芪大补脾肺之气，以资化源，使气旺血生。配以少量当归养血和营。常用于治疗妇人经期、产后的虚发热头痛。疮疡溃后，久不愈合。当归通便用 30 克，入汤剂煎服。

【黄芪、阿胶】

黄芪味甘微温，归肝、肺、脾、肾经，补诸虚不足、益元气，益气固表、敛汗固脱、升阳固摄，主治气虚、便血崩漏、血虚萎黄等症。阿胶味甘性平，归肺、肝、肾经，清肺养肝、滋肾益气、和血补阴、除风化痰、润燥定喘，滋阴补血、养血止血。《本草备要》亦云：“阿胶，治虚劳咳嗽、肺痿吐脓、吐血、衄血、血淋、血痔、肠风下利、腰酸骨痛……痈疽肿毒及一切风病。泻者忌用。”

两药互用一补气一补血，一止血一摄血，互补互生，气血双补，气足血亦生，乃益气补血、摄血止血之妙药。

【黄芪、山萸肉】

黄芪味甘性温，归脾、肺经，功能益气健脾，补气固表，利水消肿。山茱萸味酸性温，入肝、肾经，大能收敛元气，振作精神，固涩滑脱，因得木气最厚，收涩之中兼具调畅之性，故能通利九窍，流通血脉，治肝虚自汗、腰虚胁痛、腰痛、肝虚内风萌动，敛正气而不畅邪气。黄芪与山萸肉益气升阳，易致虚阳浮越，阳虚气弱，虚风萌动之重症。补阳还五汤中，大量用黄芪可达百克，然阳主升主动，大剂量黄芪易致虚阳浮越，以山萸肉佐之，一则收敛真气，防止厥脱；二则防黄芪大补元气升而不制而浮动。

【黄芪、附子、仙灵脾（肾病对药）】

由于慢性肾炎的主要证型之一为脾肾阳虚，所以其重要治则是温补脾肾。附子、仙灵脾为对，不仅可以温肾，还有肾上腺皮质激素样作用。附子、黄芪为对，可固表益气培本，解毒利尿，改善微循环，且有利于肾功能的恢复。

【黄芪、透骨草、当归（外用泡足方）】

透骨草辛温，有小毒，祛风湿、和血止痛。凡足跟疼痛或下肢寒凉难忍者，为下肢气血亏虚夹络脉瘀滞所致。药取当归补血汤（黄芪、当归）温阳护卫、养血活瘀，另加透骨草通经达络、祛风止痛。具体应用时，可加白酒与姜汁醋适量，以加强药物的温经通络、透骨活瘀作用。此方要比单纯服抗风湿药效果好。

【黄芪、白芍、甘草（去杖方）】

此方为芍药甘草汤加黄芪。古人将芍药甘草汤名为去杖汤，可养血通络、舒筋缓急，主治脚弱无力、步行艰辛。对行走不便的患者服药后可弃杖而行，故名去杖汤。方中大剂量白芍养血柔筋为君药，甘草和中健脾为佐使药，毛德西在此方中加黄芪，可以补气退废，尤适合年老、体弱、久病之人。

【黄芪、补骨脂、大枣（御风防湿方）】

中医认为体质虚弱，卫外不固，风寒湿邪易侵，形成风湿痹证。所谓“正气存内、邪不可干”，故痹证的预防颇为重要。黄芪补肺固表充肺卫，补骨脂补肾纳气填元阳，大枣健脾益气调中土。三药合用补肺、健脾、温肾，适合痹证体弱者长期服用。

四、甘草配伍药对

【生甘草、炙甘草】

甘草生用甘平，炙用甘温。甘草外赤中黄，色兼坤离，味浓气薄，资金土德，归心、肺、脾、胃经。清热解毒宜生用，向上、向外，化痰止咳，补中缓急宜炙用。两药相伍后能补中益气、泻火解毒，对虚实夹杂之证用之适合。

【甘草、干姜】

生甘草外赤中黄，色兼坤水离火，禀承万物生长之根，味浓者养五脏，气薄者发清阳，资助肺金健运脾气。生甘草向上向外，解表化痰止咳；炙甘草甘温补中益气。干姜温运脾阳，脾阳健运升散，胃游溢精气，脾气散精，上输于肺，化肺中气道中寒痰水饮，保持气道通畅，脾气散精于肺，肺与肺吸入新鲜空气组成宗气，贯心脉运行气血，循咽喉而司呼吸。甘草性味甘平，润肺、止咳。

甘草干姜汤治疗肺中虚寒而导致的肺痿证，肺虚寒型肺痿由于上焦阳虚，肺中虚冷，不能敷布津液，故吐涎沫、多涎唾；上焦虚寒，肺气痿弱不振则肺冷气弱，上虚不能制下故遗尿或小便频数。肺气虚寒，清阳不升，可见头眩。干姜甘草汤，甘草入肺，补益肺气；干姜苦温，守而不走，温复脾肺之阳，两药合用，化肺中寒饮，治肺中虚冷而致肺痿虚寒型轻证。

【甘草、白芍】

白芍味苦酸，性微寒，柔肝止痛，平抑肝阳，养血调经；甘草味甘，性平，能补脾益气，缓急止痛，调和诸药。两者配伍应用，酸甘化阴，为缓急止痛之典范。现代药理学研究发现，芍药缓解中枢性疼痛效果明显，对中枢及脊髓性反射弧兴奋均有抑制作用；甘草有镇静、化痰止咳和对神经末梢的抑制作用，两者合用可舒筋缓急，缓解头痛；芍药甘草合用可治疗平滑肌收缩导致的前列腺肥大、肠痉挛。

附：芍药/白芍、甘草（芍药甘草汤）

芍药酸，微寒，入肝、脾经，养血柔肝，抑肝阳，缓急止痛。甘草甘平，通行十二经，解表、利咽、止咳、止痛。白芍既能平肝缓急，解痉止痛，又可养血柔肝、敛阴益脾。甘草补脾缓急。两药合用开创了酸甘化阴之先河。配伍应用时，偏寒者用白芍、炙甘草，偏热者用赤芍、生甘草。现代药理研究表明：芍药甘草汤有解痉止痛的作用，对深在内脏的平滑肌用白芍、炙甘草，也有解除其痉挛且止痛的作用。

两药合用，疗肌肉挛急疼痛，肝脾失和引起腹痛，筋脉津液亏耗所致腿脚疼痛、腓肠肌痉挛。

王旭高《类方歌注》芍药甘草汤条下：气血失和，肝木乘脾引起腹痛，白芍酸收苦泄，能行营气而泻肝木，甘草甘缓能和逆气而补土，甘酸相合，甲己化土，故为治腹痛神方。

原田正敏分析含芍药、甘草的部分常用方剂认为，芍药的治疗效能主要为妇科腹痛，一般腹痛和腹肌痉挛，白芍与甘草配伍有协同作用。

芍药甘草汤

原载于《伤寒论》："若厥愈足温者，更作芍药甘草汤与之，其脚即伸。"腿挛急，服芍药甘草汤两腿当伸。芍药甘草（炙，各四两）上二味，以水三升，煮取一升五合，去滓，分温再服。现常用于治疗痛经等妇科病。

现代药理证实：芍药配伍甘草不产生新的物质，但对其中一些主要化学成分的煎生率有一定影响，研究发现芍药、甘草的酸甘药性配伍是两者活性成分之间彼此发生相互作用的结果，同时也存在最佳配伍比例（1∶1）以产生最显著的缓急止痛之效，发现从痛觉感受环节诠解，芍药甘草汤酸甘化阴止痛的组方机制和分子机制，发现芍药和甘草合用后能够明显提高止痛效果，其协同作用的发生与下调痛觉感受蛋白的表达有关。

芍药甘草汤对高睾丸酮血症伴排卵障碍者有效，体内试验提示本方可能直接作用于卵巢，提高 T-E2 转化酶的活性；体外试验发现卵巢甾体激素的作用，除了由于 PRL 分泌降低的激发结果外，还有芍药甘草对刺激甾体产生的效果。

白芍、炙甘草

白芍、炙甘草取自《伤寒论·辨太阳病脉证并治》第29、30条，具有调和肝脾、缓急止痛、补中和血之功效。对“脚挛急”“两胫拘急”用芍药甘草汤达“其脚即伸”的功效。临证用芍药甘草汤广泛应用于全身疼痛，像急性胃肠炎、慢性胃炎、胃溃疡、十二指肠溃疡引起的疼痛，也常用于全身肌肉痉挛、神经、关节部位的疼痛，芍药甘草比例为2∶1或1.5∶1，均可以达到良好的治疗效果。含有甘草的方剂与芍药配伍，能促进甘草中甘草酸向甘草次酸代谢，血中含量亦增多，激活β-葡萄糖醛酸酶的缘故。

【甘草、小麦、大枣（甘麦大枣汤）】

甘草甘平，性温向上向外，解表化痰；外赤中黄，色兼坤离，恶湿喜燥，气薄味浓；甘平以补脾气，甘润以滋脾精。小麦养心安神。大枣甘润以滋脾精。三药结合使阴精足则郁火熄，脏不躁而心神有所主，故用治脏阴不足，虚热内扰。

五、白术配伍药对

【白术、黄连】 详见“黄连配伍药对”内容。

【白术、人参】 详见“人参配伍药对”内容。

【白术、白芍】

白术健脾土而增加纳运，健脾渗湿，布散津液气血，使气血生化有源，水道通调，气行路通、血行水运，补肝阴。白芍养肝血，柔肝体，血充盈，昼夜调节有度，血运有序，使气血通达，上至巅顶，下灌足底，渗灌有度。

白术配白芍，治疗虚实夹杂，寒热错杂，升降失司，多用于体虚，肾精不足。大剂量白术、白芍，白芍峻补气血，运脾通肝，复其调畅气机，复其升降之职。

六、山药配伍药对

【山药、芡实】

山药、芡实可补脾止带。山药性味甘，平，归脾、肺、肾经。为补其不足、清其虚热，气阴两补之品，补脾益肺，固肾涩精，敛带止泻，补而不滞，养阴益气。麸炒后可增强其升脾阳健胃功效。芡实性味甘、涩，平，归脾、肾经。补脾除湿，止带止泻，并固精涩精缩尿。麸炒后性偏温，补脾固涩增强。两药均用麸炒，以增强健脾升阳、升脾气，益肾之功，又收敛止泻止带，固精缩尿，标本并治。两药常用剂量为15 ~ 30克。

【山药、山茱萸】

山药甘、平，入肺、肝、肾经，健脾益气，补肾涩精。滋补真阴，补脾固肾，又能温固下焦气化。山茱萸酸、甘、涩，微苦温，入肝、肾两经，补肝敛肾，封固肾关，且敛肝气之脱，大能收敛元气，振作精神，固涩精气，收敛之中兼备调畅之性，敛正气不敛邪气。“两药伍用，敛补建功，相得益彰，其滋阴补虚，补脾固肾，敛肝固脱之力增强。主治大病后阴阳不相维系，阳欲上脱，阴欲下脱，或脾胃真气外泄，或阴阳两虚，喘逆迫促，有将脱之势，或霍乱吐泻已极；精神昏昏，气息奄奄，至危之侯，以及妇女月闭血枯。两药甘温酸涩同用，固气涩精，安胎止崩，将此两药用治腰膝酸软与脾肾两虚所致的崩漏、胎动不安、经行泄泻等证。探析张锡纯对药配伍运用规律，或补润相合，温凉相调；或金石镇潜，敛正固脱；或气血双施，相须为用；或寒热并济，相互为用；或升降相因，升补相使；或同气相求，并伍收效；或酸平相合，敛补建功。对药配伍运用学术思想与特色颇多新意，令人耳目一新，实令后学效法。

两药合用，固秘精气，平补脾肾，益肾涩精，适用于男子肾虚遗精、肝失疏泄条达，女子肾虚带下。其以不热不燥、补而不滞、能补能涩为特点。

七、黄精配伍药对

黄精甘，平，入脾、肺经，功效补脾润肺。

【黄精、海龙】

黄精甘平，安五脏，润心肺，补中益气，益脾胃；填骨髓、助筋骨、除风湿、下浊，以其得坤土之精髓。海龙咸温，入肾、命门，温肾壮阳，化结消肿，治阳痿、不育、癥瘕、瘰疬、跌打损伤。两药结合，具有抗辐射作用，对男子不育有显著疗效，可增加精液的量，对精子密度、精子活率及精子活力等有显著疗效。

八、紫河车配伍药对

【紫河车、蛤蚧】

紫河车甘、咸，温，入肺、脾、肾，为血肉有情之品，能补精血，益冲任，《本经逢源》："紫河车禀受精血结孕之余液，得母之气血居多，故能峻补营血。"《本草备用》："甘咸性湿，本人之血气所生，故能大补气血，治一切虚劳损极。"蛤蚧咸、平，有小毒，入肺、肾经，补肺润肾，益精助阳，定喘止咳嗽，治虚劳、喘咳、肺痿、咯血、阳痿、消渴、通淋，内服煎汤 3 ~ 6 克，研末服 0.9 ~ 1.5 克。两药合用，补益肺肾，适用于久哮、久喘劳嗽之病证。肺肾不交，哮喘久嗽之病证，以正虚标实为多，故使用时应加些祛邪药，如加砂仁理气纳气，肉桂引火归元，补命火不足。

第二节 助 阳 药

助阳药又名补阳药，指能治疗阳虚病证的药物。其具有助肾阳、益心阳、补脾阳的功效，适用于肾阳不足、心阳不振、脾阳虚弱等证。

肾阳为一身之元阳，肾阳虚则有畏寒、肢冷、阳痿、遗精、遗尿等症。

心主血脉，心阳虚则冷汗淋漓、面色㿠白、脉细欲绝或出现结代脉等。

脾主运化，脾阳虚则完谷不化、便溏、泄泻、食欲不振等。

由于祖国医学认为“肾为先天之本”，所以助阳药主要用于温补肾阳。对肾阳衰微不能温运脾阳所引起的泄泻，以及肾气不足，摄纳无权所引起的喘促，都可选用适当的补肾阳药来治疗。至于心阳虚，可用温里药或补气药治疗。

助阳药性多温燥，凡有阴虚火旺的症状应该慎用，以免发生助火劫阴的弊害。

一、仙茅配伍药对

【仙茅、仙灵脾/淫羊藿】

仙茅辛，热，有毒，入肝、脾、肾经，助命火，益阳道，明耳目，补虚劳，治失溺无子，心腹冷气不能食，腰脚冷痹不能行。仙灵脾辛、甘，温，入肝、肾经，补命门，益精气，坚筋骨，利小便，治绝阳不兴，绝阴不产，冷风劳气，四肢不仁。两药合用，温补肾阳、兴阳道，适用于肾阳不足之男子阳痿、女子宫寒不孕。和蛇床子、石楠叶药对相比，此药性较缓；和肉苁蓉、巴戟天药对相比，均有补肾助阳之用，彼药对温补柔润，此药对温补燥烈。

妇女更年期月经不调、血压不稳、情绪不安，属于阴阳两虚，常配伍滋阴助阳之品。现代药理研究，补肾药物具有抗炎、抗过敏，改善β受体功能、兴奋垂体－肾上腺功能，提高机体免疫功能。仙茅、仙灵脾有动物雄激素作用。

两药同用，温阳补肾，补命火、兴阳事，配杜仲、续断等以温肾阳，助排卵，对肾阳虚损、命门火衰之排卵差、性事淡漠等症有佳效。临床常以此配紫石英、石斛、月季花、玫瑰花等治疗子宫及卵巢发育不全，每收较满意疗效。此药对辛热、燥烈之性颇强，故不宜多用久服；阴虚火旺者忌用。

二、巴戟天配伍药对

巴戟天辛、甘，微温，入肝、肾经，有补肾助阳，散风祛寒湿之功效。巴戟天有改善记忆和智力作用，其提取物增加额叶皮质纹状体和海马内的超氧化物歧化酶、过氧化氢酶、谷胱甘肽过氧化物酶活性，具有明显量效关系，活性成分可能为 bdcosides，A 和 B（皂苷类），两者对东莨菪碱引起啮齿动物记忆缺失有抑制作用。

巴戟天具有抑制胸腺萎缩及增加血中白细胞数的功能，能增强体重和抗疲劳，促进皮质酮分泌，增加血中皮质酮含量，有肾上腺皮质激素样作用，临床同时证实，巴戟天有一定的降压与利尿作用，补肾兴阳，增强体力，临床用于治疗肾阳虚衰、阳痿不举、遗精滑精、风冷腰胯疼痛。

【巴戟天、鹿角】

巴戟天辛、甘，微温，入肾经血分，强阴益精，治五劳七伤，散风湿，治风气，脚气水肿。鹿角咸、温，温补肝肾，治肾阳不足、阳痿、滑精、腰膝酸痛、崩漏。生则散热行血消肿，善治乳腺急性肿块、慢性增生，治急性乳腺炎。鹿角胶在《神农本草经》名白胶，鹿胶甘、咸，温，入肾经，补肾阳，生精血、止血。两药合用，益肾助阳、温通督脉、填补精血，适用于肾督阳虚病证。须防伤阴之弊。

【巴戟天、肉苁蓉】

巴戟天辛、甘，性温，专入肾，鼓舞阳气，强筋壮骨而治腰痛腿软，且温肾阳而祛风湿。肉苁蓉甘而微温，味咸质润，具有补阳而不燥，滋阴而不腻，补而不峻，其力缓和，补命门相火，滋润五脏，益髓强筋，治五劳七伤，绝阳不兴、绝阴不产、腰膝冷痛，峻补精血，治肾阳虚便秘，峻补肾阳精亏之便秘。两药合用，补肾助阳，有温而不燥，补而不峻之优，适用于肾虚证。和仙灵脾、仙茅药对相比，均有补肾助阳之用，此药对温补柔润，彼药对温补燥烈。

三、菟丝子配伍药对

菟丝子气辛味甘性平，主治续绝伤，补不足，益气力，肥健人，养肌强肾坚筋骨，主茎中寒，精自出，溺有余沥，口苦燥渴……。菟丝子禀中和，凝正阳之气，《本草正义》认为菟丝子多脂微辛，阳中有阴，守而能走，与其滋阴诸药之偏于腻者绝异。辛以润之，甘以补虚，为平补阴阳之品，但偏于补肾阳，益肾精，养肝明目，腰膝酸痛，阳痿，遗精，遗尿，尿频，目眩，视力减弱，脾肾两虚之慢性泄泻。

1. 对生殖系统作用：能增加性活力，增强游泳抗疲劳和常压耐缺氧等非特异性抵抗力；改善氢化可的松所致小鼠“阳虚”症状，有学者通过精子毛细管穿透试验，测定精子运动速度和活力指数，发现菟丝子水煎液可明显提高精子体外活动功能，而对精子的膜功能无明显不良影响。

2. 对内分泌系统的影响：实验证明其“补肾壮阳”作用是通过提高垂体对 LRH 的反应性即卵巢对 LH 的反应性，从而使下丘脑 - 垂体 - 卵巢轴的调节功能得以改善。其醇提物（SCE）能明显促进小鼠睾丸及附睾的发育，提示具有促性腺激素（HCG）样作用，还能使离体培养的大鼠间质细胞睾酮分泌增加，此作用与 HCG 相协同，从而证明其作用于下丘脑 - 垂体 - 性腺轴来调节机体的生殖内分泌。菟丝子总黄酮能明显刺激体外培养的人早孕胎盘绒毛滋养层组织分泌 HCG，而 HCG 是维持妊娠的重要激素。

3. 免疫调节作用：菟丝子是以增强体液免疫及吞噬功能为主的免疫

增强剂。

4. 抗衰老作用：菟丝子水煎剂能提高红细胞膜 SOD 活性增强，具抗氧化作用。菟丝子能增加 SOD 活性，抑制体内过氧化脂质核脂褐素的生成，具有一定的抗衰老、抗氧化作用。

5. 保肝作用：在 3 种菟丝子水煎剂对肝损伤的保护作用研究中，发现其中中国菟丝子的活性优于另两种国外菟丝子品种。

6. 明目作用：菟丝子水煎剂能减轻晶状体混浊程度，此作用与纠正白内障晶状体中醛糖还原酶活性有关，其可使白内障晶状体中醛糖还原酶、过氧化氢酶等的活性基本恢复到正常。黄酮类化合物能够抑制糖性白内障的关键酶——醛糖还原酶的活性，是菟丝子中重要的有效成分。

7. 其他作用：降低心脏在低温保存状态下的损伤程度，降低排斥反应对心脏的损害。

综上，菟丝子的药理作用主要集中在调节下丘脑 - 垂体 - 性腺轴功能、免疫、心血管、抗衰老、保肝等方面，为菟丝子补肾壮阳、安胎、抗衰老等临床应用提供了实验依据。

黄酮类是菟丝子中研究较多且具特征性的成分，其中槲皮素、金丝桃苷等具有多种药理活性，菟丝子总黄酮亦经证明具有改善实验性心肌缺血、调节机体免疫、刺激内分泌等多种功能。

【菟丝子、党参】 详见“党参配伍药对”内容。

【菟丝子、紫河车】

紫河车为健康产的胎盘，甘、咸，温，入肺、肝、肾经，补气养血，温肾，益精，治虚损瘦弱，劳热骨蒸，咳喘，盗汗，遗精，阳痿，不孕，月经不调，乳少等。紫河车秉受精血结聚之余液，得母之血气俱多，补而不峻，温而不燥，此药禀性中和，既可补阳，又可益阴，为平补肝、肺、肾之良药。菟丝子、紫河车均为温肾益精之良药。

【菟丝子、鹿角胶】

菟丝子辛以润燥，甘以补虚，为平补阴阳之品，是偏于补肾阳，益肾精，是补阳而育阴之品。鹿角胶性微温，味微甘，有补肾阳，生精血，托疮生肌的作用，适合肾阳不足，畏寒肢冷，也可用于咯血、尿血、月经过多偏于阳虚及白带清稀而冷。

两药合作，温补肾阳，补益肾精，治元阳不足，或先天禀衰，阳衰无子，腰膝冷痛，阳痿肾泄，带浊便溏。临床长期服用大量激素治疗肾病综合征产生服用激素后的副作用，产生阳虚及肾引起畏寒怕冷、骨质疏松症；菟丝子温阳而寓阴，鹿角胶既可温阳又可补肾精。菟丝子、鹿角胶联合应用有类皮质激素作用，不能耐受激素，可以替代激素治疗肾病综合征，还可以治疗因长期应用类皮质激素而产生的阳虚证、骨质疏松症、贫血症等。

【菟丝子、枸杞子】

枸杞子延缓衰老，滋补养人，是药食两用的上品药。《神农本草经》言其“久服，坚筋骨，轻身不老，耐寒暑”；《药性赋》言其“补精气诸不足，易颜色，变白，明目，安神，令人长寿”。枸杞补肾益精，养肝明目，治疗精血亏损，出现神疲乏力，怕热畏热，眩晕耳鸣，视物模糊，听力下降，须发脱落。

现代医学报道，枸杞子可维持细胞的正常发育，提高 DNA 的修复能力和促进衰老细胞向年轻化逆转。食用枸杞子调节免疫力，滋补强壮和增强性功能。枸杞子还能控制血糖，调节糖代谢，具有滋阴生津止渴的功效，对轻型糖尿病有一定疗效；明代张景岳说：“枸杞子味重而纯，故能补阴，阴中求阳，故能补气”；能明耳目，填精固髓，健骨强筋，能抗疲劳，提高注意力和记忆力，提高肝的能量贮备，增强机体体力。两药合用，平补肾中阴阳，适用于肾精不足证。

【菟丝子、杜仲、续断】

菟丝子甘、辛，平，凝正阳之气，强阴益精，补阳而育阴，为“固肾安胎第一药”。杜仲甘、温，入肝、肾经，甘温能补，微辛能润，色紫入肝经气分，补肝肾，壮腰膝，调冲任，安胎。杜仲具有提高免疫力、抗疲劳、降血脂、降血压、降血糖、提高女性更年期骨密度、护肝及抗氧化功能。续断辛、苦，温，入肝、肾而益肝肾，宣通血脉，续筋坚骨。三药合用，肝肾同调，冲任共固，托护胎元，安胎功效益增。杜慧兰教授对于肝肾不足、冲任不固之胎动、胎漏等，以此三药为必加之品。然胎前不宜热，续断性热，故因胎热流产者，续断慎用。

四、益智仁配伍药对

【益智仁、补骨脂】

益智仁辛，温，本脾脏，兼入心肾，主君相二火，补心气、命门、三焦之不足，能涩精固气又能开发郁结，治寒邪犯胃，冷气腹痛，温中进食，摄敛涎唾，缩小便。补骨脂辛、苦，温，入心包、命门，补相火以通君火，暖丹田，壮元阳，缩小便，治五劳七伤，腰膝冷痛，肾冷精流，肾虚泄泻。两药合用，收涩、温脾肾，适用于脾肾阳虚之泄泻、劳淋。

五、鹿角配伍药对

鹿角的处方用名又有“鹿角粉、鹿角片”，咸，温，入肝、肾经，功效：温补肝肾，强筋骨，活血消肿。

【鹿角霜、地鳖虫】

鹿角霜咸温，入肝、肾经，补虚助阳，治肾阳不足，腰膝酸痛，脾胃虚寒，食少便溏，崩漏，带下，对卵巢囊肿有缩小作用。地鳖虫咸寒，有小毒，入肝、肾经，活血散瘀，调经止痛，治瘀血肿痛，闭经，跌打损伤，瘀血肿疡，闭经，产后瘀血腹痛，肝脾大。两药合用，一补一攻，一温一寒，为攻补兼施的配伍形式，温补能增强机体功能，加速损伤病体康复；攻瘀可消除病理损伤，邪去正安，治腰肌劳损，腰背酸痛，腰椎骨质增生，参与补脊添髓（当归、鸡血藤、虎杖、徐长卿、鹿角霜、土鳖虫、桃仁、川断、没药、朱砂、铜绿、雄黄、蜗牛、蜈蚣）。

【鹿角片、山甲片】

鹿角片性温，味咸，入肝、肾经，具有行血，消肿，益肾的功效，用于疮疡肿毒，乳痈初起，瘀血作痛，虚劳内伤，腰脊疼痛，《本草纲目》：“鹿角，生则散热行血，消肿辟邪，熟则益肾补虚，强精活血。”生用散热行血消肿。山甲咸、微寒，入肝、胃经，专能行散活血通经络。散结化瘀，消肿排脓止痛。可用于经闭，乳房硬块（乳房纤维瘤、乳房小叶增生症）、产后乳痈乳少、甲状腺结节、风湿痹痛、筋骨拘挛或脓成不溃、子宫肌瘤等。

【鹿角胶、紫河车】

鹿角胶甘咸性温，入肝、肾经，大补气血，补肾益精，大补先天。紫河车甘、咸，性温，入肺、肝、肾经，补气、养血、温肾、益精，治虚损虚弱、劳热骨蒸、咳喘、咯血、盗汗、遗精、阳痿、不孕、月经不调、乳少，焙干研末服 1.5 ~ 3 克。治肾虚之遗精、阳痿、早泄、男子发育不良症，常合五子衍宗丸等方用。治虚劳肾虚诸证，用治阿狄森氏病、小儿早老症、一氧化碳中毒后遗症、男子弱精症、脱发重症，可合八珍汤、肾气丸等。还可用治腰椎结核、糖尿病等。两者合用，可补益肾精。

【鹿角胶、阿胶】

鹿角胶甘咸温，补肾阳，生精血，治肾气不足，虚劳羸瘦，腰膝乏力，阳痿遗精。阿胶性微温，味甘平，善于补血止血，妇科血证必备，因其能止血，虚劳失血最宜，如咯血化痰配桑叶，桑叶泄肺清肺，阿胶甘平清肺，养肝滋肾，益气和血补阴，除风化痰，补肾益精，养血生血。用治虚劳咳嗽，肺痿吐脓，肾虚血亏之月经过多、吐血、衄血、血淋、血痔，腰膝骨痛，血瘀血枯、经水不调，崩漏、习惯性流产、白带、经闭、不孕症，据证可分别投以胶艾四物汤、左归丸等。且可治疗血虚的头痛、眩晕、健忘，以鹿角胶填精通髓，阿胶养血生血。

【鹿角霜、龟甲】

鹿角霜咸，温，入肝、肾经，补虚助阳，能“通督脉之气舍”，擅长温通督脉。龟甲咸、甘，平，入肝、肾经，得阴气最足，滋阴潜阳，峻补阴血，补血止血，善通任脉。两药皆为血肉有情之品，一阴一阳，性味纯厚，此尤宜于产后肾气虚弱、腰骶部酸楚不适、以骶骨疼痛为主者。

第三节　养血药

养血药又称补血药，是指用于治疗血虚病证的药物。

血虚的症状主要是：面色萎黄，嘴唇及指甲苍白，没有红润的颜色，并且有头晕、耳鸣、心悸、健忘、失眠等症；女子还有月经不调的症状。

在使用养血药时，如遇血虚兼气虚，需配补气药；血虚兼阴虚，需配滋阴药。

养血药中不少兼有补阴的功效，可以作为滋阴药使用。

养血药性多黏腻，凡湿浊中阻，脘腹胀满，食少便溏的不宜应用；脾胃虚弱的，应与健胃消化的药物同用，以免影响食欲。

一、熟地配伍药对

【熟地、当归】

熟地甘，温，入手足少阴，滋肾水，补真阴，填骨髓，生精血，聪耳明目。当归甘、辛、苦，温，入心、肝、脾，治虚劳寒热，咳逆上气，心腹诸痛。两药合用，养血填精，适用于心肾精血不足证。

【熟地、白芍】

白芍苦、酸，微寒，入肝、脾血分，入手足太阴经，养肝血，柔肝体，血充盈，昼夜调节有度，血运有序，使气血通达，上至巅顶，下灌足底，渗灌有度，和血脉，收阴气，敛逆气，缓急止痛，益气除烦，敛汗安胎，补劳退热。白芍苦降，其旨甚微，入身阳根于阴，若徒以辛热补阳，不少佐以苦降之品，恐真阳浮越，芍药为春花之殿，交夏而枯，用之以极亟收散漫之阳气而归根。两药合用，补血填精，适用于精血虚弱引起心肾虚损证。此药对主静守藏精，阳气未衰，脾胃健运，方为合适。

【熟地、桑寄生、狗脊（腰肌劳损方）】

《黄帝内经》云“腰为肾之府，转摇不能，肾将惫矣”，腰部的酸困疼痛、活动不利与肾的亏损有关。三药药性平和，均入肝肾经，具有补肝肾、强腰膝、祛风活血的功效。而桑寄生、狗脊以治肾虚腰背强急见长，熟地为滋补肾精第一药，腰肌劳损所致酸困不适、活动受限三药较为适宜。所谓“肾得补则筋骨有力，不致痿痹而酸痛矣”。

二、何首乌配伍药对

【何首乌、仙灵脾】

仙灵脾甘，温，辛香，入肝、肾经，补命门，益精气，坚筋骨，利小便，治纯阳不足，纯阴不产，冷风苦气，四肢不仁。何首乌甘，温，补肾，收涩精气，添骨髓，养血祛风，强筋骨，乌须发，为滋补良药。两药一阴一阳，一动一静，阴平阳秘谓之常，乃益寿延年、保健康复的良剂。滋补肾中阴阳、生精强身，可用于精子生成不足、精子活动功能减弱、精子异常之不育症。

何首乌可有效抑制冠状动脉腔的面积，缩小及减少冠状动脉粥样硬化形成物，并可减少冠状动脉壁黏蛋白形成，在冠状动脉弹性纤维损伤方面未见明显改变。

【何首乌、木瓜、双钩藤（肢体痉挛方）】

何首乌滋阴养血，《本草纲目》言其“功在地黄、天门冬诸药之上”，为血中之气药，入肝经滋补阴血而祛风。木瓜味酸入肝，功舒筋活络，能缓解筋脉的拘急疼痛。钩藤熄风止痉，《本草新编》言：“钩藤，去风甚速，有风证者必宜用之。”何首乌与木瓜配伍，以滋补肝肾之阴以固本，三味合力，滋阴养血、熄风止痉，为治疗肢体痉挛之良方。

三、当归配伍药对

当归甘、辛，温，入肝、心、脾经，有补血调经，活血止痛之功效。现代药理研究报道，当归具有扩张外周血管、增加循环血流量、抑制血小板聚集和溶解血栓，具有活血化瘀，从而改善局部血液循环，纠正气滞血瘀、经络阻滞及局部肌肉关节的血得以及时供应。

当归的“二向性”，即其非挥发性成分能兴奋内脏子宫平滑肌，使其收缩加强；而其挥发油能抑制子宫收缩，使子宫松缓，有利于保胎，故孕期使用当归以后下为宜。

【当归、川芎】

当归味辛甘，性温润，养血补血，调肝缓急，散瘀行滞；川芎辛温香窜，行气活血，上行头目，下行血海，外彻应毛，达未遂之血，祛风止痛。两药配伍，气血兼顾，互制其短而展其长，效力倍增，共奏行气活血，散瘀止痛之功。现代药理研究发现，川芎和当归均含有阿魏酸抑制血管平滑肌细胞增殖，保护血管内皮细胞、脑组织及神经细胞的作用，配伍能明显改善血瘀大鼠的血液流变学和凝血功能异常。

【当归、丹参】

两药合用，养血生血，补血活血通经，适用于闭经、经脉瘀阻、月经少病。

【当归、白芍（心肝双解饮）】

出自《石室秘录》卷三，用白芍五钱，当归五钱，水煎服。白芍酸、微寒，入心、肝经，养血敛阴，柔肝止痛。当归辛、苦、甘，性温，入心、肝、脾经，心主血脉，补血，活血调经，润肠。两药合用，功效补血养心柔肝。主治心肝血虚证。肝气不足，母病及子，损伤心气，致心痛。《石室秘录》称：方中芍药平肝，又能生肝之血，与当归同用，更有奇功。肝气既平，则心气亦定，子母有关切之谊，母安而子未有不安者，此心主血脉、肝主藏血，心肝两治之妙法也。此药被后世无数妇科名方所采用，如当归芍药散、逍遥散、四物汤等。

第四节　滋阴药

滋阴药又称养阴药或补阴药，指能治疗阴虚病证的药物。其具有滋肾阴、补肺阴、养胃阴、益肝阴等功效，适用于肾阴不足、肺阴虚弱、胃阴耗损、肝阴亏乏等病证。它们的主要症状为：

肺阴虚：干咳，咯血，虚热，烦渴等症。

胃阴虚：唇赤，舌绛，苔剥，津少口渴，或不知饥饿，或胃中虚嘈，甚或有呕、哕等症。

肝阴虚：两眼干涩昏花，眩晕等症。

肾阴虚：潮热，盗汗或遗精等症。

以上各种阴虚病证都可用滋阴药治疗，但滋阴药各有专长，应随证选用。

滋阴药大多甘寒滋腻，如遇脾肾阳虚，痰湿内阻，胸闷食少，便溏腹泻等证，不宜应用。

一、麦冬配伍药对

【麦冬、天冬】

麦冬甘、苦，微寒，清心益肺，强阴益精，泻热除烦，消痰止嗽。天冬甘、苦，大寒，入手太阴肺气分，清金除火，益水之上源，下通足少阴，滋肾润燥。滋养肺胃肾之阴，适用于阴虚之消渴、失眠、干咳病。胃家素寒者应慎用。

天冬味甘、苦，大寒，归肺经、肾经血分。麦冬味甘、微苦，性微寒，归心、肺、胃经。天冬为甘寒，泻肺火，补肾水，滋肾润燥，止渴消痰，清润之药，善治肺肾虚热，用于上焦可清肺热而养肺阴，用于下焦能滋肾养阴；麦冬长于清心润肺、养阴生津，善治肺胃虚热，且能清心除烦。天冬、麦冬均为甘寒清润之品，其养阴润燥的功效相似，对于有阴虚发热、咳嗽吐血等症的肿瘤患者，虽两药同属补阴药，但天冬较麦冬性寒，在养阴的同时，麦冬善入肺经侧重于润，天冬善入肾经侧注重于清。两药配伍，既可润肺，又可滋肾。临床若伴见肺胃阴虚、心烦燥渴等症，重用麦冬；肾阴亏损、潮热、盗汗等症，则重用天冬。临证常用剂量为：天冬 12 克，麦冬 12 克，天王补心丹中两药并见。

二、女贞子配伍药对

女贞子为木犀科常绿灌木或乔木植物女贞的成熟果实，味甘、苦，性凉，主归肝、肾经，有补益肝肾，乌发明目的功效。女贞子为补益肝肾之名品，临床运用颇多，近年来对本品功效的认识更加深入，可用于治疗高血脂、白细胞减少及老年人便秘等诸多病症。

益肝肾 乌须发

本品最根本的功效是补肝肾，壮腰膝，其补肝肾的最佳配伍当属名方二至丸。近年来，对二至丸的临床研究较为深入。二至丸通过不同的配伍广泛应用于阴虚所导致的高血压、慢性肝炎、慢性肾衰竭、神经衰弱、更年期综合征、闭经泌乳综合征、脱发等，在此不再赘述。对于其乌发之功，为历代医家所推崇，如《本草蒙筌》载其“黑发黑须，强筋强力，多服补血去风”，而乌须发的最佳配伍，当属陈士铎在《本草新编》中所介绍之“与熟地、枸杞、麦冬、首乌、旱莲草、乌芝麻、山药、桑椹、茄花、杜仲、白术同用，真变白之神丹也，然亦为丸则验，不可责其近功”。此方服丸较服汤药为佳，王庆国医师曾配为丸药，治疗少白头的男女患者，以及 40 岁左右白发的女士，有一定的疗效，入七宝美髯丹中为佳。

除虚热 疗骨蒸

本品滋补肝肾，因其性凉，又有清虚热之功，它的特点是补中有清，属于清补退热之品，即通过补益肝肾精血达到滋阴退阳，虚热自除的目的。临床常与生地、山萸肉、玄参、丹皮、银柴胡、地骨皮等配伍，治疗阴虚内热所致的五心烦热，骨蒸劳热，盗汗遗精等效果可靠。对于更年期妇女出现的心烦、烘热汗出，配伍滋水清肝饮与旱莲草，疗效更为突出。

养肝血 明头目

本品补肝血肾精，使其上荣头目，故对肝肾精血不足所致头晕、耳鸣、视物不清、两目干涩，可与菊花、枸杞子、熟地黄、菟丝子、沙苑子等配伍而取效。如《审视瑶函》加味坎离丸，以本品配伍熟地、枸杞、当归、黄柏等治疗阴虚所致的两眼莹星乱散，视物不清。《浙江民间常用草药》载，用本品配伍决明子、青葙子，治疗肝热上冲之视神经炎有良效。

降血压 调血脂

本品配伍旱莲草、钩藤、牡蛎、牛膝、龟板、枸杞子等滋阴平肝潜阳之品，对阴虚阳亢型高血压有一定的治疗作用，如《李斯炽医案》中所载的滋阴平肝汤。祝谌予先生治疗更年期高血压常用二仙汤合二至丸而取效，认为此属阴阳两虚型，可以通过和调阴阳达到降压的目的。《神农本草经》记载本品“久服……轻身不老”。对此，国医大师朱良春先生有成熟经验，他认为轻身即减肥身轻也，从而提出女贞子是清除体内垃圾，延缓衰老的延寿之品。现代药理研究证实，本品能降低血脂，改善心肌缺血，因而可以用于减肥降脂。朱良春先生亲拟“泻浊清身茶方”，由女贞子、荷叶、丹参、普洱茶、枸杞子、黄芪各 5 克组成，泡饮代茶，坚持长期服用，降低血脂、血糖、减轻肥胖有效。朱良春先生曾治疗一位 57 岁患者，高脂血症，服用西药降脂药引起肝功能异常，后服此茶方三个月，血脂及肝功能正常，且体重下降 4 公斤。王庆国学习该经验，也曾给予患者服用，只要坚持服药，大部分有效。

清络热 蠲痹痛

女贞子用于治疗阴虚内有伏热的痹证，前贤未曾论及，这是朱良春先生的一大发现。朱老认为，女贞子既可滋阴，又可清热。其滋阴与生地黄不同，属补而不腻；其清热与黄连不同，是清中带润；既清骨蒸劳热，也清络中郁热。对于内热邪炽，或阴热内伏不出的关节红肿疼痛，皮肤烘热或隐现斑疹，用之有效。

【女贞子、夜交藤】 详见“夜交藤配伍药对”内容。

【女贞子、枸杞子】

枸杞子味甘，性平，归肝、肾经，滋肾益气，补阴精助阳，阴中求阳，滋肾益肝明目；女贞子味甘、苦，性平，归肝、肾经，补肝肾之阴，强筋骨，养肝明目。两者皆可滋补肝肾，治疗肝肾不足引起阴虚内热，腰膝酸软，头晕、目昏、耳鸣、遗精等虚热象较明显者。

【女贞子、旱莲草】

女贞子采在冬至阴干，旱莲草收于夏至，两药合用，古名“二至丸”。因女贞子苦、甘，入肾，益肾滋阴，养肝明目，性平清补。墨旱莲酸甘补肾，滋阴凉血。合用两药，则补肾养肝，凉血止血，治肝肾不足之头目昏花、须发早白、腰背酸痛、下肢痿软；凡妇科之肝肾阴虚所致的崩漏淋漓、月经先期、更年期综合征等，皆可用之。

【女贞子、旱莲草、黑豆】

女贞子性味甘、苦，凉，归肝、肾经。功效补益肝肾，清热明目。用于肝肾阴虚之头晕目眩、腰膝酸软、须发早白。用于阴虚发热，阴虚生内热；肝肾阴虚导致视力减退、目暗不明。常用剂量为15克。李中梓《雷公炮制药性解》："女贞子味甘苦，性平无毒，入心、肝经。主安五脏，养精神，补阴分，益中气，黑须发，强筋力，祛风湿，除百病，久服可延年。"

旱莲草味甘、酸，归肾、肝经，可滋阴益肾，凉血止血。用于肝肾阴虚之头晕目眩、须发早白；阴虚血热之吐衄、尿血、便血、崩漏。鲜者捣烂或晒干研末外敷，还可止外伤出血。常用剂量为15克。

该药在黄元御《玉秋药解》载："味甘、酸，入足少阴肾、足厥阴肝经。益肝肾，乌须发。旱莲草汁黑如墨，得少阴水色，入肝滋血，黑发乌须。止一切失血，敷各种疮毒。汁涂眉发，其生速繁。"

黑豆味甘，微寒，性平，归脾、肾经。有补肾益阴，健脾利湿，清热解毒之功。用于肾虚阴亏，消渴多饮，小便频数；肝肾阴虚，头晕目眩，视物昏暗，或须发早白；脚气水肿，或湿痹拘挛、腰痛；腹中挛急作痛或泻痢腹痛；服药中毒或饮酒过多等。常用剂量为30克。

女贞子药性甘平，益肝补肾；旱莲草甘寒，入肾补精，能益下而荣上；中药有五色归五脏之论，黑豆色黑，具入肾经报使之用。三药同用既能补肝肾之阴，又能止血，且皆有乌须发之功效，是治疗肝肾阴虚之头晕目眩、腰膝酸软、须发早白兼有出血之征的组合。

三、鳖甲配伍药对

【鳖甲、龟甲】

鳖甲味咸，性微寒，归肝、肾经。可滋阴潜阳、退热除蒸、软坚散结。龟甲味咸、甘，性微寒，归肝、肾、心经，得阴气最盛，可滋阴潜阳、益肾强骨、养血补心、固经止崩。鳖甲、龟甲为重镇潜阳熄风之品，吴鞠通在《温病条辨》中多用于治疗下焦暑温病证。鳖甲滋阴潜阳退热，长于退热；龟甲滋阴潜阳散结，功擅滋阴之性，相须为用，其滋阴潜阳、熄风止痉之效更著。临证时常用于治疗肝硬化患者骨蒸潮热、盗汗等阴虚发热之证。临证常用剂量为：鳖甲（先煎）15 克、龟甲（先煎）15 克。

【鳖甲、龟板】

龟板性平味咸、甘，治阴虚阳亢之药，与鳖甲比较所异者，滋阴清热不如鳖甲，益精增髓胜于鳖甲。鳖甲善破瘀消坚，以散为主，龟板用于崩中漏下，以固为本。两药伍用，相互促进，阴阳相合，任督之脉并举，滋阴清热退热，育阴熄风止痉力彰。

四、桑寄生配伍药对

【桑寄生、川牛膝 】

桑寄生、川牛膝补肝肾活血，引药下行而降压。桑寄生苦、甘，平，入肝、肾经，补肝肾、降血压、祛风湿、养血安胎，治腰膝酸痛、风寒湿痹、高血压病、妊娠胎动不安、胎漏下血。川牛膝甘、微苦，平，入肝、肾经，祛风利湿，破瘀通经，治风湿腰膝疼痛、脚痿筋挛、吐血衄血、血淋、血瘀经闭，产后瘀滞疼痛。

第十六章 收敛药

凡具有收敛固涩作用，可以治疗各种滑脱证候的药物，称为收敛药，又称收涩药。

滑脱的病证主要有自汗盗汗，久泻久痢，久咳虚喘，遗精滑精，溲多遗尿，白带日久，失血崩漏等症。滑脱诸症如不及时收涩，可引起元气日衰，或变生他症。因此，《本草纲目》云：“脱则散而不收，故用酸涩之药，以敛其耗散。”

本章药物具有敛汗，止泻，固精，缩小便，止带，止血，止嗽等作用。凡属外感实邪未解或泻痢、咳嗽初起时不宜早用，以免留邪。

一、五味子配伍药对

【五味子、五倍子（五倍偕五味，收肺敛汗良）】

五倍子、五味子均入肺肾二经，其味皆酸，功擅收肺保肾。《伤寒论注》谓：“肺欲收，急食酸以收之，以酸补之。”故用治肺气耗散之汗证极为有效。用五倍子止汗，见于《本草求真》，该书谓：“常出自汗，睡中出为盗汗，用五倍子研末，津调填脐中，缚定，一夜即止也。”两药合用，是受朱丹溪治“黄昏嗽方”（即五倍子、五味子两药合成）之启发，认为内治之药即外治之药，外治之理即内治之理，故将内服移作外用，使之功效倍于单味五倍子。

【五味子、人参、麦冬（生脉饮）】

生脉散为《内外伤辨惑论》卷中方，又名人参生脉散、生脉饮，人参 15 克，麦冬、五味子各 9 克。功能：益气敛汗，养阴生津，治热伤元气，肢体倦怠，气短口渴，汗出不止，或金为火制，水失所主，而致咳嗽喘促，肢体痿弱，脚软眼黑等症。

方中人参补肺益气而生津，麦冬养阴清肺而生津，五味子敛汗补肺而生津，三药合用，一补一清一敛，使气复津回，汗止而阴存，抗休克，有保护心脏、强心、升压作用。

二、诃子配伍对药

【诃子、血余炭】

诃子味苦、酸涩，性温，入肺、大肠经。功用：涩肠止泻，敛肺下气。治久泻久痢、脱肛、便血、崩漏、带下、遗精、尿频；久咳虚喘、久嗽失音。诃子、血余炭涩肠止血，用治急性菌痢、慢性阿米巴痢疾及肠结核，大便脓血者。湿热证加银花炭、赤白芍、薏苡仁、左金丸等，脾虚证加参苓白术散，中焦虚寒加附子理中丸。

三、金樱子配伍对药

【金樱子、芡实（水陆二仙丹）】

芡实性味甘、涩，平，归脾、肾经。可补脾祛湿，益肾固精。用于脾虚泄泻，日久不止。涩能收敛，还可用于肾虚遗精、小便不禁、白带过多，有益肾固精之功。金樱子酸涩，入肺、脾、肾三经，固涩精气，取芡实连壳捣碎晒干为末；金樱子去刺捣碎，甑中蒸令熟，用所蒸汤淋二三遍，取所淋金樱子汁入银铫内文火熬成稀膏，与芡实和丸、梧桐子大，每服五十丸、盐汤送下。治梦泄遗精，熬膏犹良，两者合用运脾之精，化脾之湿，固肾之精，治肾虚、男子遗精、女子带下。

第十七章　驱虫药

凡能驱除或杀灭肠道寄生虫的药物，称为驱虫药。

肠道寄生虫主要有蛔虫、钩虫、绦虫、蛲虫等，除钩虫由皮肤接触感染外，其他多由患者吃了污染虫卵的食物而进入人体。患肠寄生虫病的患者，大都在粪便中可检查出虫卵，有的可能没有明显症状，有的可以出现绕脐腹痛，时作时止，形体消瘦，不思饮食，或多食易饥，或嗜食异物等症；钩虫病还可能有面色萎黄、全身浮肿等；蛲虫病主要出现肛门瘙痒。

由于肠道寄生虫能影响人体健康，因此必须及时进行治疗。同时要重视预防工作，应向患者或其家属宣传卫生常识，以防重复感染。

1. 患虫病日久而腹有积滞者，可配消导药同用；如脾胃虚弱者，可配健脾药同用；体质虚弱者，可配补益药同用。

2. 驱虫药最好在空腹时服，使药力直接作用于虫体，以提高疗效。如排便不畅，在必要时可适当配合泻下药，以增强排虫作用。

3. 在使用驱虫药时，必须注意剂量，对某些具有毒性的驱虫药不能过量，以免中毒。

4. 在发热或腹痛较剧时，暂时不宜使用驱虫药。

5. 孕妇、老弱患者都应慎用。

【槟榔、槟榔皮】

槟榔为驱虫药，为棕榈科常绿乔木植物槟榔的成熟种子，味苦、辛，性温，归大肠、胃经，具有泻胸中至高之气，使之下行，性如铁石，能坠诸药至于下极，驱虫消积、行气利水之效。现代临床研究报道，槟榔具有良好灭杀幽门螺杆菌作用。其善驱杀多种肠寄生虫，尤对绦虫疗效最佳。槟榔皮又称大腹皮，为理气药，为槟榔的干燥果皮，味辛，性微温，归脾、胃、大肠、小肠经，具有下气导滞、利水消肿之效，本品辛散温通，性善下行，既善于行气宽中，又能利水消肿，适用于胃肠积滞、水湿内停之脘腹胀满、水肿脚气，以及湿阻气滞之腹胀便秘或泻而不爽等。两药相伍后能理气消胀、利水通便。槟榔消有形之气胀，腹皮消无形之气胀。

附录一　脏腑辨证用药简表

一、心

辨证分型		主证	治法	用药
实证	心火亢盛	舌碎，心烦，舌尖红，口渴，失眠，脉数	清心泻火	黄连、栀子、连翘、木通、竹叶、莲子心、牛黄、灯芯草
	心血瘀阻	心前区痛，心悸不宁，舌暗红，或有紫斑	活血化瘀	丹参、桂枝、红花、川芎、赤芍、桃仁、当归、降香、毛冬青、五灵脂、山楂、参三七、郁金
	痰蒙心窍	意识不清，或神志错乱	豁痰开窍	郁金、牛黄、菖蒲、远志、麝香、冰片、苏合香
虚证	心气虚	心悸，气短，自汗，乏力，面色㿠白，舌淡，脉虚	补益心气	人参、党参、黄芪、孩儿参、炙甘草、茯苓、淮小麦
	心阳虚	心悸，气短，形寒肢冷，心胸憋闷，舌质淡暗，面色苍白，脉细弱	温通心阳	附子、人参、干姜、肉桂、桂枝、薤白
	心阴虚	心悸怔忡，失眠，心烦，舌质红，脉细数	育阴宁神	熟地黄、生地黄、白芍、阿胶、枸杞子、麦冬、柏子仁、龟板
	心血虚	心悸怔忡，失眠，舌质淡，脉细	养血安神	当归、熟地黄、酸枣仁、阿胶、柏子仁、丹参、制首乌、龙眼肉、桑椹、夜交藤

二、肝

辨证分型		主证	治法	用药
实证	肝气郁结	精神抑郁，胸胁胀痛，苔白，脉弦	疏肝解郁	柴胡、香附、郁金、青皮、绿萼梅、娑罗子、川楝子、橘叶、枸橘李、玫瑰花、白蒺藜、香橼、野蔷薇花、八月扎
	肝火上炎	面红目赤，性情急躁，口苦，脉弦数，舌红，苔黄	清肝泻火	龙胆草、黄连、胡黄连、栀子、丹皮、夏枯草、青葙子、密蒙花、芦荟、青黛、决明子
	肝阳上亢	头痛，眩晕，烦躁易怒，脉弦有力，舌红	平肝潜阳	天麻、钩藤、菊花、白蒺藜、白芍、珍珠母、石决明、生龙骨、生牡蛎、生磁石、玳瑁、羚羊角、山羊角
	肝风内动	抽搐，震颤	熄风镇痉	全蝎、蜈蚣、地龙、僵蚕、天麻、山羊角、羚羊角、钩藤、玳瑁
	肝经寒凝气滞	少腹胀痛，牵引睾丸，或睾丸肿大下坠	暖肝散寒	吴茱萸、肉桂、小茴香、乌药、橘核、荔枝核
虚证	肝血虚	头晕目眩，失眠或经闭、经少，舌淡，脉细	补肝血	当归、熟地黄、白芍、制首乌、阿胶、枸杞子、黑芝麻、枣仁
	肝阴虚	头目眩晕，目眩，舌红，脉细弦	养肝阴	生地、熟地黄、白芍、制首乌、女贞子、旱莲草、龟板、鳖甲、潼蒺藜、枸杞子

附注：肝胆相表里，在发病上肝胆多同病，如肝胆湿热，主要症状为：口苦，胸胁满闷疼痛，或恶心呕吐，或有黄疸，小便短赤，苔黄，脉弦。治宜疏利肝胆，清化湿热。常用药物为：柴胡、青蒿、郁金、枳壳、枳实、青皮、黄芩、山栀、茵陈、大黄、龙胆草、虎杖、车前子、车前草、金钱草等。胆病的辨证用药从略。

三、脾

辨证分型		主证	治法	用药
实证	脾为湿困	胸闷纳呆，体倦身重，大便溏薄，脉濡，苔白腻	化湿健脾	苍术、白术、陈皮、半夏、厚朴、砂仁、白蔻仁、藿香、佩兰、茯苓、草果、草豆蔻
	脾胃湿热	胸闷纳呆，恶心呕吐，口苦，苔黄腻，脉濡数	清化湿热	黄连、黄芩、大黄、栀子、茯苓、生薏仁、青蒿、茵陈、泽泻、滑石
虚证	脾气虚弱	神疲乏力，面色不华，腹胀不舒，便溏，脉濡，苔白	健脾益气	人参、党参、孩儿参、黄芪、白术、山药、扁豆、炙甘草
	脾阳不振	脘腹冷痛，神疲乏力，便溏泄泻，脉沉，苔白	温中健脾	干姜、肉桂、肉豆蔻、益智仁、吴茱萸、蜀椒、附子、炮姜炭
	脾虚气陷	神疲乏力，脘腹坠胀，以及脱肛，子宫脱垂等	补中益气	人参、党参、孩儿参、黄芪、白术、炙甘草、升麻、柴胡等

四、肾

辨证分型	主证	治法	用药
肾阳虚	畏寒肢冷，小便频数，阳痿，腰膝酸软，舌淡苔白，脉沉迟无力	温补肾阳	附子、肉桂、鹿茸、鹿角胶、仙茅、仙灵脾、菟丝子、巴戟天、锁阳、葫芦巴、肉苁蓉、补骨脂、杜仲、黄狗肾
肾气不固	腰膝酸软，遗精早泄	固肾涩精	金樱子、锁阳、煅牡蛎、煅龙骨、莲须、莲子、芡实、桑螵蛸、益智仁、覆盆子、五味子
肾不纳气	畏寒肢冷，气虚喘促，动则喘甚，舌淡，脉虚	温肾纳气	蛤蚧、五味子、紫河车、脐带、胡桃、紫石英、补骨脂
肾阴虚	眩晕耳鸣，腰酸遗精，五心烦热，盗汗，脉细数，舌质偏红	滋阴补肾	熟地黄、首乌、生地、杞子、山萸肉、旱莲草、女贞子、龟板、阿胶

五、小肠

辨证分型	主证	治法	用药
小肠实热	心胸烦热，舌碎口糜，小便黄赤，尿道刺痛，或尿血	清心泻火	栀子、木通、泽泻、灯芯、竹叶、连翘心、瞿麦、滑石、生地、猪苓

附注：心与小肠相表里，心火亢盛，可以移热于小肠，引起小肠实热。上述主要症状即是“心移热于小肠”，故在治法上用清心泻火之法。

六、肺

辨证分型		主证	治法	用药
实证	风寒束肺	咳嗽声重，咳痰稀白，或恶寒发热，或鼻塞流涕，苔薄白，脉浮紧	宣肺气	麻黄、杏仁、桔梗、天将壳、紫苏叶
			通鼻窍	辛夷、苍耳子、鹅不食草
			温肺寒	麻黄、细辛、干姜、紫苏叶、紫菀、款冬、桂枝、白芥子
	肺失肃降	咳嗽气逆	肃降肺气	旋覆花、苏子、莱菔子、前胡、枇杷叶、白前、杏仁、葶苈子、马兜铃、鼠曲草、蔊菜、百部、千年红
	风热犯肺	咳嗽，痰黄稠黏，不易咳出，口渴，咽痛，鼻流浊涕，脉浮数，舌尖红	清肺热	石膏、黄芩、知母、瓜蒌皮、桑白皮、地骨皮、鱼腥草、冬瓜子、野乔麦根、枇杷叶、鲜芦根、前胡、牛蒡子、桑叶、浙贝母、筋骨草、四季青、银花、连翘、蒲公英、野菊花
	燥热伤肺	干咳无痰，或痰少而黏，不易咳出，咽干鼻燥，舌尖红，脉浮细而数	清肺润燥	沙参、麦冬、石膏、天花粉、山栀、百合、梨皮、阿胶、桑叶、川贝母、玉竹
虚证	肺气虚	咳喘气短，声音低微，自汗乏力，舌质淡，脉细弱	补益肺气	人参、黄芪、党参、炙甘草、紫河车、蛤蚧、棉花根
			敛肺气	五味子、胡桃肉、白果、钟乳石、胡颓叶、天竺子
	肺阴虚	干咳无痰，或痰少而黏，咽干声哑，或咳血，舌偏红，脉细数	滋阴养肺	沙参、麦冬、天冬、玉竹、黄精、生地、阿胶、百合、羊乳根（山海螺）、冬虫夏草

七、胃

辨证分型		主证	治法	用药
实证	胃寒	胃脘疼痛，绵绵不止，喜热喜按，脉迟，苔白滑	温胃寒	高良姜、吴茱萸、干姜、丁香、蜀椒、肉桂、荜拨、毕澄茄、小茴香
	胃热	口渴欲饮，消谷善饥，呕吐嘈杂，牙龈肿痛，脉滑数，舌红，苔黄	清胃火	石膏、知母、黄连、黄芩、大黄、芦根
	食滞胃脘	脘腹胀满，嗳腐吞酸，不思饮食，脉滑，苔厚腻	消食导滞	山楂、六曲、麦芽、鸡内金、莱菔子、谷芽、枳实、厚朴
虚证	胃阴虚	咽干口渴，不知饥饿，或胃中虚嘈、知饥不食，或有呕哕，舌红少苔或无苔，脉细数	养胃阴	沙参、麦冬、石斛、玉竹、芦根、天花粉

八、大肠

辨证分型		主证	治法	用药
实证	大肠热	口燥唇焦，大便秘结，或便溏热臭，或便血，肛门灼热肿痛，脉数，苔黄燥	清肠热	黄连、黄芩、黄柏、白头翁、秦皮、大黄、马齿苋、一见喜、地榆、槐花
	大肠实	大便秘结，腹满胀痛，脉沉实或滑数，苔黄腻	通大便	大黄、芒硝、番泻叶、枳实、槟榔、芦荟
虚证	肠燥便秘	肠燥津枯，便秘	润肠燥	火麻仁、郁李仁、柏子仁、杏仁、桃仁、蜂蜜、芝麻、生首乌、肉苁蓉、瓜蒌仁
	大肠寒	腹痛肠鸣，大便泄泻，小便清长，手足冷，脉迟，苔白滑	温肠寒	干姜、附子、肉豆蔻、硫黄、肉桂
	肠虚久泻	久泻久痢，肛门下脱，形寒肢冷，脉虚，苔薄	涩肠止泻	肉豆蔻、诃子、赤石脂、禹余粮、乌梅、石榴皮、补骨脂、五味子、五倍子

九、膀胱

辨证分型	主证	治法	用药
膀胱湿热	小便短涩，或小便不利，尿色黄赤，或尿血，或尿中有砂石，或闭塞不通，脉数，苔黄	清利湿热	茯苓、猪苓、泽泻、木通、滑石、车前草、萹蓄、瞿麦、海金沙、米仁、石苇、金钱草、冬葵子、通草、梗通草

附注：肾与膀胱相表里，膀胱的病证与肾密切相关，如肾不化气，可直接影响膀胱气化而发生小便异常。一般来说，实证多属于膀胱，虚证多属于肾。所谓膀胱虚寒，实际上是肾阳虚或肾气不固的病理表现，在治法上可用温补肾阳或固肾涩精之法。

附录二　中药相互换用参考表

我国地大物博，中草药品种繁多，为了便于就地取材，兹将一部分功用近似的中草药列表如下，以供临床相互换用时参考。读者在临床用药时，可以举一反三，根据具体情况，在功用类似药物中选择换用。

功用	可以相互换用的药物	
透表退热	柴胡	青蒿
清热解毒	金银花	银花藤、银花叶、蒲公英、紫花地丁、野菊花
清热燥湿、泻火解毒	黄连	胡黄连、黄芩
清热燥湿、泻火解毒	黄柏	黄芩、苦参
清虚热	黄柏	知母、地骨皮
清热凉血解毒	板蓝根	大青叶
清热定惊、凉血解毒	犀角	水牛角
清热凉血、活血散瘀	丹皮	赤芍
清虚热	丹皮	地骨皮、白薇、银柴胡
清热解毒、消痈散结	山慈菇	冰球子
燥湿散满	厚朴	苍术、大腹皮
行气降逆	厚朴	木香、槟榔
化湿醒脾、行气宽中	砂仁	陈皮、佛手
化湿和胃、行气宽中	白豆蔻	草豆蔻
利水渗湿、健脾	薏苡仁	赤小豆、土茯苓
清肺排脓	薏苡仁	冬瓜子
祛风通络、定惊	蕲蛇	乌梢蛇
平肝熄风	羚羊角	山羊角
平肝潜阳、明目	石决明	珍珠母

续表

功用	可以相互换用的药物	
镇惊安神	龙齿	龙骨
破气消积	枳实	枳壳、青皮
安神	酸枣仁	首乌藤、合欢皮、合欢花
活血祛瘀	丹参	红花
养血安神	丹参	首乌藤
消肿排脓	穿山甲	皂角刺
通乳	穿山甲	木通、通草、王不留行
活血止痛	乳香、没药	延胡索、五灵脂、鸡屎藤
化痰止咳	半夏、川贝、象贝	枇杷叶、佛耳草、蔊菜
清肺开音	胖大海	玉蝴蝶、蝉蜕
补气	黄芪	党参、棉花根、金雀根
固表	黄芪	白术
补脾润肺	制黄精	制玉竹
温补肝肾	鹿角	鹿角霜、仙灵脾、菟丝子
补肾助阳	巴戟天	菟丝子、韭菜子、仙灵脾
补肾固精、养肝明目	潼蒺藜	菟丝子
补肾固精	山萸肉	覆盆子、金樱子
补肝肾、强筋骨	杜仲	续断、狗脊、桑寄生、萝藦藤
补血	熟地黄	制首乌、阿胶、桑椹子、鸡血藤、旱莲草
补血、活血调经	当归	鸡血藤
润肺、养阴	天冬	麦冬、北沙参、南沙参、玉竹、羊乳根
滋养肝肾、明目	枸杞子	女贞子
养胃生津	石斛	麦冬、天冬、沙参、玉竹、石仙桃、麦斛
滋阴凉血	生地黄	玄参、旱莲草

附录三　服药相关知识须知

服用中药的时间需根据病情、药物功效和其他一些具体情况来决定。《神农本草经》曾提出："病在胸膈以上者，先食后服药。病在心腹以下者，先服药而后食。病在四肢血脉者，宜空腹而在旦。病在骨髓者，宜饱满而在夜。"徐灵胎曾讲："病之愈不愈，不但方必中病，方虽中病而服之不得其法，则非特无功，反而有害……。"古人在几千年的实践中积累了很多宝贵的有关服药时间经验，可以借鉴。

一、中药煎煮注意事项

1. 煎药准备：煎煮中药宜选用不锈钢锅、砂锅、陶瓷锅、玻璃器皿等，因为这些器具材质稳定、不与药材发生化学反应，且导热均匀、热力缓和。忌用铁、铝器具，防止高温条件下药物成分发生化学反应，影响药效。如果中药饮片中有泥沙，可以迅速漂洗，但不可浸泡洗，以免有效成分丢失。干品中药饮片在煎煮前可以浸泡，以使饮片润湿变软有利于有效成分的渗透和溶出。一般中药饮片浸泡约半小时即可。

2. 中药煎煮：中药一般分两次煎煮，第一煎加水以没过药材 2 ~ 5 厘米为宜，第二煎加水以超过药材面 1 ~ 3 厘米为宜。偶尔中药也可以煎药 3 次，但要注意务必一次性煎完，不要煎完 1 遍隔很长时间再煎第 2 遍，防止中药变质影响疗效。

先武火煮沸后再用文火慢煎，头煎煮沸后煎煮 30 分钟，二煎煮沸后再煎 30 分钟左右。质地较轻或含芳香成分较多的药物，如解表药、清热药、芳香药不宜久煎，煎煮时可适当缩短时间，头煎沸腾后煎 10 ~ 20 分钟，二煎煮沸后 5 ~ 10 分钟即可。补虚药、矿物药及根茎类等质地厚重坚实和不易挥发的药材，则应延长煎煮时间，头煎沸腾后再煎 40 ~ 60 分钟，二煎沸腾后再煎 30 ~ 40 分钟。

另外一些特殊煎药方法要注意。先煎，即先于其他药煎煮 15 ~ 30 分钟，如附子、代赭石、石决明、龙骨、牡蛎等。后下，即后于他药煎煮，起锅前 5 分钟投入，在锅中同煎 5 分钟即可，如砂仁、薄荷、钩藤、藿香等。包煎，即轻质或易沉淀等药需装入袋中煎煮，如旋覆花、车前子、蒲黄、五灵脂、青黛、枇杷叶等，且注意药袋宜大些预留膨胀余量。泡服，即用开水或药汁浸泡，加热焖半小时即可，如番泻叶。冲服多见于难溶药物或贵重药，宜研极细粉后用药液或温水冲服，如羚羊角粉、三七粉、蛤蚧粉等。烊化，即胶类药物入锅易粘锅或者黏附其他药物，故先用黄酒或者开水将药物溶化，再加入药液搅拌均匀服用，如阿胶、鹿角胶、龟甲胶等。煎汤代水，即先煎后取其上清澈药液再用于煎煮其他药，如玉米须、灶心土等。

二、服药时间

1. 清晨空腹服：治疗四肢血脉病的药物、滋补作用的汤药尤其是滋补阳气的药物、润肠通便药、驱虫药，宜晨起空腹服用。早晨人体的阳气随自然界阳气而升发，在阳气的推动下，可使药力速行至病所发挥作用。因补益药多滋腻碍胃，宜空腹服用，以利于药物吸收。

阴虚阳亢的高血压患者，服平肝潜阳、清火降压、滋阴潜阳的药宜在晨间空腹服。因肝阳随着阳气升起引阳亢于上，即肝阳乘太阳升动而肝阳亢于上。在阳气未升动之时，肝阳初动未盛之时，潜伏肝阳，则肝阳亢奋之势得以控制，晨间高峰血压得到有效调节。下午 2 ~ 5 时再服第二次，人体阴精潜滋暗长、天之阳减弱，肝阳顺势得以消减，血压因势利导得到有效调节。

需要注意的是，现今很多患者脾胃功能偏差，大部分的药都不适宜空腹服用，而在上、下午服用最好。一般药物一天服 2 次，饭后 1 小时、空腹半小时以上或半空腹状态服用较好。淡渗利湿、温阳化饮的药晚上 10 时以后不要服用，以免影响药物吸收及夜间睡眠。

2. 午前服：上午宜服用益气升阳药、发汗解表透邪药。李东垣认为："午前为阳之分，当发汗；午后阴之分，不当发汗。"还强调益气升阳药在午前服用。益气升阳药之所以午前服用，乃"使人阳气易达故也"。

3. 午后服：下午或入夜宜服用泻下药（如大承气汤）。李东垣曰："泻下药乃当日巳时之后，为阴之分时下之。"（巳时即上午 9 ~ 11 时，午时即上午 11 时至午后 1 时），其他医家亦都认定泻下药不宜在午前服用。

4. 饭前服：中药汤剂宜在饭前 30 ~ 60 分钟服用。除病在胸膈以下的疾病宜饭前服用外，一些健脾胃的中药汤剂也宜在饭前服药，因在胃空状态下，药液能直接与消化道黏膜接触，避免因食物的稀释影响胃肠道对药物的吸收，从而影响药效。东晋时期著名医药学家葛洪说："未食内虚，令毒势易行。"饭前服药易使药力得到发挥。

5. 饭后服：病在胸膈以上者，眩晕、头痛、目疾、咽痛等，宜饭后服能使药性上行。对胃肠道有刺激的汤剂宜饭后半小时服用，此时食物还未被排空，既可避免药物因食物的稀释而影响胃肠道对药物的吸收，又可避免药物对胃肠的刺激而引起身体不适。促进消化的药物也应饭后服用，可以促进胃肠道的蠕动或分泌消化液，促进食物的消化。此外，毒性较大的药也宜在饭后服用，避免因吸收太快而发生毒副作用。

6. 睡前服：镇静安神药、涩精止遗药、缓下药等宜睡前 30 ~ 60 分钟服用，使药效先病之时发挥疗效，有利于次日清晨吸收。

7. 特殊时间服：治疟药应在疟疾发作前 3 小时服用，使之达到截疟的目的。急性病及危重病可隔 4 小时左右服药 1 次，昼夜不停，使药力持续，利于顿挫病势。慢性病必须固定时间服用，使体内保持相对的药物浓度。急性病、呕吐、惊厥、石淋及咽喉病须煎汤代茶饮者，均可不定时服。发汗、泻下等药，若药力较强，要注意患者个体差异，一般以得汗、泻下为度，适可而止，以免太过，损伤正气。

总之，服中药的时间要根据病情和药物的性质来定，以尽量发挥药物的预防、治疗作用，减少不良反应为原则。

三、服用频次

许多患者服用中药汤剂时，每煎煮一次服用一次，这种服法是不科学的。因为在头煎中，中药饮片中易溶于水的苷类、多糖类等有效成分含量较多，难溶于水的有效成分则较少；而在第二次煎煮时，易溶的有效成分含量较低，而难溶的有效成分相对较多，导致两次煎出的药液中的有效成分不一致，药效差异较大。因此，服用中药时应将煎煮 2 次或 3 次的中药液体合并，搅拌均匀后分为 2 份或 3 份，分别于早晚或早中晚服用，从而提高药物疗效，特殊情况应遵医嘱为准。

服药频次分为如下几种：

1. 分服：即分次服用。通常一日 2 次服药，年老体弱、久病体虚者，宜采用少量多次的服药方法，可分为 3 ~ 4 次服用。

2. 顿服：一般适宜于病情比较急的患者，也就是煎好后立即服下，取急病急治之意。《千金方》载："凡作汤药不可避晨夜时日吉凶，觉病须臾，即宜便治，不等早晚，则易愈矣。"目前，一般的高热性疾病、传染性疾病、小儿急症等亦采用顿服法。药性峻烈的小剂量汤药，要一次服完，目的在于使药物在不伤正气的情况下，集中药力，发挥其最大效应，如通便、化瘀血药物等。

3. 频服：即少量多次服用。咽喉病、呕吐病者，宜采用频服的方法，缓缓服下，能使汤药充分接触患病部位，较快见效。对于易恶心、呕吐的患者，宜在服药前，先嚼一片生姜或橘皮，然后再服，可防止呕吐。若为急性病、热性病，可 1 日 2 剂，亦可煎汤代茶饮。

此外，使用峻烈药或毒性药时，宜从小量逐渐加量至有效，不可过量，以免发生中毒和损伤人体正气。

四、服用剂量

在保证加水量、煎药火候及时间严格按照规定操作情况下，成人服用量一般每次为150毫升左右，每日2次；儿童服用量一般每次75毫升左右，每日2次；婴儿酌减；小儿服药时宜浓缩体积，少量多次，不要急速灌服，以免发生呛咳。

五、服药温度

1. **温服**：一般汤剂大多宜温服，特别是一些对胃肠有刺激的药物，温服可益脾，减轻对胃肠道的刺激。

2. **热服**：凡解表药、寒证用药一般宜趁热服下，以助药力。如祛寒通血脉的药宜热服，外感风寒时热服后盖好衣被或吃热粥可增强疗效。

3. **冷服**：一般适用于质量热证的寒剂宜冷服。解毒药、止吐药、清热药、利胆药等，一般应冷服。真寒假热证宜热药冷服。

六、服药禁忌

很多患者容易忽略服药时的禁忌，它不仅直接影响药效，还关系病体的康复。服用中药期间，饮食方面一般应忌浓茶，因为茶叶中含有鞣酸，与中药同服会影响人体对中药有效成分的吸收，可能会降低疗效。同时应忌食生、冷、黏腻、辛辣的食品，宜少食豆类、肉类、生冷及其他不易消化的食物，以免增加患者的消化负担。热性病，应禁用或少食酒类、辛辣、油腻、鱼、肉等食物，寒性病忌食生冷等食物。服解表、透疹药时，宜少食生冷及酸味食物；服温补药时，应少食萝卜等破气食物；黄疸、过敏性疾病、痈疽、肿瘤及某些皮肤病，忌食鱼、虾等腥膻刺激性食物；水肿患者宜少食盐。服用中药汤剂期间，应该与正在服用的西药错开一小时以上服用。

中药汤剂服用方法的正确与否，直接影响药物在人体中的吸收，从而影响药物的疗效，因此正确的服用方法是提高中药汤剂临床疗效的重要保证。

主要参考文献

[1] 陈士铎. 本草新编. 北京：中国中医药出版社，2008.

[2] 朱震亨. 丹溪心法. 北京：人民卫生出版社，2005.

[3] 赵学敏. 串雅内编. 北京：人民卫生出版社，2007.

[4] 王学权. 重庆堂随笔. 南京：江苏科学技术出版社，1986.

[5] 傅山，欧阳兵. 傅青主女科. 北京：人民卫生出版社，2006.

[6] 郭秀梅，王少丽. 本草经集注. 北京：学苑出版社，2013.

[7] 缪希雍. 本草经疏. 北京：中国医药科技出版社，2011.

[8] 张秉成. 成方便读. 北京：中国医药科技出版社，2002.

[9] 冉小峰. 历代名医良方注释. 北京：科学技术文献出版社，1983.

[10] 吴谦. 医宗金鉴. 北京：中国医药科技出版社，1995.

[11] 中国中医研究院中药研究所. 全国中药成药处方集. 北京：人民卫生出版社，1962.

[12] 兰茂. 滇南本草. 昆明：云南人民出版社，1959.

[13] 沈金鳌. 沈氏尊生书. 北京：中国医药科技出版社，1997.

[14] 贾所学，陆拯. 药品化义. 北京：中国医药科技出版社，2013.

[15] 黄元御. 长沙药解. 北京：中国医药科技出版社，2016.

[16] 王好古. 汤液本草. 北京：中国医药科技出版社，2008.

[17] 胡濙. 卫生易简方. 北京：人民卫生出版社，1984.

[18] 杨士瀛. 仁斋直指方. 上海：第二军医大学出版社，2006.

[19] 苏颂. 本草图经. 合肥：安徽科学技术出版社，1994.

[20] 赵佶，王振国，杨金萍. 圣济总录. 北京：中国医药科技出版社，

2018.
[21] 葛洪. 肘后备急方. 北京：中国医药科技出版社，2016.
[22] 沈目南. 沈注金匮要略. 影印本 . 上海：大东书局，1936.
[23] 黄宫绣. 本草求真. 北京：学苑出版社，2011.
[24] 于俊生. 注解伤寒论. 北京：中国医药科技出版社，2018.
[25] 李中梓. 本草通玄. 北京：中国医药科技出版社，2020.
[26] 严洁，施雯，洪炜. 得配本草. 北京：人民卫生出版社，2007.
[27] 凌奂. 本草害利. 北京：中医古籍出版社，1982.
[28] 张志聪. 本草崇原. 北京：中国中医药出版社，1992.
[29] 徐荣谦. 小儿卫生总微方论. 北京：中国医药科技出版社，2021.
[30] 叶天士. 本草经解. 北京：学苑出版社，2011.
[31] 叶桂，潘华信. 未刻本叶天士医案. 南京：江苏科学技术出版社，2013.
[32] 汪绂. 医林纂要. 上海：上海大学出版社，2020.
[33] 张山雷. 本草正义. 福州：福建科学技术出版社，2006.
[34] 王泰林. 退思集类方歌注. 上海：上海科学技术出版社，1965.
[35] 李东垣. 雷公炮制药性赋解. 上海：商务印书馆，1961.
[36] 李东垣. 内外伤辨惑论. 北京：人民卫生出版社，2007.
[37] 朱彦修. 本草衍义补遗. 北京：中国中医药出版社，2021.
[38] 张仲景. 伤寒论. 北京：人民卫生出版社，2005.
[39] 张仲景. 金匮要略. 北京：人民卫生出版社，2005.